Sally Goddard Blythe

Greifen und BeGreifen

Sally Goddard Blythe

Greifen und BeGreifen

Wie Lernen und Verhalten mit frühkindlichen Reflexen zusammenhängen

Übersetzt aus dem Englischen von Thake Hansen-Lauff

VAK Verlags GmbH
Kirchzarten bei Freiburg

Titel der englischen Originalausgabe:
Reflexes, Movement, Learning & Behaviour
ISBN 978-1-912480-78-4

First published in English by Hawthorn Press 2023

This translation of „Reflexes, Movement, Learning & Behaviour“ is published by arrangement with Hawthorn Press (www.hawthornpress.com)

Bibliographische Information der der Deutschen Nationalbibliothek
Die Deutsche Nationalbibliothek verzeichnet diese Publikation in der Deutschen Nationalbibliographie; detaillierte bibliographische Daten sind im Internet über http://dnb.d-nb.de abrufbar

VAK Verlags GmbH
Eschbachstraße 5
79199 Kirchzarten
Deutschland
E-Mail: info@vakverlag.de
www.vakverlag.de

Übersetzung: Thake Hansen-Lauff
Redaktion und Korrektur: Josef K. Pöllath M.A.
Layout und Satz: Atelier Lehmacher, Friedberg b. Augsburg
Covergestaltung: Kathrin Steigerwald, Hamburg
Coverfoto: AdobeStock/Racle Fotodesign
Abb. 2.2: Adobe Stock/Asier
Druck: Friedrich Pustet GmbH & Co. KG, Regensburg
Printed in Germany
ISBN: 978-3-86731-270-7

Hinweis des Verlags

Dieses Buch dient der Information. Es ersetzt nicht den Rat Ihres Arztes oder anderer medizinischer Fachleute. Autorin und Verlag beabsichtigen nicht, Diagnosen zu stellen oder Therapieanleitungen zu geben. Wer die Informationen anwendet, tut dies in eigener Verantwortung. Die hier vorgestellten Informationen und Vorgehensweisen sind nicht als Ersatz für professionelle Behandlung bei ernsthaften Beschwerden zu verstehen.

Meinen Enkelkindern gewidmet

Henry, William, Chloë, Harry,
Jemima, Isabella und Evie

›Der Lehrer, der wirklich weise ist, bittet dich nicht,
das Haus seiner Weisheit zu betreten, sondern er führt dich
zur Schwelle deines Geistes.‹

›The good teacher does not bid you
enter the house of his wisdom, but rather leads you
to the threshold of your own mind.‹

KAHLIL GIBRAN: DER PROPHET

Inhalt

Vorwort

Dr. med. Elke Strauch

In der heutigen schnelllebigen und reizüberfluteten Welt stoßen viele Kinder an ihre Grenzen. Der Alltag, der ständig neue Herausforderungen bereithält, fordert sie in einem Maß, das oft zu Überforderungen führt. Diese manifestieren sich in der Schule und zu Hause in vielfältiger Weise: Konzentrationsschwierigkeiten, unruhiges Verhalten, schlechte Haltung, Schwierigkeiten im Umgang mit feinmotorischen oder grafomotorischen Aufgaben, aber auch emotional-soziale Schwierigkeiten sind nur einige der Symptome, die Eltern und Lehrern Sorgen bereiten.

Diese Kinder, die oft nicht die Kriterien für ein spezifisches Krankheitsbild erfüllen, leiden dennoch unter einem erheblichen Druck, der sich nicht selten auf die gesamte Familie auswirkt. In meiner Kinderarztpraxis begegne ich täglich solchen Fällen. Nach meiner Erfahrung sind bei vielen dieser Kinder noch Reste frühkindlicher Bewegungsmuster erkennbar. Dabei handelt es sich um Reflexe, die im frühen Kindesalter für das Überleben essenziell sind und im weiteren Verlauf der Entwicklung sicher gehemmt werden sollten. Kinder, bei denen Reste dieser Reflexe weiterhin aktiv bleiben, verbleiben in unreifen Bewegungs- und Verhaltensmustern, die sie nur mit großem Energieaufwand kompensieren können. Sie verhindern eine reife Funktion der Halte- und Stellreaktionen, erschweren die Entwicklung eines adäquaten Muskeltonus und bereiten dem Kind Probleme im Bereich der Koordination, Balance und dem Zusammenspiel sensomotorischer Fähigkeiten. Dies führt zu guten und schlechten Tagen, je nachdem, wie gut es ihnen gelingt, die vielen Reize des Alltags zu verarbeiten und die Anforderungen zu bewältigen, die an sie gestellt werden.

Kinder, bei denen noch Reste eines Moro-Reflexes aktiv sind, erleben oft eine Welt, die lauter und intensiver ist als die ihrer Altersgenossen. Da durch diesen Reflex das Stresssystem aktiviert und eine Ganzkörperreaktion hervorgerufen wird, kann dies auch heftige emotionale Reaktionen bedingen. Der damit einhergehende hohe

Level einer Reizoffenheit führt zu Überforderungen, die ihr sozial-emotionales Verhalten und ihre Fähigkeit, sich auf neue Situationen einzulassen, beeinträchtigen.

Nicht gehemmte Reste frühkindlicher Reflexe können als Zeichen neuromotorischer Unreife betrachtet werden und führen zu Symptomen, die jenen von Aufmerksamkeitsstörungen ähneln. Da eine Vielzahl von Entwicklungsstörungen wie Autismus, ADHS und Dyspraxie u.a. auch mit Auffälligkeiten im Bewegungs- und Wahrnehmungsbereich einhergehen, wächst die Notwendigkeit, unser Verständnis dieser Bedingungen zu vertiefen. Dieses Buch eröffnet einen neuen Blickwinkel auf die frühkindliche Entwicklung und plädiert für eine umfassendere, integrativere Herangehensweise in der medizinischen Praxis. Es ist ein Leitfaden für alle, die mit Kindern arbeiten, und ein Aufruf zum Handeln für ein tieferes, empathischeres Verständnis der Herausforderungen, mit denen sich unsere Kinder konfrontiert sehen.

Das Erkennen und Berücksichtigen von Restreaktionen frühkindlicher Reflexe als Hinweis auf eine neuromotorische Unreife findet in der Kinderheilkunde noch zu wenig Beachtung, obwohl sie für das Wohlbefinden und für die Entwicklung der betroffenen Kinder von entscheidender Bedeutung sind. Die INPP-Methode der neuromotorischen Entwicklungsförderung hat sich als wirksam erwiesen, um Kinder nicht nur in ihrem Körpergefühl und den Bewegungsmustern zu stärken, sondern sie gibt ihnen auch ein größeres Gefühl der Sicherheit, was sich positiv auf ihr sozial-emotionales Verhalten auswirkt.

Dieses Buch zielt darauf ab, das Bewusstsein für die Bedeutung der frühkindlichen Reflexe und deren Einfluss auf die kindliche Entwicklung zu schärfen. Es fordert Fachleute auf, bestehende Annahmen zu hinterfragen und bietet Familien wertvolle Einsichten, um die Signale ihrer Kinder besser verstehen und unterstützen zu können. Es richtet sich an Eltern, Lehrer, Therapeuten und alle, die mit Kindern arbeiten, um ihnen zu helfen, ihr volles Potenzial zu entfalten.

Vorwort

Ich erinnere mich, dass ich vor etwa zwei Jahrzehnten in einem Zeitungsausschnitt Klagen von Lehrkräften las, Kinder, die eingeschult wurden, seien nicht in der Lage, eine Schere zu benutzen oder richtig zu zeichnen, und wiesen somit eine unzureichende körperliche Reife für schulisches Lernen auf. Diese Beobachtung fand ich sehr spannend. Könnte es sein, dass Bewegung mehr mit Kognition und Lernen zu tun hat, als ich zuvor in meinem Psychologiestudium gelernt hatte? Ungefähr zu dieser Zeit, als ich für meine Doktorarbeit in einer Schule in Neuseeland Daten sammelte, berichtete ein Lehrer begeistert von der Arbeit einer Frau, die eine ›Entdeckung‹ über Bewegungsreflexe gemacht hatte. Wenn ich mich richtig erinnere, wurde unter anderem beschrieben, wie wichtig es sei, beim Krabbeln die Mittellinie zu kreuzen, und dass es passieren könne, dass solche Reflexe im Laufe der Entwicklung nicht gehemmt werden würden, was zu späteren Lernschwierigkeiten führen könne. Interessant! Ich beobachtete daraufhin Kinder in einer Klasse, die verschiedene Bewegungsübungen durchführten, die – wie ich glaube – darauf abzielten, die primären Reflexe und posturalen (*die Haltung betreffend*; Anm. Red.*) Reaktionen zu integrieren. Ich bin mir zwar nicht hundertprozentig sicher, aber ich glaube, dass dies meine erste Begegnung mit der Arbeit von *Sally Goddard-Blythe* war – vor etwa fünfzehn Jahren und 12.000 Meilen entfernt.

Nach meiner Erinnerung war ich damals ein wenig skeptisch und hatte die Begeisterung des Lehrers sogar innerlich belächelt – leider mit einem Hauch der üblichen Herablassung, die den wissenschaftlich Ausgebildeten anhaftet, die noch nicht gelernt haben, dass die Fragen im Leben viel wichtiger sind als die Antworten. Ich fand die Idee zwar interessant, aber es schien mir doch etwas zu weit hergeholt, einen Zusammenhang zwischen Reflexen und dem späteren

* Anmerkung der Redaktion, abgekürzt: Anm. Red

Lernen herzustellen, zumal wir in den Kursen über Entwicklungspsychologie die primären und neonatalen Reflexe behandelt hatten und der Dozent, wenn es denn zuträfe, die Bedeutung dieser Reflexe für das Lernen sicherlich erwähnt hätte. Tatsächlich habe ich oft an dieses Gespräch zurückgedacht. Zusammen mit einzelnen Berichten über zunehmend schlechtere motorische Fähigkeiten bei Kindern – und den Ergebnissen meiner Doktorarbeit, dass Kinder, die früher eingeschult werden, später keinen Vorteil beim Lesen haben – war dieses Gespräch ein wichtiger Wendepunkt in meinem Denken. Die Saat ging auf, und ich begann vor etwa zehn Jahren mit der Untersuchung motorischer Prozesse in der kindlichen Entwicklung und beim Lernen. Schnell wurde mir klar, dass dies ein bisher nur selten beschrittener Weg war. Viel Wissen war zwar über unterschiedliche Disziplinen wie Medizin, Psychologie, Sportwissenschaft, Ergotherapie und Sonderpädagogik verstreut. Doch niemand schien den notwendigen Überblick über diese Disziplinen zu haben, um die vorhandenen Fäden zusammenzuführen und sie mit praktischem Wissen zu kombinieren, um diese Ideen effektiv umsetzen zu können. Zumindest dachte ich das …

Nichts ist im Geist, was nicht vorher in den Sinnen war …
mit Ausnahme des Geistes selbst.

G. W. Leibniz

Es gibt seit Langem ein Interesse daran, wie die körperliche Entwicklung den Geist erst eingeschlossen hält, formt und dann befreit. Es heißt, dass die alten Griechen die Kultivierung von Geist und Körper als eine hohe Form der Bildung, Kunst und Kultur ansahen. In der heutigen Zeit jedoch wird der Mensch in zwei vermeintlich getrennte Sphären aufgeteilt, in die körperliche und die geistige. So wird der physische Körper und das sensomotorische System von vielen Pädagogen und Therapeutinnen, Philosophen und Wissenschaftlerinnen oft nicht als mögliche Ursache von Lernschwierigkeiten betrachtet.

Die Ursachen für diese deutliche Trennung liegen wohl in der Wissenschaft und der Philosophie mit ihrer Dichotomie von ›zwei Welten‹, einer inneren, subjektiven *rationalen* und einer äußeren, beobachtbaren *empirischen* Welt. In dieser inneren, subjektiven und rationalen Welt dominiert das abstrakte Denken, und in der äußeren, empirisch beobachtbaren Welt haben sich viele damit wohlgefühlt, nur dem zu trauen, was mit den physischen Sinnen wahrgenommen werden kann. Dies hat zu großen philosophischen Debatten geführt (z.B. kartesianischer Dualismus, Parallelismus, Monismus, Fatalismus). Eine so klare und strikte Trennung der menschlichen Erfahrung in Körper und Geist ist philosophisch problematisch und hat nachteilige Folgen für Erziehung und Therapie. Anstatt sich jedoch ausschließlich auf philosophische Argumente und Spekulationen zu verlassen, ist eine sorgfältige Beobachtung und Untersuchung sowohl der physischen als auch der geistigen Seite des menschlichen Daseins erforderlich, wie uns Goddard Blythe in diesem Buch vor Augen führt.

Ein Grund dafür, dass die körperliche Entwicklung oft übersehen wird, ist vielleicht, dass ein Großteil der sensomotorischen Entwicklung des Menschen früh und unbewusst in der Gebärmutter beginnt und in der frühen Kindheit mit riesigen Sprüngen voranschreitet. Zweifellos können sich die meisten Erwachsenen nicht mehr daran erinnern, wie anstrengend es war, krabbeln zu lernen, Klötzchen aufeinanderzustapeln, Fahrrad zu fahren, zu schreiben oder gar zu tippen, obwohl Letzteres bei den meisten von uns erst im Jugendalter erfolgt. Außerdem habe ich noch nie einen Erwachsenen getroffen, der sich daran erinnert, wie er in der Kindheit mit seinen angeborenen Reflexen zu kämpfen hatte und sie hemmte. Dadurch vergessen die Erwachsenen, wie sehr die geistige Welt von der Entwicklung unseres physischen Apparats geprägt und gesteuert wird, wozu eine Feinabstimmung und Integration der Sinne und die Beherrschung der Fein- und Grobmotorik erforderlich sind.

Im Zusammenhang mit schulischer Bildung besteht die große Gefahr, dass die Vernachlässigung der körperlichen Entwicklung zu pädagogischen Ansätzen führt, die das abstrakte Denken zu früh fördern, bevor sich die sensomotorischen Grundlagen des Denkens richtig entwickelt haben. Vor diesem Hintergrund stellt sich die Frage, wie sinnvoll es ist, jüngere Kinder so früh in die abstrakten Denkweisen des Lesens, Schreibens, Rechnens und Denkens einzuführen. Sie alle beruhen auf sensomotorischen Grundlagen: Lesen auf visueller und auditiver Verarbeitung und dem Erlernen abstrakter Buchstaben-Laut-Verbindungen; Schreiben auf einer hoch entwickelten sensomotorischen Koordination; Rechnen auf verinnerlichten räumlichen Beziehungen und logisches Denken auf einer intuitiven, von der Außenwelt abgeleiteten Physik. Daher konzentrieren sich viele Ansätze wie der Steiner-Waldorf-Ansatz, der unser Buch ›Reclaim Early Childhood‹ (2019) inspiriert hat, stattdessen auf die behutsame Förderung der Sinne, damit diese sich entfalten und harmonisch in die geistige Entwicklung integrieren können. Dementsprechend ist das vorliegende Buch zweifellos von großer Bedeutung für alle, die in der Früherziehung tätig sind.

Wie können wir also Kinder mit Lernschwierigkeiten am besten fördern? Es gibt gute Gründe, die dafürsprechen, dass man ihnen Zeit und Gelegenheit zum Üben geben sollte, damit sie ihre motorische Kontrolle entwickeln, Sinneseindrücke verarbeiten und, wie in diesem Buch dargelegt, ihre körperlichen Reflexe regulieren und hemmen können. Es ist bekannt, dass eine Störung der Regulationssysteme beispielsweise bei Legasthenie und der Aufmerksamkeitsdefizit-/Hyperaktivitätsstörung eine Rolle spielt. Solche regulatorischen Systeme sind zum Teil auch von zentraler Bedeutung für die Fähigkeit zur motorischen Steuerung. Schwierigkeiten bei der Verarbeitung von Sinneseindrücken sind bei Entwicklungsstörungen (z.B. Autismus) und psychischen Störungen (z.B. Verhaltensstörungen, Angststörungen) weit verbreitet. Die Autorin geht noch weiter und stellt detaillierte Verbindungen zwischen Arousal- und Adrenalinsystemen (*Wachheit, Reaktion und Stress;* Anm. Red.) und verschiedenen Störungen her – Ideen und therapeutische Vorstellungen, auf die viele von Goddard Blythe und ihren Kollegen fortgebildete Fachleute schwören, die aber noch auf eine ernsthafte Untersuchung durch viele Wissenschaftler und Wissenschaftlerinnen warten.

Obwohl nicht speziell auf Reflexe ausgerichtet, ist die Forschung über integrative Paradigmen in Bezug auf Verbindungen zwischen sensomotorischen und kognitiven Prozessen in den letzten Jahrzehnten explodiert. Die Begriffe ›embodied‹ oder ›grounded cognition‹ (*verkörperlichte Kognition*, Anm. Red.) sind keine Randphänomene mehr, sondern entwickeln sich zu umfassenden Modellen, die ›klassische‹ kognitionspsychologische Modelle ergänzen oder sogar infrage stellen. Solche zentristischen Modelle behaupten, dass die Kognition unabhängig von den Sinnen ist, ähnlich wie bei einem Computer, bei dem der Drucker die Gliedmaßen, die Kamera die Augen und das Denken in der CPU erfolgt. In Wirklichkeit kann das Gehirn nicht getrennt von den Sinnen, den sensomotorischen Systemen und seinem weiteren Umfeld (z.B. Einflüsse durch Schwerkraft und Reize) untersucht werden. Hirnareale, von denen man früher annahm, dass sie ausschließlich an Bewegung beteiligt sind (z.B. Kleinhirn, primärer motorischer Kortex), sind nun nachweislich auch in Sprache und Denken involviert. Forscher auf diesen Gebieten, wie ich selbst, werden nach der Lektüre des vorliegenden Buches sicherlich viele Denkanstöße erhalten!

Entscheidend ist, dass die Sinne selbst immer besser und differenzierter als früher verstanden werden, ein Aspekt, der auch in das Gesamtkonzept von Goddard Blythe einfließt. Obwohl die Forschung zum Sehen immer noch die anderen Sinne dominiert, wird allgemein anerkannt, dass es insgesamt zwischen sieben und neun Sinne gibt, von denen jeder während der Entwicklung integriert werden muss. Je nachdem wie man die Sinne kategorisiert, gehören dazu Sehen, Hören, Riechen, Schmecken, Tasten, Gleichgewicht und Propriozeption (Körperbewegung und Position im Raum). Das Verständnis der verschiedenen Sinne im Zusammenspiel mit den Reflexen, wie es die Autorin beschreibt, gibt Aufschluss darüber, wie die Reflexe den Organismus vor übermäßigem externem Input schützen oder ihn diesem aussetzen können.

Wie Goddard Blythe in diesem Buch umfassend darlegt, erfordern feinmotorische Fähigkeiten eine komplexe Integration der Sinne, die auf der Regulierung der angeborenen Reflexe aufbaut, um zu gelingen. In meiner eigenen Arbeit zusammen mit meinen Kollegen haben wir in zahlreichen empirischen Studien nachgewiesen, dass die feinmotorischen Fähigkeiten von Kindern mit ihrer Sprach-, Lese-, Schreib-, mathematischen und kognitiven Entwicklung zusammenhängen. Die Feinmotorik ist also nicht nur eine wichtige Voraussetzung für das Lernen, sondern auch ein Zeichen dafür, dass der Körper ein ausreichendes Maß an Reife und Selbstbeherrschung erlangt hat und damit eine physische Basis für Lernen und Entwicklung bietet. Dies ist auch eine Kernaussage von Goddard Blythe.

Was das vorliegende Buch jedoch besonders auszeichnet, ist die breite und detaillierte Einbeziehung zahlreicher Erkenntnisse und Einsichten in einen umfassenden therapeutischen Ansatz. Goddard Blythe gibt einen ausführlichen Überblick über die Primärreflexe, ergänzt durch Tests für deren Nachweis und Integration. Sie verknüpft diese Informationen mit Beschreibungen der relevanten neuronalen Strukturen und Systeme und präsentiert aufschlussreiche und klar artikulierte Darstellungen der neuronalen Anatomie. Darüber hinaus beschreibt sie die wichtigsten sensorischen und motorischen Systeme und setzt die Reflexe mit einer Reihe von häufigen Lernschwierigkeiten, Störungsbildern und psychologischen Problemen in Beziehung. Ihre Ausführungen und Empfehlungen beruhen auf einer Mischung aus empirisch-wissenschaftlicher Analyse, langjähriger therapeutischer Erfahrung und phänomenologisch-symptomatischer Betrachtungsweise, die Lesern mit unterschiedlichstem Hintergrund einzigartige theoretische und therapeutische Einsichten vermittelt.

Sebastian P. Suggate PhD
University of York und University of Regensburg
Oktober 2022

Einleitung

Ungeachtet vieler neuer pädagogischer Theorien und Kenntnisse über die kindliche Entwicklung neigt die moderne Pädagogik dazu, den Bildungsfortschritt von Kindern durch das falsche Ende des Fernrohrs zu betrachten, indem sie den Erfolg eher an der Leistung als an den Fähigkeiten und Resultate anstelle von Prozessen misst.

Lernen ist dann am erfolgreichsten, wenn neue Informationen das Kind genau dort abholen, wo es sich in Bezug auf sein Verständnis oder seine Fähigkeiten gerade befindet und der Boden, auf den die Samenkörner des Lernens gestreut werden, fruchtbar und vorbereitet ist. Die körperliche Entwicklung ist in diesem Vorbereitungsprozess von zentraler Bedeutung, da Erfahrungen und Möglichkeiten zur Reifung die Grundlagen für den späteren Lernerfolg bilden.

Diese Wechselbeziehung zwischen Umwelt und Gesundheit wurde in einem anderen Zusammenhang von dem Pathologen Rudolf Virchow (1949) beschrieben, als er sagte, dass die Malaria nicht ausschließlich der malariaübertragenden Mücke angelastet werden könne, da die Mücke sich nur vermehren könne, weil es das Sumpfgebiet gebe. Mit anderen Worten: Das Terrain ist alles.

Aus einer anderen Perspektive wurde das Terrain von *Ray Barsch* in einer Reihe von Büchern beschrieben, die er in den 1960er-Jahren über die motorische Wahrnehmungsfähigkeit schrieb und in denen er das Kleinkind als ›Terranauten‹ oder Erforscher des Weltraums auf festem Boden beschrieb (Barsch 1968). Er war der Ansicht, dass eine der ersten Fähigkeiten, die ein Kind erlernen muss, darin besteht, seinen eigenen Körper im Raum zu beherrschen, d. h. Kompetenz und Selbstvertrauen im Stehen und Bewegen in einer auf Schwerkraft basierenden Umgebung zu erlangen. Diese körperliche Kompetenz liefert das Rüstzeug, um das Unbekannte zu erforschen, das Bekannte zu erkennen, sich in seinem körperlichen Selbst sicher zu fühlen und sensorische Erfahrungen mit neuen Erfahrungen zu verbinden.

Heute werden solche Theorien unter neuen Begriffen wie ›Physical Literacy‹ (körperliche Grundbildung) und ›Embodied Cognition‹ (verkörperlichtes Denken) zusammengefasst. Diese Etikettierungen haben aber die Tendenz, die Dimensionen der ablaufenden Prozesse zu begrenzen. Die körperliche Entwicklung ist ein lebenslanger Prozess, der in den ersten Lebensjahren seine umfassendste Ausprägung erfährt, aber auch für den Rest des Lebens jeden Aspekt der Erfahrung, der Gefühle und des Verständnisses beeinflusst.

Wenn ein Kind ein Problem hat, sind die Eltern gewöhnlich die Ersten, die das erkennen. Oft wissen sie nicht genau, was es ist. Sie haben nur das Gefühl: ›Irgendetwas stimmt bei meinem Kind nicht.‹ Frühe Anzeichen können sein, dass das Kind schwer zu beruhigen ist, zu Wutausbrüchen neigt, einige Entwicklungsschritte wie Krabbeln, Laufen und/oder Sprechen lernen erst spät erreicht oder einfach ganz auslässt. Falls die Symptome nicht so gravierend sind, werden die Schwierigkeiten oft übersehen, und den Eltern wird gesagt: ›Es wächst sich noch zurecht!‹ Andere Kinder landen vielleicht zum Zweck weiterer Überprüfung in einer logopädischen oder ergotherapeutischen Praxis, oder es wird den Eltern vorgeschlagen, sich Hilfe zur Verbesserung ihrer erzieherischen Kompetenzen zu holen.

Zwar wachsen in der Tat viele Kinder aus ihren frühen Problemen heraus. Auch gibt es viele individuelle Unterschiede und Variationen innerhalb der anerkannten Entwicklungsparameter. Doch es gibt eine Gruppe von Kindern, die allem äußeren Anschein nach ›normal‹, in bestimmten Aspekten ihrer Entwicklung aber unreif sind. Bestehen ihre unreifen Muster fort, laufen diese Kinder Gefahr, in unterschiedlichen Lebensphasen eine Reihe von Lern- und Verhaltensschwierigkeiten zu entwickeln.

Forschungen im Bereich der Neuroplastizität haben gezeigt, dass das ›Verdrahten‹ des Zentralen Nervensystems veränderbar ist, besonders in den Phasen, in denen es sich am stärksten entwickelt oder ausreift. Dieses ›Neu-Verdrahten‹ hat tiefgreifende Auswirkungen auf die Fähigkeiten eines Kindes, mit seiner sozialen wie auch physischen Umwelt erfolgreich zu interagieren. Nach Galaburda

(2001) können Probleme im Gehirn auf zwei Ebenen entstehen: bei Verarbeitungsprozessen höherer und niederer Ordnung. Es ist zwar eine allgemein akzeptierte Tatsache, dass im Verlauf des Reifungsprozesses höhere Zentren im Gehirn zunehmende Kontrolle über untere Zentren übernehmen, doch wenn untere Ebenen weiterhin einen dominierenden Einfluss auf bestimmte Funktionen ausüben, wird dies Auswirkungen auf die Funktionstüchtigkeit eines Kindes, auf seine Lernfähigkeit und sein Verhalten haben.

Schulischer Unterricht und viele Förderansätze zielen zumeist darauf ab, höhere Zentren im Gehirn zu erreichen. Eine Vorgehensweise, die sich an der neurologischen Entwicklung eines Kindes orientiert, identifiziert zunächst die unterste Ebene der Dysfunktion und richtet die therapeutische Intervention dann auf diesen Bereich. Damit wird von dem Punkt ausgegangen, an dem das Kind steht, und von dort aus werden Verbindungen zu höheren Zentren hergestellt. Eine meiner Studentinnen beschrieb dies in ihrer Abschlussprüfung als ›Bottom-up-Ansatz‹ im Gegensatz zu einem ›Top-down-Ansatz‹ zur Bewältigung spezifischer Lernschwierigkeiten.

Alles Lernen findet im Gehirn statt. Über den Körper werden Informationen aufgenommen. Er ist auch das Vehikel, über das sich das Wissen wieder ausdrückt. So betrachtet ist Bewegung der Herzschlag des Lernens. Lernen, Sprechen und Verhalten sind auf bestimmte Weise mit Funktionen des Bewegungssystems und der Bewegungssteuerung verbunden. Bevor unsere Kinder sprechen lernen, können wir sie über ihre Körpergestik, über Haltungsänderungen, Bewegungsrhythmus, Klang, Lautstärke und Höhe ihrer Stimme verstehen. Dies sind die nonverbalen Aspekte der Sprache, die sowohl der gesprochenen Sprache vorausgehen als auch bis zu 90 Prozent der tatsächlichen Kommunikation ausmachen und die verbale Sprache unterstützen.

Die Fähigkeit des Sprechens hängt vom motorischen System ab, das die notwendigen Bewegungskombinationen ermöglicht, die für die Koordination von Kehlkopf, Rachen, Zunge und Muskeln im vorderen Mundbereich erforderlich sind. Lesen wiederum hängt vor allem von okulomotorischen Fähigkeiten wie präzisen Augenbewegungen ab, und Schreiben schließlich erfordert eine gute Auge-Hand-Koordination mit Unterstützung des Haltungssystems. Erfolgreiches schulisches Lernen hängt weitestgehend davon ab, dass sich Basisfähigkeiten auf der körperlichen Ebene automatisieren. Wenn ein Kind keine automatische Kontrolle über sein Gleichgewicht und seine motorischen Fähigkeiten erlangt, kann dies trotz durchschnittlicher oder überdurchschnittlicher Intelligenz des Kindes ungünstige Auswirkungen auf viele Lernaspekte haben.

Die Kontrolle über den Körper ist eine der Voraussetzungen für Selbstkontrolle. Eine Unreife in den Funktionen des Zentralen Nervensystems geht oft mit Zeichen emotionaler Unreife einher, wie zum Beispiel schlechte Impulskontrolle, Schwierigkeit, die Körpersprache anderer zu lesen, und unbefriedigende Beziehungen zu Gleichaltrigen. Ein Vater beschrieb sein Kind so: » ... äußerlich zehn Jahre und innerlich drei Jahre alt.« Kein noch so großer Aufwand an Verhaltensmodifikation konnte eine Veränderung im emotionalen Verhalten seines Sohnes bewirken. Dies änderte sich erst, als das zugrunde liegende Problem einer entwicklungsneurologischen Verzögerung angegangen worden war.

Wie man Kinder an das System anpasst...

Zum Zeitpunkt der Einschulung (in Großbritannien mit Beginn des fünften Lebensjahres) geht man gewöhnlich davon aus, dass sie in der Lage sind, still zu sitzen, aufmerksam zu sein, ein Schreibgerät zu halten und dass ihre Augen die Bewegungen ausführen können, die erforderlich sind, um einer gedruckten Zeile zu folgen. Viele Kinder erwerben diese Fähigkeiten ohne Mühe. Andere brauchen länger dafür, da sie mit einem eindeutigen Nachteil, der ihre neurologische Entwicklung betrifft, ihre Schulzeit starten. Sie verfügen dann nicht über die notwendigen physischen Fähigkeiten für erfolgreiches Lernen. In höheren Klassenstufen laufen diese Kinder Gefahr, sogenannte spezifische Lernschwierigkeiten zu entwickeln, nicht etwa deshalb, weil sie zu dumm sind, sondern weil die für das Lernen fundamentalen Basissysteme zur Zeit ihres Schuleintritts nicht vollständig vorhanden waren. **A**ufmerksamkeit, **B**alance und K(**C**)oordination sind das erste ABC, von dem alles weitere Lernen abhängt.

Das Konzept der Schulreife ist nicht neu. Schon 1947 wurde vermutet, dass diese mit dem ersten Zahnwechsel einherzugehen scheint und dass individuelle Abweichungen in Bezug auf den Zeitpunkt des Zahnwechsels ein Hinweis auf weitere mit der Schulreife verbundene Aspekte neurologischer Reife sein könnten (Ames 1967). 1999 gingen Bax und Whitmore der Frage nach, ob es sinnvoll sei, in die schulärztliche Schulreifeuntersuchung eine kurze Testbatterie entwicklungsneurologischer Tests einzubeziehen. Sie fanden signifikante Korrelationen zwischen dem Grad neurologischer Ausreifung und den Ergebnissen bei den kognitiven psychologischen Tests. Obwohl eine zunehmende Zahl an Forschungsergebnissen den Wert des Überprüfens von Entwicklungsmeilensteinen zum Zeitpunkt des Schuleintritts unterstreicht, sind derartige Tests immer noch nicht in die Standardprozedur der Schulreifeuntersuchung integriert. Das chronologische Alter ist weiterhin Hauptkriterium für den Schuleintritt.

Eine solche pauschale Vorgehensweise beim Start der formalen Bildung eines Kindes kann sich auf mindestens zwei Gruppen sehr ungünstig auswirken: auf jene Kinder, deren Geburtstag in den Sommer fällt und die damit neun bis zwölf Monate jünger sind als ihre Klassenkameraden, und auf jene Kinder, die in bestimmten Aspekten ihrer Entwicklung in Bezug auf die automatische Kontrolle von Gleichgewicht und Koordination verzögert sind und deshalb Schwierigkeiten haben, sich zu konzentrieren und ihre Aufmerksamkeit aufrechtzuerhalten. Die erste Gruppe könnte ganz einfach von einer Verschiebung des Schuleintritts um einige Monate profitieren, sodass diese dann als ältere Kinder in die nächste Einschulungsklasse aufgenommen werden. Jene, die bestimmte Entwicklungsmeilensteine noch nicht erreicht haben, würden von einer verlängerten vorschulischen Phase mit einem mehr informellen Curriculum profitieren, das jene Aktivitäten bevorzugt in den Vordergrund stellt, die ihre physische und sensorische Entwicklung fördern.

In der früheren Tschechoslowakei wurden zwei einfache Tests zur Feststellung der Schulreife angewandt: Kann das Kind einen Kreis sowohl im wie gegen den Uhrzeigersinn zeichnen? (Diese grundlegende Bewegung ist beim Schreiben von Buchstaben von Bedeutung.) Und: Kann das Kind mit der Hand das jeweils gegenüberliegende Ohr berühren? (Dies zeigt, ob das Kind die Körpermittellinie überqueren kann – eine für das Lesen und Schreiben notwendige Fähigkeit.)

Unabhängige Forschungen haben ähnliche Zusammenhänge zwischen automatischer Kontrolle des Gleichgewichts und späteren Lernschwierigkeiten festgestellt. Eine Reihe von Tests wie der Wobble Test (Nicolson und Fawcett 1994) und der Ein-Bein-Stand (Schrager 2001) sind in umfassendere Testbatterien einbezogen worden, um diejenigen Kinder zu identifizieren, die Gefahr laufen, Legasthenie oder andere Lernschwierigkeiten zu entwickeln (oder sie bereits haben). Während derartige Tests uns Hinweise darauf geben, was nicht in Ordnung ist, sagen sie nichts darüber aus, warum das eine Kind die Kontrolle über sein Gleichgewicht und seine Koordination gewonnen hat, das andere aber nicht.

Das Ziel dieses Buches ist, nicht nur Antworten auf die Frage nach dem *Warum* zu geben, sondern auch Wege aufzuzeigen, wie das gefährdete Kind identifiziert werden kann und wie die Hindernisse überwunden werden können, die das Kind daran hindern, in der Schule und im späteren Leben erfolgreich zu sein.

1

Primitive Reflexe
Wie sie das Leben und das Lernen beeinflussen

Was sind primitive Reflexe?

Vor der Geburt ist der sich entwickelnde Fötus weitgehend vor äußeren Sinnesreizen geschützt. Er spürt die Bewegungen und Geräusche des Körpers der Mutter, die chemischen Veränderungen, die in ihrem Körper als Reaktion auf das, was sie isst und trinkt, oder auf Stress und Freude stattfinden. Etwa ab der 24. Woche nach der Befruchtung reagiert der Fötus auf einige Geräusche der Außenwelt. Aber auch diese werden in einem engeren Frequenzbereich wahrgenommen als außerhalb des Mutterleibs. All dies ändert sich bei der Geburt. Nun ist das Neugeborene nicht nur Licht, Geräuschen, Temperatur, Berührung und Geruch ausgesetzt, sondern es erfährt auch zum ersten Mal die volle Kraft der Schwerkraft. Es muss nun lernen, seine Körperhaltung zu kontrollieren und ausreichend Muskelspannung aufzubauen, um es mit ihr aufnehmen zu können.

In den ersten Tagen und Wochen des Lebens versteht das Neugeborene alle diese neuen Sinneseindrücke noch nicht. Es reagiert zwar darauf, wenn sie zu stark oder plötzlich sind, doch hat es weder eine bewusste Kontrolle über seine eigene Reaktion noch versteht es die Gefühle, die diese Reaktionen hervorrufen. Dies ist der Rohstoff, auf dem die spätere emotionale Entwicklung aufgebaut wird. Die ersten Aufgaben des Babys bestehen darin, dass es lernt zu atmen, Nahrung aufzunehmen und seine eigenen Bedürfnisse zu befriedigen. Und es muss lernen, sich seines Körpers zu bedienen, um sich selbst zu helfen. Die Beherrschung des eigenen Körpers im Raum ist der allererste Schritt zur Unabhängigkeit.

Um zu überleben, ist es mit einer Anzahl frühkindlicher Reflexe ausgestattet, die die unmittelbare Reaktion auf die neue Umgebung und die sich verändernden Bedürfnissen sicherstellen sollen. Frühkindliche Reflexe sind automatische, stereotype Bewegungen, die vom Hirnstamm gesteuert und ohne Beteiligung des Kortex ausgeführt werden. Diese Reflexe sind grundlegend für das Überleben des Babys in den ersten Lebenswochen und bilden ein rudimentäres Training für viele spätere willkürlich gesteuerte Fähigkeiten. Doch ihre aktive Präsenz ist zeitlich gebunden. Sobald sie ihre Aufgabe erfüllt haben und dem Baby geholfen haben, die ersten riskanten Lebensmonate zu überleben, sollten sie durch höhere Zentren des sich entwickelnden Gehirns gehemmt oder kontrolliert werden. Dadurch wird die Entwicklung höher entwickelter Nervenstrukturen ermöglicht, die an der Kontrolle willkürlicher Aktionen und Reaktionen beteiligt sind.

Dies ist ein dualer Prozess durch Reifung (die bei der Geburt mit dem sich entwickelnden Nervensystem fest ›verdrahtet‹ ist) und durch Erfahrung (die ›Software‹ der Umwelt), durch die das Nervensystem lernt, sich anzupassen.

Bleiben diese frühkindlichen Reflexe jedoch über den sechsten Lebensmonat hinaus aktiv, so werden sie als ›aberrant‹ bezeichnet. Sie weisen dann auf eine strukturelle Schwäche oder Unreife innerhalb des Zentralen Nervensystems hin. Mit der Hemmung der primitiven Reflexe in den ersten sechs Lebensmonaten werden einige in reifere Reaktionsmuster integriert, während andere durch reifere posturale Reaktionen ersetzt werden.

Primitive Reflexe verschwinden nicht, sondern werden überflüssig. Sie werden im Hirnstamm in eine Art Ruhezustand versetzt und erst wieder aktiviert, wenn höhere Hirnzentren oder -systeme geschädigt werden oder unzureichend funktionieren. Dies kann im späteren Leben als Folge von degenerativen und mit Demyelinisierung von Nervenbahnen einhergehenden Erkrankungen wie bei Morbus Alzheimer und Multipler Sklerose geschehen oder aufgrund von Hirnschäden nach einem Schlaganfall oder einer Kopfverletzung. Wenn eine Schädigung bei oder um die Geburt herum aufgetreten ist, wie z.B. bei der Zerebralparese (ZP), bleiben die primitiven Reflexe aktiv und liefern somit diagnostische Anzeichen für ZP. Diese Beispiele, bei denen es eine pathologische Ursache für die fortgesetzte Präsenz primitiver Reflexe gibt, sind in der Ärzteschaft allgemein bekannt.

Weniger bekannt ist die Tatsache, dass primitive Reflexe über das Säuglingsalter hinaus aktiv bleiben können, ohne dass eine Pathologie vorliegt. In diesen Fällen zeigt sich der Reflex nicht unbedingt in voller Ausprägung in allen Testverfahren und kann in Abhängigkeit von der Testposition, in der er überprüft wird, variieren. Ein oder mehrere Reflexe können in dieser abgeschwächten Form fortbestehen, was auf eine Unreife in der Funktionsfähigkeit des Zentralen Nervensystems hindeutet. Dadurch werden bestimmte Funktionen und die Ausführung höherer Fähigkeiten beeinträchtigt, die entweder von reifen posturalen und motorischen Systemen abhängig sind oder diese einbeziehen.

Eine anhaltende Aktivität frühkindlicher Reflexe über die ersten sechs Monate hinaus kann ebenfalls die Entwicklung der nachfolgenden posturalen Reaktionen beeinträchtigen. Diese entwickeln sich ab der Geburt und sind erst im Alter von dreieinhalb Jahren voll ausgebildet. Sie sind die Grundlage für die unbewusste Kontrolle der Körperhaltung, des Gleichgewichts und der Koordination in einer auf der Schwerkraft beruhenden Umwelt und ermöglichen es dem Kind, seine Körperhaltung zu kontrollieren und seine Position zu verändern, ohne darüber nachdenken zu müssen.

Fehlende oder unterentwickelte posturale Reaktionen über das Alter von dreieinhalb Jahren hinaus weisen ebenfalls auf eine Unreife in den Funktionen des Zentralen Nervensystems hin. Derzeit bilden Kinder im Schulalter wie auch Erwachsene, die diesem Profil entsprechen, eine Grauzone in den Randbereichen einer Reihe von Berufsfeldern. Das mag daran liegen, dass die Anzeichen und Symptome noch nicht gravierend genug sind, um eine medizinische Diagnose zu rechtfertigen. Doch diese Kinder dürften noch nicht alle Fähigkeiten erworben haben, um mit den Anforderungen der Umwelt fertig zu werden. Es ist gut möglich, dass eine Diskrepanz zwischen angeborenen Fähigkeiten und Leistungen entstehen wird, und zwar nicht nur in Bezug auf den Schulerfolg, sondern auch in Bezug auf Aspekte der emotionalen Regulierung. Ein Elternteil sagte über sein Kind, »..., dass es noch das Verhalten eines Kleinkindes im Körper eines Zehnjährigen habe« – und das, obwohl das Kind als überdurchschnittlich intelligent eingeschätzt wurde. Je höher die Intelligenz, desto größer ist oft die Frustration mit der häufigen Folge sekundärer Verhaltensprobleme in der Kindheit und emotionaler Probleme im Erwachsenenalter.

Neugeborenenreflexe

Obwohl Reflexe komplex sind, können sie vereinfacht in vier grundlegende Phasen eingeteilt werden:

- Ein Reiz wird von Nervenenden empfangen, die mit einem der Sinne verbunden sind: Gleichgewicht, Propriozeption (interozeptives System), Geschmack, Gefühl, Sehen, Riechen, Hören oder Tasten (exterozeptives System).

- Die durch den Reiz erzeugte Energie wird über die Nerven an das zentrale Nervensystem weitergeleitet.

- Die durch den Reiz erzeugten Impulse werden an die Nerven weitergeleitet, die wiederum die Muskelaktivität anregen.

- Schließlich reagieren die Muskeln und manchmal auch bestimmte Drüsen mit einer Aktion.

Jede Variation in der Reaktion oder das Ausbleiben einer Reaktion in Schlüsselstadien der Entwicklung kann ein Zeichen für eine Unreife der beteiligten Nervenbahnen sein. Dies kann als Zeichen einer ›neuromotorischen Unreife‹ (NMU) bezeichnet werden.

Je nach Grad der aberranten Reflexaktivität kann diese unausgereifte Organisation der Nervenfasern einen oder alle Funktionsbereiche beeinträchtigen – nicht nur die Grob- und Feinmotorik, sondern auch die sensorische Wahrnehmung, Kognition und Ausdrucksfähigkeit.

Herausbildung und Hemmung

Primitive Reflexe bilden sich im Uterus heraus, sind bei der Geburt eines voll ausgetragenen Babys (40 Schwangerschaftswochen) präsent und sollten bis zum Alter von sechs Monaten, spätestens aber mit zwölf Monaten gehemmt sein.

Bei Frühgeborenen sind einige primitive Reflexe zum Zeitpunkt der Geburt möglicherweise noch nicht voll entwickelt. Dies hängt vom Gestationsalter des Neugeborenen ab.

In der normalen Entwicklung geht die Hemmung eines Reflexes häufig mit dem Erwerb einer neuen Fähigkeit einher. Daher können Kenntnisse über die Chronologie der Reflexe und die normale Entwicklung des Kindes kombiniert werden, um vorherzusagen, welche späteren Fähigkeiten als direkte Folge nicht vollständig gehemmter primitiver Reflexe beeinträchtigt sein könnten. Ähnlich wie der Elternteil die Analogie eines Kleinkindes verwendet hat, das im Körper eines Schuljungen aktiv bleibt, könnte man sagen, dass die aberranten Reflexe eines Individuums uns Hinweise darauf geben können, was den Erwerb späterer Fähigkeiten behindert hat.

Eine Überprüfung auf frühkindliche Reflexe kann dazu beitragen, einige der zugrunde liegenden Ursachen für das Problem eines Kindes einzugrenzen, sodass ein gezieltes Förderprogramm durchgeführt werden kann. Wenn das Reflexprofil nur geringe Anomalien aufweist, reichen in der Regel pädagogische Strategien allein aus. Kinder mit einem mäßigen Grad an Reflexunreife können von einer Kombination aus speziellem Unterricht und einem motorischen Training zur Verbesserung von Gleichgewicht und Koordination profitieren. Liegt jedoch ein Cluster aberranter Reflexe vor, so ist dies ein Beleg für eine NMU. In solchen Fällen ist eine langfristige Verbesserung nur dann wahrscheinlich, wenn das Kind ein

Programm zur Reflexausreifung und -hemmung durchläuft, das speziell auf die Behandlung seines aberranten Reflexprofils ausgerichtet ist.

Programme zur Ausreifung und Hemmung frühkindlicher Reflexe

Ein Programm zur Ausreifung und Hemmung von Reflexen besteht aus spezifischen körperlichen, stereotypen Bewegungen, die über einen Zeitraum von neun bis zwölf Monaten etwa fünf bis zehn Minuten täglich ausgeführt werden. Die Bewegungen beruhen auf einer detaillierten Kenntnis der Reflexchronologie und der normalen kindlichen Entwicklung. Thelan (1979) beobachtete, dass alle menschlichen Babys im ersten Lebensjahr eine Reihe stereotyper Bewegungen machen. Das Institut für Neuro-Physiologische Psychologie (INPP) geht davon aus, dass bestimmte Bewegungsmuster, die in den ersten Lebensmonaten instinktiv ausgeführt werden, einen natürlichen Hemm- und Integrationsfaktor der Reflexe enthalten und dass diese Bewegungen nutzbar gemacht und ein zweites Mal repliziert werden können, wenn Phasen der Bewegungsentwicklung im ersten Lebensjahr entweder ausgelassen wurden oder desorganisiert waren.

Durch die Anwendung stilisierter Bewegungsabfolgen, die täglich geübt werden, ist es möglich, dem Gehirn eine zweite Chance zu geben, die reflexhemmenden Bewegungsmuster zu registrieren, die im entsprechenden Entwicklungsstadium hätten ausgeführt werden sollen – ein Beispiel dafür, wie der Körper das Nervensystem trainiert. In dem Maße, wie die aberrante Reflexaktivität modifiziert wird, beginnen sich viele der vorhandenen körperlichen, schulischen und emotionalen Probleme des Kindes zu verbessern.

An dieser Stelle ist es interessant zu erwähnen, dass Eltern, wenn sich das Reflexprofil ihres Kindes im Laufe des einjährigen Programms verbessert, oft vergessen, warum sie ihr Kind überhaupt zur Untersuchung gebracht hatten. Sie sind dann überrascht, wenn sie einige Monate später an seine zum Zeitpunkt der Untersuchung vorhandenen Symptome, die auffällige grobmotorische Koordination und das Reflex- und okulomotorische Profil erinnert werden.

Frühkindliches Reflexprofil

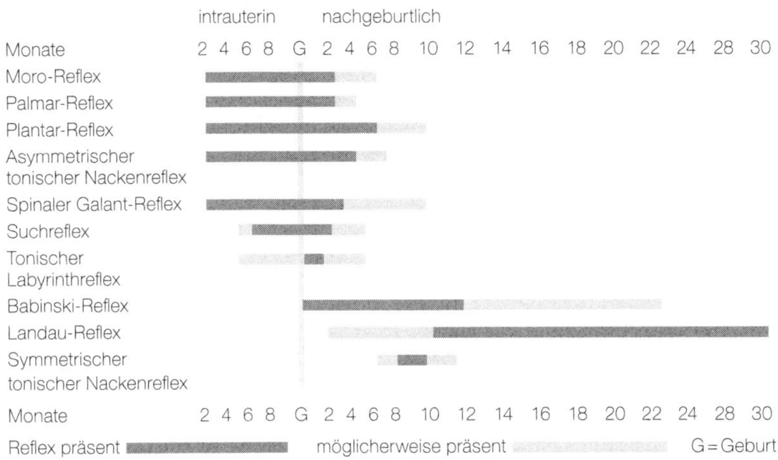

Abbildung 1.1: Reflexaktivität in der normalen Entwicklung

Welchen Zweck erfüllen die primitiven Reflexe?

Jeder Reflex spielt eine entscheidende Rolle, wenn es darum geht, spätere Funktionsfähigkeiten vorzubereiten. Um zu verstehen, was schiefläuft, wenn Reflexe aberrant werden, ist es wichtig, die Rolle zu erkennen, die einzelne Reflexe zu dem Zeitpunkt spielen, zu dem ihr Vorhandensein normal ist. Dazu müssen wir zu den frühesten Wochen im Leben eines Embryos zurückkehren – gerade fünf Wochen nach der Empfängnis.[1]

Zu diesem Zeitpunkt beginnt der Embryo, auf äußere Reize zu reagieren. Eine sanfte Berührung der Oberlippe führt dazu, dass er sich in einer amöbenähnlichen Reaktion sofort dem Reiz entzieht. Nur wenige Tage später breitet sich diese Empfindlichkeit auf die Handflächen und Fußsohlen aus, bis schließlich die gesamte Körperoberfläche auf Berührung reagiert. In diesem Stadium ist die Reaktion jedoch immer eine Rückzugsbewegung weg von der Berührungsquelle, und es ist eine Bewegung des ganzen Körpers. Während sich die taktilen Reaktionsmuster weiterentwickeln, nimmt das Rückzugverhalten bei Berührung allmählich ab.

Moro-Reflex

Herausbildung:	Neunte Schwangerschaftswoche
Entwickelt:	32. Schwangerschaftswoche
Geburt:	Vollständig präsent
Hemmung:	Zweiter bis vierter Lebensmonat

Etwa neun Wochen nach der Geburt, wenn die Rückzugsreaktionen sich abschwächen, bildet sich der erste der primitiven Reflexe – der Moro-Reflex – heraus. Die ersten Anzeichen des Moro-Reflexes treten neun bis zwölf Wochen nach der Konzeption auf. Er entwickelt sich bis zur 32. Woche weiter, sodass der Reflex bei der Geburt eines voll ausgetragenen Säuglings vollständig vorhanden ist.

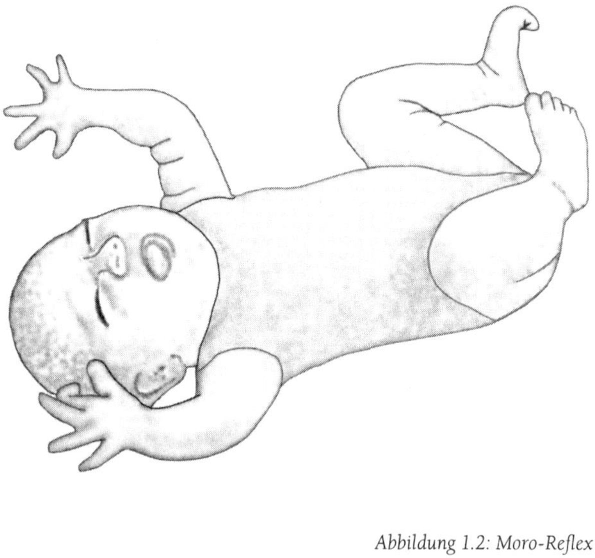

Abbildung 1.2: Moro-Reflex

Der Moro-Reflex besteht aus einer Abfolge schneller Bewegungen, die als Reaktion auf plötzliche Reize ausgeführt werden. Er besteht aus einer plötzlichen symmetrischen Bewegung der Arme vom Körper weg nach oben und außen (Abduktion), wobei die Hände geöffnet werden. Es folgt ein kurzes Erstarren und dann eine allmähliche Rückkehr der Arme zum Körper (Adduktion) in einer Art Umklammerungshaltung. Die Abduktion wird von einem plötzlichen Einatmen begleitet. Die Adduktion erleichtert das Ausatmen dieser Luft.

1918 vertrat Moro die Ansicht, dass es sich dabei im Wesentlichen um einen ›Greifreflex‹ handelt, ähnlich wie bei jungen Affen, die sich instinktiv an ihre Mutter klammern. Er selbst bezeichnete ihn als ›Umklammerungsreflex‹.

Der Moro-Reflex ist eine unwillkürliche Reaktion auf einen plötzlichen unerwarteten Reiz. Das Baby kann die einströmenden Reize noch nicht analysieren, um zu beurteilen, ob sie eine wirkliche Bedrohung darstellen oder nicht. Der Hirnstamm löst den Moro-Reflex aus, so als würde automatisch ein Notschalter betätigt. Er stellt die früheste Form einer Kampf- oder Fluchtreaktion dar. Im späteren Leben kann er gelegentlich in Situationen extremer Gefahr ausgelöst werden. Doch im Wesentlichen sollte er in seiner ursprünglichen Form zwischen dem zweiten und vierten Lebensmonat gehemmt werden und durch einen reifen Schreckreflex oder Strauss-Reflex abgelöst werden.

Seine Rolle als Überlebensmechanismus in den ersten Lebensmonaten besteht darin, ›Alarm zu schlagen‹ und Hilfe herbeizurufen. Man nimmt an, dass er intrauterin auch bei der Entwicklung der Atemmechanismen des Babys eine Rolle spielt, wie sie sich bei der ›Praktizierung‹ atmungsähnlicher Bewegungen im Mutterleib beobachten lassen. Er kann als zusätzlicher Mechanismus fungieren, um den ersten Atemzug des Lebens bei der Geburt zu unterstützen, wenn die Atmung aufgrund der normalen physiologischen Veränderungen bei der Geburt (Kompression der Lungen während der Passage durch den Geburtskanal, leichte Hypoxie und veränderte sensorische Stimulation) nicht auf natürliche Weise eingesetzt hat.

Auch wenn die Gefahr des Erstickens besteht, ist er zur Stelle, die Luftröhre zu öffnen.

Wird der Moro-Reflex zwischen dem zweiten und vierten Lebensmonat nicht gehemmt, kann das Kind weiterhin zu übertriebenen Schreckreaktionen neigen, die zu einer Hypersensitivität in einem oder mehreren Sinneskanälen führen und eine Überreaktion auf bestimmte Reize hervorrufen können. Plötzlich auftretende Geräusche, Licht, Bewegungen, Temperaturschwankungen, Lageveränderungen oder Gleichgewichtsstörungen können den Reflex in unerwarteten Momenten auslösen, was die Reaktivität steigert, fortwährend unangenehme oder beängstigende Gefühle und Empfindungen hervorruft und zu ständiger innerer ›Alarmbereitschaft‹ führt.

Als Kampf- oder Fluchtreaktion setzt die Aktivierung des Moro-Reflexes Hormone frei, die mit Kampf oder Flucht in Verbindung gebracht werden – die Stresshormone. Eben diese Hormone erhöhen die Erregung und beeinflussen die Schwellenwerte für Empfindlichkeit und Reaktivität, sodass sowohl der Auslöser als auch die Reaktion in das System eingebaut sind. Ein solches Kind kann ein Paradoxon darstellen: einerseits hochsensibel, wahrnehmungsfähig und fantasievoll, andererseits aber unreif und überreagierend. Es kann auf zwei Arten lernen, damit umzugehen: als ängstliches Kind, das sich aus Situationen ›zurückzieht‹, das Schwierigkeiten hat, Kontakte zu knüpfen, und das körperliche Zuneigung nicht ohne Weiteres annehmen oder zeigen kann. Andererseits kann es zu einem überaktiven, aggressiven Kind werden, das hochgradig erregbar ist, die Körpersprache nicht lesen kann und Situationen dominieren muss. Beide Kinder neigen zu manipulativen Verhaltensweisen, da sie versuchen, Strategien zu finden, die ihnen ein gewisses Maß an Kontrolle über ihre eigenen Reaktionen, körperlichen Empfindungen und emotionalen Auswirkungen geben.

Adrenalin und Cortisol sind zwei der wichtigsten körpereigenen Abwehrmechanismen gegen Allergien und Infektionen. Wenn ein erhöhtes Maß an Erregung und Reaktivität im Leben eines Kindes ein ständiges Begleitthema ist, können diese Hormone von ihrer primären Funktion abgelenkt werden, wodurch die Speicher, die normalerweise zur Unterstützung der Immunabwehr und einer gut angepassten Reaktion auf potenzielle Allergene zur Verfügung stehen sollten, geleert werden. Das wiederum verringert die natürliche Resistenz gegen Infektionen und verstärkt Entzündungsreaktionen.

Ein solches Kind gehört dann vielleicht zu jenen, die sich in der Vorschulzeit und in den ersten Schuljahren jeden Husten und jede Erkältung einfangen und wiederholt Antibiotika benötigen. Häufig reagieren sie empfindlich auf bestimmte Nahrungsmittel oder Nahrungsmittelzusätze, was sich wiederum auf Verhalten und Konzentration auswirken kann.

Überschießende Entzündungsreaktionen können mit einem Ungleichgewicht im Mikrobiom und bei den Neurotransmittern im Darm zusammenhängen. Neurotransmitter sind chemische Substanzen, die für die Übertragung von Informationen von einem Neuron zum nächsten verantwortlich sind. Alle Neurotransmitter, die dem Nervensystem als chemische Botenstoffe dienen, sind im Darm vorhanden. Michael Gershon beschreibt in seinem Buch ›The Second Brain‹ *(Das zweite Gehirn)*, wie Nerven über eine chemische Sprache miteinander kommunizieren und der Darm ein eigenständiger Ort der neuronalen Integration und Verarbeitung ist. »Das enterische Nervensystem ist also kein Sklave des Gehirns, sondern ein unabhängiger Gegenspieler in der Nervenorganisation des Körpers.« Dies allein zeigt, dass es selten eine einzige Ursache für auftretende Symptome gibt, die mit einer Unreife in der Funktion des Zentralen Nervensystems zusammenhängen. Vielmehr kann eine Dysregulation in einem System einen sich ausbreitenden und tiefgreifenden Einfluss auf die Funktionsfähigkeit des gesamten Systems haben. Ein noch aktiver Moro-Reflex ist nicht notwendigerweise die Hauptursache für eines der oben genannten Probleme. Ebenso kann er auch als Reaktion auf eine bestehende Funktionsstörung oder Dysregulation in anderen Systemen auftreten.

Ein Kind, das in einem oder mehreren Sinneskanälen überempfindlich oder stimulusgebunden ist und dessen System zu

Übererregbarkeit neigt, richtet seine Aufmerksamkeit auf zu viele Dinge gleichzeitig, was zu Lasten der Fähigkeit geht, sich auf wesentliche Stimuli zu konzentrieren. Diese Verzettelung von Reaktionen und Aufmerksamkeit ist energieineffizient und ist biochemisch gesehen ungefähr so, als würde man alle Lichter im Haus anmachen, um in einem Raum ein Buch zu lesen. Dies kann dazu führen, dass ein Kind den Blutzucker schneller verstoffwechselt als andere Kinder, was in der Folge zu Stimmungsschwankungen (Zusammenbrüchen) führt. Svea Gold beschreibt dies in ihrem Buch ›If Kids Just Came With Instruction Sheets (*Kämen Kinder doch nur mit Gebrauchsanweisungen zur Welt!*; Anm. Übers.*) so:

> *Wenn der Kortex des Kindes eine solche Überladung erfährt, sendet er Botschaften an die Nebenniere und die Hypophyse. Nun haben die Drüsen keine eigene Wahrnehmung der Gefahr. Sie können uns nicht sagen, ob es sich um einen echten Notfall handelt oder nicht. Alles, was sie wissen, ist, dass sie ein Signal erhalten haben, um ihre chemischen Stoffe freizusetzen. Das ist dasselbe, als ob irgendwo da draußen ein Tiger wäre und der Körper sich auf den Kampf vorbereiten müsste. Jedes Mal, wenn sie das Signal erhalten, schütten die Nebennieren Adrenalin und Cortisol aus. Ziemlich schnell sind dann die Nebennieren erschöpft. Wenn die Nebennieren erschöpft sind, treten Allergien, psychosomatische Krankheiten, Kopfschmerzen und Migräne, Kolitis, Geschwüre und Bluthochdruck auf. Dies ist die Grundlage der psychosomatischen Medizin.* (Gold 1998)

Die extremen Auswirkungen eines niedrigen Blutzuckerspiegels sind bei Patienten mit insulinpflichtigem Diabetes bekannt. Für diese Patienten ist es entscheidend, ein Gleichgewicht zwischen glukoseproduzierender Nahrung und Insulin aufrechtzuerhalten. Gerät dieses Gleichgewicht außer Kontrolle und wird der Insulinspiegel im Körper zu hoch, kann der Blutzuckerspiegel schnell auf gefährliche Werte absinken, und es kommt zu einer Hypoglykämie. In extremen Fällen kann dies zu Koma und Tod führen. Aber auch wenn der Blutzuckerspiegel gerade beginnt, unter die normale Grenze zu fallen, lässt die

* Anm. Übers.: Anmerkung der Übersetzerin

Konzentration bereits nach, und Angst, Unruhe und Aggression nehmen zu, da sich die kortikale Kontrolle verringert. Dies liegt daran, dass Glukose für die Funktionsfähigkeit des Kortex lebenswichtig ist. Die Regulierung des Blutzuckerspiegels kann bei manchen Kindern sehr instabil sein, und die sich daraus ergebenden Verhaltenssymptome ähneln denen, die oben beschrieben wurden.

Es gibt viele Ursachen für eine schlechte Regulierung des Blutzuckerspiegels. So kann eine Ernährung mit viel Zucker und raffinierten Kohlenhydraten dazu beitragen. Auch hier ist der Moro-Reflex nicht die Ursache, aber wenn die Schwelle, ab der der Reflex ausgelöst wird, zu niedrig ist, kann er ein möglicher Faktor sein. Umgekehrt kann er aber auch ein vorübergehendes Symptom einer gestörten Blutzuckerregulierung sein.

Das Kind, das noch einen aktiven Moro-Reflex hat, erlebt die Welt als zu voll von hellen, lauten und aggressiven sensorischen Reizen. Seine Augen werden von wechselndem Licht und Bewegungen an der Peripherie des Gesichtsfeldes angezogen. Möglicherweise hat es Schwierigkeiten, auditive Reize zu filtern, Hintergrundgeräusche auszublenden oder sich vor lauten Geräuschen zu schützen. Es ist in der Tat genauso ›stimulusgebunden‹ – wenn auch in geringerem Maße – wie ein Säugling, für den dies während der ersten Lebensmonate jedoch natürlich ist.

In den ersten zwei bis vier Lebensmonaten, wenn der Moro-Reflex aktiv ist, ist es normal, dass die visuelle Aufmerksamkeit eines Säuglings auf die äußeren Umrisse von Objekten und Gestalten sowie auf plötzliche Bewegungen oder Lichtveränderungen an der Peripherie des Sehfeldes gelenkt wird. Hält dies jedoch an, hat das Kind Schwierigkeiten, visuelle Reize in der Peripherie zu ignorieren und die visuelle Aufmerksamkeit auf das Zentrum zu richten. Dies kann dann bei älteren Kindern zu visueller Ablenkbarkeit führen.

Arnheim (1969) beschrieb, wie sich dies auf die Verarbeitung von Informationen auswirkt: »Zu viele aus verschiedenen sensorischen Quellen stammende Eindrücke, die gleichzeitig auf einen Verstand einströmen, der sie noch nicht getrennt erfahren hat, verschmelzen für diesen Verstand zu einem einzigen ungeteilten Objekt.«

Was also sind nun die Symptome, die ein Elternteil oder eine Lehrkraft als Hinweise auf einen nicht erfolgreich gehemmten Moro-Reflex erkennen könnte? (Bitte beachten Sie, dass die folgenden Aufzählungen nicht die zwangsläufigen Folgen eines persistierenden Moro-Reflexes umfassen).

Auslöser des Moro-Reflexes

- Plötzliche, unerwartete Reize jeglicher Art
- Stimulation des Labyrinths (Gleichgewichtsorgan im Innenohr) bei Änderung der Kopfhaltung (vestibulär)
- Geräusche (auditiv)
- Plötzliche Bewegungen oder plötzliche Lichtveränderungen im Gesichtsfeld (visuell)
- Schmerz, Temperaturveränderungen oder unsanfte Berührungen (taktil)

Körperliche Reaktionen auf den Moro-Reflex

- Unmittelbare Erregung
- Schnelles Einatmen, kurzes ›Erstarren‹ oder ›Erschrecken‹, gefolgt von Ausatmen – oft von einem Schrei begleitet
- Auslösen der Kampf- oder Fluchtreaktion, die automatisch das sympathische Nervensystem aktiviert mit diesen Folgen
  - Ausschüttung der Stresshormone Adrenalin und Cortisol
  - Anstieg der Atemfrequenz, besonders in den oberen Lungenflügeln (Hyperventilation)
  - Beschleunigung des Herzschlages
  - Anstieg des Blutdrucks
  - Rötung der Haut
- Eventuell Gefühlsausbrüche, zum Beispiel Wut oder Tränen

Mögliche Langzeitwirkung

- Ein schwach entwickelter CO_2-Reflex

Der CO_2 (Kohlendioxid)-Reflex bewirkt eine spontane Einatmung im oberen und unteren Teil der Lunge. Wenn der CO_2-Gehalt im Blut zu hoch wird, finden im Rückenmark chemische Veränderungen statt, die dann die Arterien öffnen, um die Blutzufuhr zum Gehirn zu erhöhen und gleichzeitig eine tiefe Atmung anzuregen.

Ein Merkmal extremer Angstzustände können wiederholte Episoden übermäßig flacher Atmung als Reaktion auf Angst oder Furcht sein. Die Symptome sind vielfältig und reichen von Empfindungen von Atemnot, Schwindel, Parästhesien *(unangenehme Körperempfindungen)* und Brustschmerzen bis hin zu allgemeiner Schwäche, Synkopen *(Ohnmachtsanfällen)* und einigen anderen. Diese Tendenz kann durch einen schwach ausgebildeten CO_2-Reflex verstärkt werden, wodurch eine Kettenreaktion in Gang gesetzt wird, bei der der Moro-Reflex mit einem unzureichenden CO_2-Reflex verknüpft wird, was die Neigung zum Hyperventilieren verstärkt. Dies wiederum löst physiologische Empfindungen aus, die mit Beklemmung und/oder extremer Angst verbunden sind. Diese Prozesse können sich gegenseitig verstärken.

Mögliche Langzeitwirkungen eines persistierenden Moro-Reflexes

- Vestibulär bedingte Probleme wie Reisekrankheit, Gleichgewichts- und Koordinationsstörungen, insbesondere bei Ballspiel
- Körperliche Zaghaftigkeit
- Okulomotorische und visuelle Wahrnehmungsprobleme, z.B. Stimulusgebundenheit (kann irrelevantes visuelles Material innerhalb eines gegebenen Gesichtsfelds nicht ignorieren, sodass die Augen dazu neigen, sich auf den Rand einer Form zu konzentrieren, was die Wahrnehmung innerer Merkmale stark beeinträchtigt)
- Schwierigkeiten bei der Verarbeitung von Informationen in Umgebungen mit multisensorischen Reizen
- Schwache Pupillenreaktion auf Licht, Lichtempfindlichkeit, Schwierigkeiten mit schwarzem Druck auf weißem Papier und leichte Ermüdung bei fluoreszierendem Licht

- Mögliche auditive Konfusion aufgrund von Überempfindlichkeit gegenüber bestimmten Geräuschen, auditive Diskriminierungsprobleme und Schwierigkeiten, Hintergrundgeräusche auszublenden
- Schlechtes Durchhaltevermögen, wenig Ausdauer
- Abneigung gegen Veränderungen oder Abneigung gegenüber Überraschungen
- Schlecht entwickelter CO_2-Reflex

Während Restreaktionen anderer Reflexe sich eher auf spezifische Fähigkeiten auswirken, hat der Moro-Reflex Auswirkungen auf das gesamte emotionale Profil des Kindes.

Mögliche sekundäre psychische Symptome

- Generalisierte Angststörung (anhaltendes Gefühl von diffuser Angst, für die kein realer, konkreter Grund vorliegt)
- Übererregbarkeit
- Reizbarkeit
- Frustrationsgefühle, die zu Stimmungsschwankungen und emotionaler Unsicherheit führen
- Angespannter Muskeltonus (Körperpanzerung)
- Schwierigkeiten, Kritik anzunehmen, da es dem Kind schwerfällt, sich zu ändern
- Phasen der Hyperaktivität, gefolgt von übermäßiger Müdigkeit
- Schwierigkeiten, Entscheidungen zu treffen
- Schwaches Ego, geringes Selbstwertgefühl
- Gefühle von Unsicherheit/Abhängigkeit
- Bedürfnis, Ereignisse zu kontrollieren oder zu manipulieren

Der Moro-Reflex ist der Einzige der primitiven Reflexe, der auf die eine oder andere Weise mit allen Sinnen verbunden ist. Er ist der früheste primitive Reflex und bildet einen Grundpfeiler für die Ausbildung der Verhaltensmuster im späteren Leben. Er ist grundlegend für das Überleben in den ersten Lebensmonaten, kann aber tiefgreifende Auswirkungen haben, wenn er nicht zum richtigen Zeitpunkt gehemmt und in eine adulte *(reife)* Schreckreaktion umgewandelt wird.

Die reife Schreckreaktion besteht aus einem schnellen Hochziehen der Schultern, gefolgt von einer Drehung des Kopfes, um die Quelle der Störung zu lokalisieren (Orientierung am Reiz) und einer kortikalen Entscheidung, ob man auf den Reiz als Bedrohung reagiert oder ihn ignoriert und mit dem fortfährt, was man gerade tat. Dies unterscheidet sich von dem Reaktionsmuster des Moro-Reflexes, bei dem das Individuum zuerst reagiert und erst einige Sekunden später in der Lage ist, die Art des Reizes zu identifizieren. Zu diesem Zeitpunkt sind aber nicht nur die Reflexreaktion, sondern auch die physiologischen Reaktionen von Kampf und Flucht bereits in das System eingedrungen, sodass das Kind zwar später erkennt, dass der Reiz nichts war, wovor es sich hätte fürchten müssen, sich aber körperlich und emotional so fühlt, als sei er real gewesen. Dies kann zu einem Konflikt zwischen dem, ›was ich fühle‹, und dem, ›was ich weiß‹, sowie zu einem Aufbau von Spannung und Überreizung führen. »Wenn es einen Konflikt zwischen Gefühlen und Logik gibt und die Gefühle zu stark sind, werden die Gefühle immer siegen.«[3]

Benett (1988) beschreibt das so:

Im frühen Neugeborenenalter sind Gehirn und Rückenmark noch nicht vollständig miteinander verbunden, und es findet noch keine Wahrnehmungsverarbeitung statt. Das heißt, das Neugeborene empfängt über die Augen, die Ohren usw. zwar Reizimpulse, ist aber nicht in der Lage, deren Bedeutung zu interpretieren, und kann daher aus dem Erlebten auch noch keinen Sinn ziehen. Während sich das Neugeborene in den ersten Monaten nach der Geburt entwickelt, muss das Gehirn lernen, zwischen bedrohlichen Reizen und harmlosen Reizen zu unterscheiden. Wird der Moro-Reflex nicht gehemmt, gibt es zwei ähnliche Reaktionen: den ›Schock‹-Reflex und den ›Überraschungs‹-Reflex (Moro-Reflex und reifer Schreck- oder Strauss-Reflex), und das Gehirn hat Schwierigkeiten, zwischen plötzlichen, aber harmlosen Reizen und echten Bedrohungen zu unterscheiden.

Sowohl Blythe als auch Bennet waren der Ansicht, dass diese Unterscheidung eine Schlüsselrolle bei einer möglichen späteren Entwicklung extremer Angst- und Panikzuständen spielt. Bennet beobachtete, dass bei Erwachsenen die fortgesetzte Präsenz des Moro-Reflexes durch die Entwicklung einer schützenden Muskelanspannung überdeckt werden kann, die es dem Kliniker erschweren könnte, den Reflex bei ihnen auszulösen, obwohl er noch vorhanden ist. Weiterhin skizzierte er ein Profil möglicher Verhaltensmuster, die seiner Beobachtung nach häufig bei dieser Art der ›Körperverpanzerung‹ auftreten, bei der die muskuläre Anspannung gewohnheitsmäßig als Mittel zur Verschleierung und Eindämmung von Emotionen eingesetzt wird:

- Geringes Selbstwertgefühl
- Schwierigkeiten, Freundschaften zu schließen und/oder zu pflegen
- Vorgeschichte zahlreicher, letztlich erfolgloser Liebesbeziehungen
- Vorgeschichte von häufigen medizinischen Untersuchungen und/oder Behandlungen (oft wegen geringfügiger Probleme)

Blythe hatte diese Tendenz zuvor in einem Beitrag über die somatogene Basis von Neurosen beschrieben, in dem er ausführte, dass diese Personen zwar häufig als Hypochonder angesehen würden, weil keine medizinische Ursache für ihre Symptome gefunden werden konnte, sie sich aber tatsächlich aufgrund ihrer Überempfindlichkeit körperlich unwohl fühlten. Bennet führte in seinem Profil weitere Merkmale auf:

- Häufige Neigung zu übermäßigen Ängsten, Sorgen und Befürchtungen, die sich oft auch körperlich bemerkbar machen (flache Atmung, Herzrasen, Muskelschmerzen usw.)
- Emotionale Starre oder sogar Neigung zu Prüderie
- Sind leicht durch Stressoren zu erschüttern und anfällig für Pannen und Unfälle
- Auditive Überempfindlichkeit oder Abneigung gegen eine laute Umgebung
- Können eine Atmosphäre der Anspannung und dem ›Auf-dem-Sprung-Sein‹ ausstrahlen
- Neigung zu Albträumen oder Schlaflosigkeit, wenn sie die Ereignisse des Tages noch einmal Revue passieren lassen oder bevorstehende Ereignisse überdenken
- Fühlen sich oft schnell bedroht, wenn ihnen jemand zu nahekommt, d. h. in ihre persönliche Privatsphäre eindringt

• Neigung zu Panikgefühlen in unerwarteten Situationen

Das oben beschriebene Profil, das bei Erwachsenen mit noch aktivem Moro-Reflex zu beobachten ist, kann jahrelang durch den Prozess der bewussten Kompensation verdeckt werden, äußert sich jedoch häufig in Form von geringfügigen, unterschiedlichen körperlichen (somatischen) Symptomen.

Palmar-Reflex

Herausbildung:	11. Schwangerschaftswoche
Geburt:	Vollständig präsent
Hemmung:	Zweiter bis dritter Lebensmonat
Transformation:	Schrittweise Entwicklung vom unwillkürlichen Greifen über Loslassen zur verfeinerten Kontrolle über die Finger. Wird im Alter von 36 Wochen vom Pinzettengriff ersetzt.

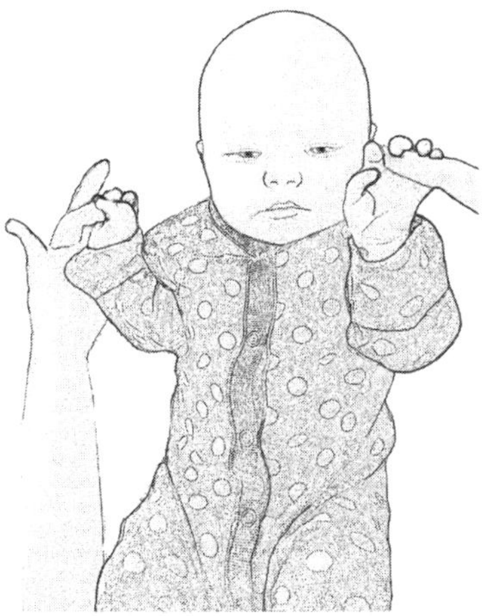

Abbildung 1.3: Palmar-Reflex

Der Palmar-Reflex gehört zu der Gruppe von Reflexen, die sich im Uterus entwickeln und deren gemeinsames Merkmal das Greifen ist (siehe Abbildung 1.3). Eine leichte Berührung oder ein Druck auf die Handfläche führt dazu, dass sich die Finger schließen, wobei der Daumen dabei umschlossen wird. Bis zur 18. Schwangerschaftswoche hat sich die Reaktion so weit entwickelt, dass ein Greifreflex als Reaktion auf einen Druck gegen die Fingersehnen ausgelöst wird. Diese beiden Reaktionen sollten sich im Laufe des uterinen Lebens verstärken, um bei der Geburt dann voll entwickelt zu sein.

In den ersten zwölf Lebenswochen werden diese Muster intensiv genutzt, um dann im Alter von vier bis sechs Monaten so transformiert zu werden, dass das Kind lernen kann, einen Gegenstand zwischen Daumen und Zeigefinger in einem Pinzettengriff halten zu können.

Die Fähigkeit, einen Gegenstand loszulassen, entwickelt sich einige Wochen später und muss viele Male geübt werden, bevor das Kind eine gute manuelle Geschicklichkeit erlangt. In dieser Phase sitzt das Kind vielleicht in einem Hochstuhl oder Kinderwagen und lässt sein Lieblingsspielzeug fallen. Mama (oder Papa) soll es natürlich sofort wieder aufheben. Kurz nachdem es den Gegenstand zurückbekommen hat, lässt es ihn aber gleich erneut fallen. Erwachsene werden dieses Spiels schnell überdrüssig, aber für das Kind ist es das erste Mal, dass es bewusst etwas loslassen kann. Je öfter es das tut, desto besser wird es darin – und es wird nicht müde, dieses Spiel zu wiederholen.

Man geht davon aus, dass sowohl der Palmar- als auch der Plantar-Reflex aus einer früheren Phase der menschlichen Evolution stammen, als es noch notwendig war, dass sich das Neugeborene zur Sicherheit an die Mutter klammerte. Es besteht auch ein direkter Zusammenhang zwischen dem Palmar-Reflex und dem Stillen in den ersten Lebensmonaten. Der Palmar-Reflex kann durch Saugbewegungen ausgelöst werden, und das Saugen kann wiederum gleichzeitige Knetbewegungen der Hände auslösen (Babkin-Reaktion). Der Mund und die Hände sind für das Neugeborene die wichtigsten Mittel, sich auszudrücken und seine Umwelt zu erforschen. Eine anhaltende Reflexaktivität in der Handfläche kann die feinmotorische Koordination, das Sprechen und die Artikulation nachhaltig beeinträchtigen, sofern sie nicht zum richtigen Zeitpunkt gehemmt ist.

Die Auswirkungen dieses neurologischen Zusammenhangs von Hand- und Mundbewegungen zeigen sich oft, wenn das Kind anfängt zu schreiben oder zu malen. Bis diese Fähigkeiten ihm leichtfallen, kommt häufig die Zunge dabei heraus, oder das Kind verzieht den Mund auf die eine oder andere Weise. Häufig mahnen dann die Lehrkräfte: »Du sollst doch nicht mit deiner Zunge schreiben!« Funktionaloptometristen nennen dies ›Overflow‹ und sehen es beim Kind als erkennbaren Fortschritt an, wenn dieser Overflow verschwindet.

Bleiben Restreaktionen des Palmar-Reflexes aktiv, wird das Kind Schwierigkeiten haben, die nachfolgenden Phasen des willkürlichen Loslassens und der Daumen- und Fingeropposition zu durchlaufen. Gesell (1939) beschreibt den Verlauf dieses Prozesses so:

> *Das willkürliche Greifen, wie z.B. das Ausstrecken einer Hand zum Gegenstand, weist auf einen proximo-distalen Entwicklungsverlauf hin. Das frühe Greifen besteht aus unbeholfenen Handflächenbewegungen, bei denen die drei ulnaren Finger dominieren, während der Daumen praktisch inaktiv ist. Diese Art des Greifens wird später von einem verfeinerten Greifen mit den Fingerspitzen abgelöst, das vor allem durch die Opposition des Daumens, die Dominanz des Zeigefingers, die Freude an der Betätigung und die Anpassung des Fingerdrucks an das Gewicht des Objekts gekennzeichnet ist.*

Dies kann aber erst stattfinden, wenn der Palmar-Reflex gehemmt ist. Wenn ältere Kinder untersucht werden, bei denen der Palmar-Reflex noch aktiv ist, zeigen sich häufig Schwierigkeiten bei den Tests zur Dysdiadochokinese der Finger (beeinträchtigte Fähigkeit, schnelle sequenzielle Bewegungen auszuführen). Diese Fähigkeit ist eine Vorstufe zur Fähigkeit, ein Schreibgerät mit einem Pinzettengriff zu halten, zu lenken und zu steuern. Diese Kinder können zwar schreiben lernen, haben aber oft einen unreifen Stiftgriff, der die Handgelenk- und Fingerbewegungen behindert, die für eine saubere, lesbare und flüssige Handschrift erforderlich sind.

Langzeitfolgen von Restreaktionen eines Palmar-Reflexes

- Mangelnde manuelle Geschicklichkeit (der Palmar-Reflex beeinträchtigt die unabhängigen Bewegungen von Daumen und Fingern)
- Fehlender Pinzettengriff, was sich auf die Stifthaltung beim Schreiben auswirkt

- Eine Vorgeschichte von Sprachstörungen aufgrund einer fortbestehenden Verknüpfung von Hand- und Mundbewegungen über den Babkin-Reflex. (Der Babkin-Reflex kann dazu führen, dass Hand- und Mundbewegungen über das Stadium hinaus gekoppelt bleiben, in dem sich eine unabhängige Kontrolle der Finger und der Muskeln an der Vorderseite des Mundes entwickelt haben sollte, was dann die mündliche Artikulation beeinträchtigen kann.)[4]

- Die Handfläche kann weiterhin überempfindlich auf taktile Stimulationen reagieren
- Mitbewegungen des Mundes beim Schreiben oder Malen

Ein über den vierten oder fünften Lebensmonat hinaus noch präsenter Palmar-Reflex kann die manuelle Geschicklichkeit und eine Vielzahl handwerklicher Tätigkeiten beeinträchtigen.

Auch das Sprechen kann in Mitleidenschaft gezogen sein, da eine fortgesetzte Verbindung zwischen Hand- und Mundbewegungen (Babkin-Reflex) die Entwicklung einer unabhängigen feinmotorischen Kontrolle über die Muskeln im vorderen Bereich des Mundes behindern kann. Eine undeutliche Artikulation mag nur eine von mehreren Folgen sein. Auch kann das Kind in der Vergangenheit logopädische Behandlungen benötigt haben.

Obwohl hier einzelne Reflexe aus theoretischen Gründen als eigenständige Einheiten beschrieben werden, kann während des Entwicklungsverlaufs eine Verbindung zwischen ihnen bestehen. André Thomas und seine Mitarbeiter (1954) fanden heraus, dass es möglich sei, durch Stimulation des Palmar-Reflexes den Moro-Reflex zu hemmen. Wenn der Moro-Reflex durch eine plötzliche Veränderung der Kopfhaltung ausgelöst wird, strecken sich normalerweise Arme, Hände und Finger. Wird jedoch der Palmar-Reflex zuerst aktiviert, indem ein Gegenstand in die Handfläche einer Hand gelegt wird, läuft die Moro-Reaktion lediglich auf der Armseite mit der geöffneten Hand ab. Wenn in beide Hände zugleich jeweils ein Gegenstand gelegt wird, scheint die Moro-Reaktion auf beiden Armseiten gehemmt zu werden.

Unbewusst nutzen wir manchmal diesen Effekt: Wenn wir vor einer unangenehmen oder schwierigen Aufgabe stehen oder uns innerlich auf einen kurzzeitigen schmerzhalten Stimulus (etwa bei einer Spritze) vorbereiten, öffnen und schließen wir häufig unsere Hände. Kleine Knetbälle zum Stressabbau mögen aus demselben Grund effektiv sein.

Diese Beobachtungen sind ein Hinweis darauf, dass frühe Reflexe in zwei Richtungen wirken: entweder in einer Kettenreaktion nacheinander oder derart, dass ein Reflex einen hemmenden Einfluss auf den vorangegangenen Reflex hat. Es sind diese Mechanismen, auf denen die Behandlungsprogramme des INPP zur Ausreifung und Hemmung der Reflexe basieren.

Asymmetrisch tonischer Nackenreflex

Herausbildung:	18. Schwangerschaftswoche
Geburt:	Vollständig präsent
Hemmung:	Etwa im sechsten Lebensmonat

Eine Drehung des Kopfes des Babys zu einer Seite führt zu einer reflexiven Streckung von Arm und Bein auf der Seite, zu der der Kopf gedreht wird, und zu einer Beugung der Gliedmaßen auf der Hinterhauptseite (siehe → Abbildung. Der asymmetrisch tonische Nackenreflex (ATNR) spielt vom Zeitpunkt seiner Herausbildung im Uterus bis etwa zum sechsten Lebensmonat eine aktive Rolle. Während des Lebens im Uterus fördert der ATNR Bewegungen des Fötus (häufig von der Mutter

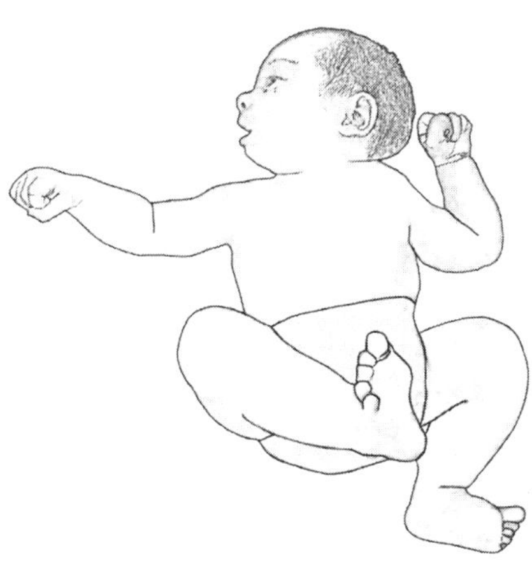

Abbildung 1.4: Asymmetrisch tonischer Nackenreflex

als Tritte wahrgenommen), unterstützt den Aufbau von Muskeltonus und sorgt für vestibuläre Stimulation.

Durch die Stimulation von Bewegung und Gleichgewicht bewirkt der ATNR den Aufbau weiterer neuronaler Verbindungen. Zu dem Zeitpunkt, zu dem der Fötus bereit ist für die Geburt, sollte der Reflex vollständig entwickelt sein, denn er spielt eine wichtige Rolle beim Geburtsprozess. Die Wehen sollten erst einsetzen, wenn der Fötus voll ausgereift ist. Mehrere Mechanismen sind am Einsetzen der Wehen beteiligt. So gibt der Fötus ein Hormon in die Blutbahn der Mutter ab, welches die Kontraktionen der Gebärmutter anregt. Ein weiterer Mechanismus ist die Lage des Fötus, wodurch Druck auf den Gebärmutterhals ausgeübt wird. Im Idealfall agieren Mutter und Kind dann als kooperative Partner beim Geburtsprozess.

Aufgrund der Größe und Form des mütterlichen Beckens im Verhältnis zu den Abmessungen des kindlichen Kopfes muss das Baby zwei 90°-Drehungen machen, um durch den Geburtskanal zu gelangen. Es wird angenommen, dass der ATNR zusammen mit der Körperstellreaktion auf den Kopf und dem spinalen Galant-Reflex den Schultern, den Hüften und der Lendenregion Flexibilität und Beweglichkeit verleiht, wodurch die Rotationsbewegungen unterstützt werden. Die aktive Beteiligung des Babys an diesem Prozess ist wahrscheinlich mit dem Vorhandensein eines vollständig entwickelten asymmetrisch tonischen Nackenreflexes verbunden, der die Restitution der Schultern in der letzten Phase der Geburt unterstützen kann. Im Gegenzug verstärkt der Geburtsvorgang den ATNR (und andere Reflexe), sodass sie in den ersten Lebensmonaten fest etabliert und aktiv sind.

In der Neugeborenenzeit sorgt der ATNR durch Drehung des Kopfes zur Seite für eine freie Luftzufuhr, wenn sich das Baby in Bauchlage befindet. Er trägt auch dazu bei, den Tonus der Streckmuskeln zu erhöhen, trainiert jeweils eine Körperseite und bildet die Grundlage für spätere Ausstreck- und Greifbewegungen.

Obwohl die tatsächliche Funktion der primitiven Reflexe in den ersten Lebensmonaten nicht vollständig geklärt ist, ist davon auszugehen, dass bestimmte Reflexe für das Überleben in den ersten Lebensmonaten von grundlegender Bedeutung sind. Ein unterentwickelter Moro-Reflex und ein unterentwickelter asymmetrischer tonischer Nackenreflex können zum Beispiel eine Rolle spielen beim plötzlichen Kindstod – der Moro-Reflex, weil er einen sofortigen Erregungsmechanismus bereitstellt, und der ATNR, weil er verhindern soll, dass das Baby in Bauchlage auf dem Gesicht liegt. (Goddard 1990; 1991; 1996)

DeMyer (1980) beschreibt den ATNR als die erste Form der sich entwickelnden Auge-Hand-Koordination. Andere Autoren erklären es so:

> *Er ist zu dem Zeitpunkt präsent, zu dem sich die visuelle Fixierung auf nahe gelegene Objekte entwickelt, und es scheint, dass das Nervensystem dafür sorgt, dass sich der richtige Arm nach den erblickten Objekten ausstreckt. Wenn die Hand dann das Objekt berührt, wird der Keim für das Wahrnehmen von Entfernungen (auf Armlänge) und die Auge-Hand-Koordination gelegt.* (Holt 1991)

Säuglinge sind zum Zeitpunkt der Geburt von Natur aus kurzsichtig. Die visuelle Welt, die sie erleben, entspricht nicht der Art und Weise, wie wir sie als Erwachsene wahrnehmen. Säuglinge müssen erst lernen, zu sehen oder die von den Augen an das Gehirn gelieferten Reize zu verarbeiten. Dabei handelt es sich um einen multisensorischen Prozess, bei dem die Aktivierung des ATNR dazu führt, dass die Augen den Bewegungen des Arms folgen, was dazu beiträgt, dass sich die Sehentfernung des Babys vom Nahbereich auf Armeslänge und wieder zurück sowie vom zentralen Sehen zum peripheren Sehen und wieder zurück zum zentralen Sehen erweitert.

Auf diese Weise wird durch die Bewegung des Kopfes ein Prozess eingeleitet, bei dem sich der Kopf dreht, der Arm sich ausstreckt, die Augen der Bewegung folgen, die Hand vielleicht zufällig mit einem Gegenstand in Berührung kommt und all dies mit einem zusätzlichen Feedback aus der Veränderung der jeweiligen Spannung in den Muskelspindeln und Gelenken (Propriozeption) kombiniert wird. Diese multisensorische Erfahrung, die über Bewegung aktiviert wird, ist wie eine allererste Lehrstunde der Auge-Hand-Koordination. Sie hilft dem Säugling bei der Entwicklung der Wahrnehmung von Entfernung, des Raums, des Timings und der Justierung zwischen verschiedenen visuellen Entfernungen und Fokuspunkten. Der Reflex ist lediglich ein erster Mechanismus, um den Beginn dieses Prozesses zu unterstützen, dessen Verfeinerung noch viele weitere Monate benötigt.

Im Alter von sechs Monaten sollte der ATNR seine Hauptaufgaben erfüllt haben. Das sich entwickelnde Gehirn sollte nun weitere Bewegungsmuster hervorbringen, die die Hemmung des ATNR enthalten und so die Entwicklung komplexerer Fertigkeiten sowie reiferer Reaktionsmuster und Verhaltensweisen ermöglichen.

Eine fortgesetzte Präsenz eines ATNR beeinträchtigt zahlreiche Funktionen, zum Beispiel das mühelose Kriechen auf dem Bauch in einer fließenden Kreuzmusterbewegung. Kriechen und Krabbeln sind wichtig für die weitere Entwicklung der Hand-Augen-Koordination sowie für die Integration vestibulärer Informationen mit anderen Sinneswahrnehmungen. Auch wird die Myelinisierung des Zentralen Nervensystems während dieser Prozesse gefördert.

Wenn ein Kind laufen lernt und immer noch Restreaktionen eines ATNR hat, wird es unter Umständen Gleichgewichtsprobleme haben. Eine Bewegung des Kopfes zur einen oder anderen Seite kann eine Streckung der Gliedmaßen auf der jeweiligen Seite zur Folge haben und somit das Gleichgewichtszentrum irritieren (durcheinanderbringen) und homolaterale Bewegungen bewirken. Das sieht dann so aus, dass das Kind, wenn es den linken Fuß nach vorne setzt, gleichzeitig den linke Arm nach vorne schwingt, im Wechsel mit den entsprechenden Gliedmaßen der rechten Seite. So ähnlich bewegen sich Roboter vorwärts, was andere Kinder schnell bemerken, sodass das Kind leichtes Ziel für Hänseleien wird. Auch im Sportunterricht fällt es durch unbeholfene Bewegungen besonders beim Werfen und Schießen eines Balles auf.

Umgekehrt könnten Spitzensportler auf einen eigentlich naturgemäß gehemmten Reflex wie den ATNR zurückgreifen, um die Leistung bei bestimmten Sportarten (Fähigkeiten) zu verbessern. Beispiele hierfür sind Fechter, wenn sie die ›en Garde‹-Haltung einnehmen, das Werfen beim Basketball und das Diskuswerfen. Der Unterschied zwischen Spitzensportlern, die auf diese Weise frühe Reflexe für sich nutzen, und Personen mit NMU besteht darin, dass die Erstgenannten Herr über ihre Reflexe sind und diese nur kurzzeitig zur Unterstützung einer bestimmten Fähigkeit aktivieren, während die Person mit NMU Knecht ihrer Reflexe ist, die ihr den mühelosen Erwerb einer Reihe von Fähigkeiten erschweren.

Restreaktionen eines ATNR können zu Schwierigkeiten beim Überkreuzen der Mittellinie von einer Körperseite zur anderen führen, wenn der Kopf zu einer Seite gedreht ist. Im Säuglingsalter kann dies den Übergang vom bloßen Greifen zum beidhändigen Hantieren mit einem Gegenstand erschweren ebenso wie die Fähigkeit zur Weitergabe von Gegenständen von einer Hand zur anderen. Diese Fähigkeit wird normalerweise mit etwa 28 Wochen erworben. Doch falls der ATNR noch aktiv ist, kann er zu einer unsichtbaren Barriere für das Kreuzen der vertikalen Mittellinie werden. Je nach Kopfdrehung will der gesamte Körper Aufgaben dann jeweils nur auf einer Seite ausführen, was die bilaterale Integration behindert.

In der späteren Kindheit kann ein noch aktiver ATNR die Festlegung der Präferenz für eine Hand, ein Bein, ein Auge oder ein Ohr erschweren. Wenn es keine dominante Seite gibt, wird es in den Bewegungen des Kindes immer einen gewissen Moment des Zögerns geben. Gazzaniga (1973) vertrat die Ansicht, dass eine Dominanz bei Hirnfunktionen wichtig ist, um einen zentralen Organisationspunkt im Gehirn für die Verarbeitung eingehender Informationen zu haben. Kohen-Raz (1986) ging davon aus, dass die Festlegung einer bevorzugten Seite (im Alter von sieben oder acht Jahren) eine Voraussetzung dafür ist, flüssig lesen und schreiben zu lernen. Delacato (1959) wiederum beobachtete, dass ...

...die neurologischen Unterschiede zwischen dem Menschen und geringfügig niederen Tiergattungen auf zellulärer Ebene nicht von Bedeutung sind. Der grundlegende Unterschied zwischen Mensch und Tier ist, dass der Mensch eine kortikale Dominanz erlangt hat, bei der eine Seite des Kortex diejenigen Fähigkeiten steuert, in denen der Mensch niedere Formen von Tieren übertrifft. Der gesamte phylogenetische Prozess wird bei jedem Menschen ontogenetisch wiederholt. Wenn diese ontogenetische Rekapitulation behindert wird, kommt es zu Kommunikations- und Sprachstörungen.

Auch wenn dies heute als vereinfachende und überholte Sichtweise angesehen wird, besteht doch häufig ein Zusammenhang zwischen einer unzureichenden Haltungskontrolle, einer neurologischen Funktionsstörung, einer gekreuzten oder gemischten Lateralität und Problemen bei der Beherrschung höherer kognitiver Fähigkeiten wie das Sprechen und Lesen.

Auch Augenbewegungen können beeinträchtigt sein, da das Kind Schwierigkeiten hat, die Mittellinie zu kreuzen, wenn der Kopf zu einer Seite gedreht ist. Bittet man ein solches Kind, einem Gegenstand zu folgen, der auf einer waagerechten Linie vor seinen Augen langsam entlanggeführt wird, so ist oft ein leichtes Zögern zu beobachten, wenn der Gegenstand von einer Seite der Nase zur anderen geführt wird, das heißt genau bei der Überquerung der Körpermittellinie. Das gleiche Zögern kann auch dazu führen, dass die Augen beim Lesen springen, sodass Buchstaben oder in manchen Fällen ganze Wörter ausgelassen werden.

In der Schule ist die Handschrift das offensichtlichste Opfer eines Rest-ATNRs. Wenn der Kopf sich dreht, um die Bewegung der Hand zu lenken oder ihr zu folgen, will sich der Arm strecken, und die Finger wollen sich öffnen. Dadurch führt das Halten und Handhaben eines Schreibgeräts über einen längeren Zeitraum hinweg zu Ermüdung und erfordert zusätzliche Anstrengung und bewusste Aufmerksamkeit. Dies kann den Eindruck erwecken, als sei ein Gummiband am Stift befestigt und dann an der Tischkante festgebunden worden, sodass das Kind einer unsichtbaren Kraft entgegenwirken muss. Es kann lernen, dies durch einen unreifen Stiftgriff, übermäßigen Druck oder eine veränderte Sitzposition zu kompensieren, doch der physische Akt des Schreibens erfordert zusätzliche Konzentration, oft auf Kosten der kognitiven Verarbeitung.

Wer versucht, mit einem Rest-ATNR gleichzeitig zu schreiben und seine Gedanken auszudrücken (kognitiver Prozess), gleicht einer Person, die in der dritten oder vierten Fahrstunde feststeckt. Sie kennt zwar die Abläufe genau, muss aber bei jedem Schritt besonders aufmerksam sein. Wenn sie versucht, zu viele Dinge auf einmal auszuführen oder wenn jemand ihre Aufmerksamkeit von den Abläufen ablenkt, würgt sie den Motor ab.
Sowohl die Qualität als auch die Quantität der Handschrift kann betroffen sein. Die Buchstaben werden möglicherweise nicht korrekt geformt, und die Schrift kann von einer Seite zur anderen in verschiedene Richtungen abfallen oder sich verschlechtern, je weiter man auf der Seite nach unten kommt. Das Kind kann das Heft beim Schreiben um bis zu 90 Grad drehen oder in einer Position sitzen, die es ihm ermöglicht, mit gestrecktem Arm zu schreiben, um die Wirkung des Reflexes auszugleichen. Die Mechanik des Schreibens automatisiert sich nicht, und die Notwendigkeit einer ständigen kognitiven Kontrolle dessen, was eigentlich automatisch ablaufen sollte, kann kognitive Energie verbrauchen, die eigentlich für den Ausdruck von Wissen und Ideen in schriftlicher Form reserviert ist. Dies kann zu einer erheblichen Diskrepanz zwischen mündlicher und schriftlicher Leistung führen.

Mögliche Anzeichen, die auf noch vorhandene Restreaktionen eines ATNR hindeuten

- Das Gleichgewicht im Stand oder beim Gehen kann durch die Drehung des Kopfes nach der einen oder anderen Seite beeinträchtigt sein
- Homolaterale statt normale Kreuzmusterbewegungen, z.B. beim Gehen, Marschieren, Hüpfen usw.
- Schwierigkeiten beim Kreuzen der Mittellinie
- Beeinträchtigte Augenfolgebewegungen, insbesondere an der Körpermittellinie

- Gemischte Lateralität (z.B. Wechsel der Hand beim Schreiben oder beim Schlagen eines Balls)
- Schlechte Handschrift, Abneigung gegen das Schreiben und Schwierigkeiten, Gedanken schriftlich auf Papier auszudrücken
- Visuell-perzeptive Schwierigkeiten, insbesondere bei der symmetrischen Darstellung von Figuren

Rooting- (Such-) Reflex

Herausbildung:	24. bis 28. Schwangerschaftswoche
Geburt:	Vollständig präsent
Hemmung:	Dritter bis vierter Lebensmonat

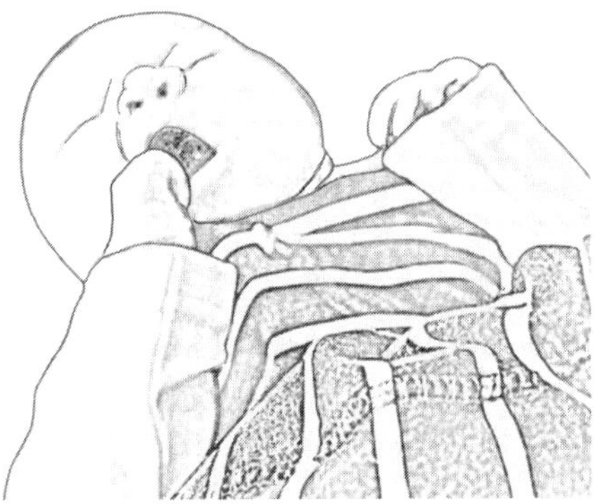

Abbildung 1.5: Rooting- (Such-) Reflex

Such-, Saug- und Schluckreflexe sollten bei allen voll ausgetragenen Neugeborenen präsent sein (siehe nebenstehende Abbildung). Diese instinktiven Fähigkeiten gehören ebenfalls zur Gruppe der ›Greifreflexe‹, die sich bereits intrauterin entwickeln.

Eine leichte Berührung der Wange oder eine Stimulation des Mundwinkels bewirkt, dass das Baby den Kopf in Richtung des Reizes dreht (Suchaktion) und den Mund in Vorbereitung auf das Saugen mit herausgestreckter Zunge öffnet. Dieser Reflex kann in allen vier Quadranten des Mundes ausgelöst werden und wird daher manchmal als ›Kardinalpunkte-Reflex‹ bezeichnet.

Die Kombination aus Such- und Saugreflex sorgt dafür, dass sich das Baby der Nahrungsquelle zuwendet und seinen Mund weit genug öffnet, um an der Brust oder Flasche ›anzudocken‹. Die nachfolgenden Saug- und Schluckbewegungen sind für die frühe Nahrungsaufnahme von zentraler Bedeutung.

Odent (1991) zufolge ist der Suchreflex in den ersten paar Stunden nach der Geburt am stärksten. Sollte das Baby kurz nach der Geburt keine Belohnung für seine Suchbemühungen erhalten, werde der Reflex schwächer. Righarde und Frantz (2005) verglichen das Verhalten von Neugeborenen in den ersten Minuten nach der Geburt. Sie unterteilten sie danach, ob die Mutter eine schmerzlindernde Medikation erhalten hatte (die kurz vor der Geburt auch auf das Baby wirkt) und/oder ob das Baby vor dem ersten Stillen von der Mutter getrennt worden war. Die Mehrheit der Neugeborenen, die von Müttern ohne Medikamente geboren und so bald wie möglich nach der Geburt auf den Bauch der Mutter gelegt wurden, bewegte sich spontan auf die Brust zu und begann zu trinken. Säuglinge, die von Müttern mit Medikamentengabe geboren wurden, machten zwar kleinere Versuche, nach der Brust zu suchen, gaben aber bald auf, weil sie zu erschöpft waren und Schwierigkeiten hatten, an der Brust ›anzudocken‹. Bei Frühgeborenen, die im Brutkasten versorgt werden mussten, kann man häufig beobachten, dass sie in den ersten Lebenstagen nach der Brust suchen. Wenn sie jedoch dabei keinen Erfolg haben, lässt das Suchverhalten allmählich nach. Bei einigen dieser Kinder kann der Reflex noch in abgeschwächter Form ausgelöst werden, lange nachdem er eigentlich hätte gehemmt sein müssen.

Die Stärke des Suchreflexes kann variieren, je nachdem, wann die letzte Mahlzeit eingenommen wurde. So verschwindet er vorübergehend, wenn der Säugling gesättigt ist, um dann nach einiger Zeit wiederzukehren. Umgekehrt kann er bei hungrigen Säuglingen auch die Saugaktivität auslösen, wobei sie ohne äußere Berührungsreize ihren Kopf auf der Suche nach Nahrung in alle Richtungen drehen.

Peiper vertrat die Ansicht, dass primitive Reflexe einen Säugling in die nächste Phase eines konditionierten Reflexes führen, und er nennt als Beispiel dafür den Suchreflex:

Wenn wir die Mundregion des Säuglings berühren, werden Reflexe ausgelöst, die den Säugling den Kopf drehen und die Lippen bewegen lassen, sodass das berührte Objekt in den Mund gezogen wird. Diese lebenserhaltende Funktion ist angeboren, nicht aber die Fähigkeit, sich der Brustwarze oder der Flasche zuzuwenden, wenn sie im Blickfeld erscheint. Dies wird schnell erlernt. Aus dem Suchreflex entwickelt sich ein konditionierter Reflex, der beim Anblick der Brust oder der Flasche den Kopf in die richtige Position dreht. (Peiper 1963)

Nicht erfolgreich gehemmte orale Reflexe führen zu einer fortgesetzten Empfindsamkeit gegenüber taktilen Reizen, besonders in der Lippenregion. Ein daraus resultierender fehlender Mundschluss führt auch häufig zur Beibehaltung eines unreifen Schluckmusters, verbunden mit Speichelfluss.

Der Säugling hat zudem oft Schwierigkeiten, wenn feste Nahrung eingeführt wird, da ein noch aktiver Saugreflex die Kieferstellung beeinflusst und die Zunge daran hindert, die für das Kauen und Schlucken erforderlichen reifen Bewegungskombinationen zu entwickeln.

Schlucken, Nahrungsaufnahme, Sprachartikulation und manuelle Geschicklichkeit können allesamt Opfer einer Kombination aus Restreaktionen oraler Reflexe bei älteren Kindern sein. Roberta Shepherd (1990) formuliert es so:

Die Entwicklung normalen Schluckens und einer normalen Koordination zwischen Atmung und Mundfunktion sind wesentliche Elemente der Sprachentwicklung. Man geht davon aus, dass die Muskelbewegungen bei der Nahrungsaufnahme eine wesentliche Vorbereitung für das Lallen und Sprechen sind.

Die manuelle Geschicklichkeit kann beeinträchtigt sein, weil unreife Saug- und Schluckbewegungen in manchen Fällen mit dem Babkin-Reflex verbunden sind. Dieser verbindet die Bewegungen des Mundes mit denen der Hände und führt im Säuglingsalter dazu, dass die Hände während des Saugens sich schließen und öffnen.

Der Babkin-Reflex wird ausgelöst, indem gleichzeitig ein starker Druck auf die Handflächen beider Hände ausgeübt wird, während sich das Kind idealerweise in Rückenlage befindet. Auf den Reiz folgt eine Beugung oder Vorwärtsneigung des Kopfes, wobei sich der Mund öffnet und die Augen geschlossen werden. Der Reflex kann bei Neugeborenen beobachtet werden, sodass eine neurologische Verbindung zwischen Hand und Mund bereits in diesem frühen Stadium erkennbar ist. Er schwächt sich schnell ab und kann normalerweise nach dem vierten Lebensmonat nicht mehr ausgelöst werden. Die Auslösung des Reflexes über dieses Alter hinaus deutet auf eine zerebrale Läsion (*Schädigung*; Anm. Red.) hin. (Holt 1991)

Wie bei vielen anderen Reflexen kann die Wirkung des Babkin-Reflexes in beide Richtungen erfolgen, in diesem Fall von der Hand zum Mund oder vom Mund zur Hand.

Mögliche Langzeitwirkungen nicht vollständig gehemmter Such- und Saugreflexe

- Überempfindlichkeit im Bereich der Lippen und des Mundes
- Die Zunge kann zu weit vorne im Mund verbleiben, was das Schlucken und Kauen bestimmter Nahrungsmittel erschwert, sodass das Kind häufig bim Essen sabbert. Das Fehlen ausgereifter Schluckbewegungen kann zu einer zunehmenden Wölbung des Gaumens – dem ›gotischen Gaumen‹ – und der Notwendigkeit einer späteren kieferorthopädischen Behandlung führen
- Sprech- und Artikulationsprobleme
- Mangelnde manuelle Geschicklichkeit

Spinaler Galant-Reflex

Herausbildung:	24. bis 28. Schwangerschaftswoche
Geburt:	Vollständig präsent
Hemmung:	Dritter bis neunter Lebensmonat

Wird das Baby in Bauchlage gehalten oder in Bauchlage gelegt, führt eine sanfte taktile Stimulation des Rückens seitlich der Wirbelsäule zu einer Hüftflexion (Auswärtsdrehung) von 45 Grad auf der Seite des Reizes. Dies sollte beidseitig gleich stark ausgeprägt sein (siehe nebenstehende Abbildung).

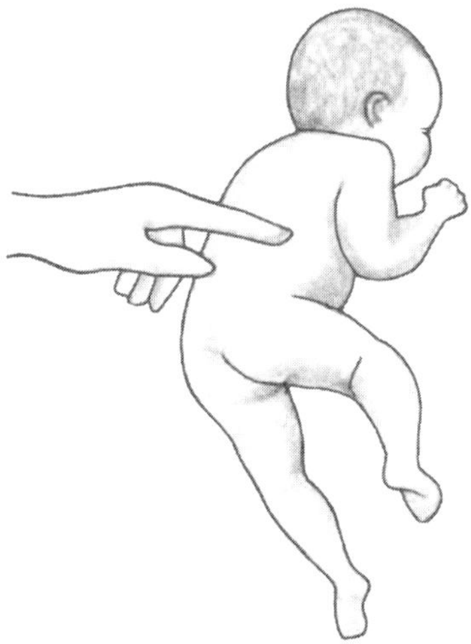

Abbildung 1.6: Spinaler Galant-Reflex

Obwohl dieser Reflex später nach Galant benannt wurde, war er bereits 1904 von Bertolotti als ›réflexe dorsolombaire‹ (Reflex der Lendenwirbelsäule) beschrieben worden (zitiert in: Peiper 1963). Galant beobachtete, dass die Stimulation der Haut in der Lendengegend zu einer schnellen Kontraktion der Rückenmuskulatur führte, was im Alter von zwei Jahren nicht mehr auftrat. 1912 stellte Noica fest, dass ›une réflexe de la masse sacrolombaire‹ (*Reflex der Sakrolumbalmasse*; Anm. Red.) bei den meisten Kindern, aber selten bei Erwachsenen zu finden ist. Sowohl Veragruth als auch Galant beschrieben 1917 ähnliche Reaktionen bei normalen Kindern, aber auch, so Veragruth, bei einigen psychisch kranken Erwachsenen.

Wenn die Haut am Rücken dicht entlang der Wirbelsäule bestrichen wird, krümmt das Kind seinen Körper bogenförmig zur Seite. Die konkave Seite des Bogens ist auf den stimulierten Bereich ausgerichtet, und indem es sich in die entgegengesetzte Richtung krümmt, weicht das Kind dem Stimulus aus. (Galant 1917)

Isbert und Peiper sahen die Reaktion als umfassender an als von Galant beschrieben:

> *Die Auslösung des Stimulus führt zu einer Beugung des Beckens nach hinten, das ipsilaterale Bein wird im Knie gestreckt und das Hüftgelenk gebeugt ... Häufig kann die Kopfposition durch Stimulation der vorderen Oberfläche des Rumpfes verändert werden: Die Stimulation einer Seite bewirkt eine Drehung des Gesichts zur stimulierten Seite.* (Zitiert in: Peiper 1963)

Die hier beschriebene Beobachtung scheint ein Beweis für die Kettenreaktion zu sein, die von einem Reflex zum nächsten führen kann, d. h. die Aktivierung des spinalen Galant-Reflexes weitet sich manchmal zu einem ATNR aus.

Wenn beide Seiten der Wirbelsäule gleichzeitig vom Becken bis zum Nacken bestrichen werden, wird der Pulgar-Marx-Reflex ausgelöst. Diese Reaktion umfasst:

> *... Beugung beider Beine, Lordose der Wirbelsäule, Anhebung des Beckens, Beugung der Arme, Heben des Kopfes, lautes Schreien, das in Apnoe und Zyanose gipfelt, Entleerung der Blase mit anschließender Entspannung und Vorwölbung des Rektums mit Darmentleerung. Nach der vollen Entfaltung des Reflexes kommt es zu einer allgemeinen Hypertonie, die einige Sekunden lang anhält.* (Pulgar Marx 1955)

Nicht alle Merkmale des Reflexes sind jedes Mal bei seiner Auslösung präsent. Der Pulgar-Marx-Reflex sollte im Alter von zwei bis drei Monaten gehemmt sein. Bei älteren Kindern mit spezifischen Lernschwierigkeiten wird diese Reaktion nur selten beobachtet. Am INPP wurden Spuren davon bei mehreren Kindern gefunden, bei denen das Asperger-Syndrom diagnostiziert wurde, sowie bei einigen Kindern, die über das fünfte Lebensjahr hinaus tagsüber noch einkoteten.

Über die Funktionen des spinalen Galant-Reflexes ist nur wenig bekannt, außer dass er möglicherweise eine aktive Rolle im Geburtsprozess spielt. Kontraktionen der Scheidenwände stimulieren die Lendengegend, wodurch Rotationsbewegungen der Hüfte auf einer Seite angeregt werden, ähnlich den Kopf- und Schulterbewegungen des ATNR. Auf diese Weise kann der Reflex dem Baby helfen, sich durch den Geburtskanal zu arbeiten. Der Pulgar-Marx-Reflex kann in der zweiten Wehenphase zur Lordose der Lendenwirbelsäule beitragen und so den Austreibungsprozess unterstützen.

Man hat auch vermutet, dass der Galant in der Gebärmutter als primitiver Schallleiter fungiert, der es den Schallschwingungen ermöglicht, in der aquatischen Umgebung der Gebärmutter durch den Körper zu wandern, sodass der Fötus den Schall ›spüren‹ kann.[5] Diese Hypothese wurde durch eine Studie von Butler, Hall und Hadley untermauert, in der die Wirkung des auditiven integrativen Trainings (AIT) auf anomale primitive und posturale Reflexe untersucht wurde. AIT ist ein von Guy Bérard entwickeltes System der Klangtherapie zur Behandlung einer Reihe von Hör- und Sprachproblemen. Butler Hall (1998) fand heraus, dass der spinale Galant-Reflex bei Kindern als Folge des AIT-Trainings durchweg reduziert war, was darauf schließen lässt, dass es eine funktionelle Beziehung zwischen dem spinalen Galant-Reflex und dem Hören gibt (siehe Kapitel 4: *Die Sinne*, → Seite 141ff.).

Eine andere Theorie besagt, dass der Spinal-Galant-Reflex eine Hinterlassenschaft unseres evolutionären Erbes aus der Zeit ist, als wir noch einen Schwanz hatten.[6] Auch im Uterus ist ein Schwanz oder eine schwanzähnliche Bewegung von Nutzen, um sich darin zu bewegen. Dies gilt auch für die Zeit, in der ein Kind kriecht und krabbelt (die quadrupede oder Vierfüßler-Entwicklungsphase), sowie für die Synchronisierung der Bewegungen von Ober- und Unterkörper auf einer Seite. Doch er wird entbehrlich, wenn die aufrechte Haltung erreicht ist und der vordere Teil des Körpers und die Arme von der Unterstützung der quadrupeden Fortbewegung befreit sind.

Bleibt der spinale Galant-Reflex über die Neugeborenenzeit hinaus aktiv, kann er jederzeit durch leichten Druck in der Lendengegend ausgelöst werden. Die gleichzeitige Stimulation beider Seiten der Wirbelsäule kann den damit verbundenen Pulgar-Marx-Reflex auslösen, der bewirkt, dass das Kind uriniert. Bei vielen Kindern, die auch über das fünfte Lebensjahr hinaus noch einnässen, wird ein noch aktiver spinaler Galant-Reflex entdeckt. Beuret stellte bei seiner Arbeit mit Erwachsenen in Chicago fest, dass der spinale Galant-Reflex bei einem hohen Prozentsatz der Patienten mit Reizdarmsyndrom vorhanden ist.[7]

Für das Schulkind kann der spinale Galant-Reflex es schwierig machen, still zu sitzen. Dies ist das Kind mit ›Hummeln in der Büx‹ (Hummeln in der Hose), das herumzappelt, auf dem Stuhl hin und her rutscht und ständig seine Körperposition ändert, da der Gummizug seines Hosenbundes oder das bloße Anlehnen an die Stuhllehne den noch vorhandenen Reflex auslösen kann. Es ist verständlich, dass das Kind keine Kleidung mag, die in der Taille zu eng sitzt. Der Reflex kann auch die Konzentration und das Kurzzeitgedächtnis beeinträchtigen, zum einen, weil nur eine gute posturale Kontrolle eine physische Grundlage für die Aufmerksamkeit bietet, und zum anderen, weil ein ständiger Reizfaktor um die Aufmerksamkeit des Kindes buhlt. Das ist in etwa so, als hätte man einen Insektenstich, von dem man weiß, dass man ihn nicht kratzen sollte, den man aber nicht ignorieren kann.

Bleibt der Galant-Reflex nur auf einer Seite noch aktiv, kann er die Körperhaltung, den Gang und jede andere Form der Fortbewegung beeinträchtigen. So kann der Eindruck entstehen, der Betreffende würde hinken, oder der Reflex kann im Laufe der Zeit zur Entwicklung einer Skoliose beitragen. Aber auch die volle Entwicklung der späteren Amphibien- und segmentalen Rollreaktionen kann dadurch beeinträchtigt werden, was sich auf flüssige Bewegungen bei einer Reihe von körperlichen Aktivitäten oder Sportarten auswirkt.

Mögliche Symptome von Restreaktionen eines Spinalen Galant-Reflexes

- Sitzunruhe
- Bettnässen
- Konzentrationsschwäche
- Schlechtes Kurzzeitgedächtnis

Tonischer Labyrinthreflex

Herausbildung:	Als Beugehaltung intrauterin
Geburt:	In Beugung präsent, in Streckung seit Geburt
Hemmung:	Etwa ab dem vierten Lebensmonat (vgl. unten den längeren Zeitraum der Integration und Hemmung, → Seite 63/69)

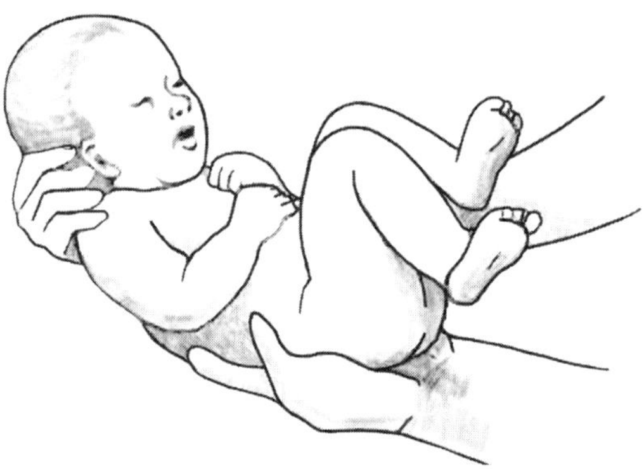

a

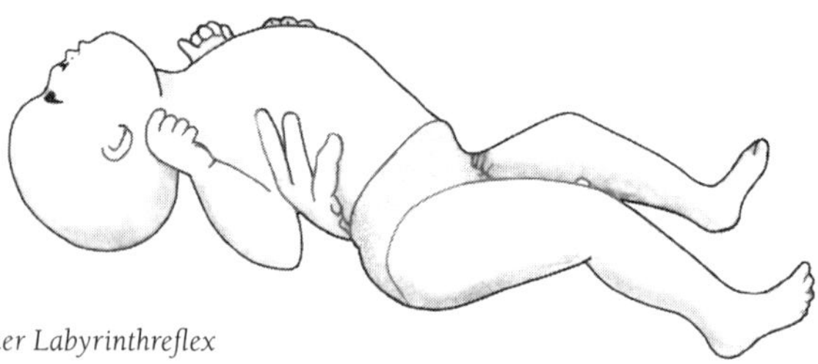

Abbildung 1.7: Tonischer Labyrinthreflex

a) in Beugung

b) in Streckung

b

Der Moro-Reflex und der tonische Labyrinthreflex sind in den ersten Lebensmonaten eng miteinander verbunden. Beide sind vestibulären Ursprungs und werden durch die Stimulation der Labyrinthe, die Bewegung des Kopfes durch die Transversalachse und die Veränderung der Position im Raum aktiviert. Beim Neugeborenen wird der tonische Labyrinthreflex (TLR) durch eine Vorwärts- oder Rückwärtsbewegung des Kopfes durch die Transversalachse (Flexion und Extension) oberhalb oder unterhalb der Wirbelsäule ausgelöst (siehe Abbildung 1.7). Es wird angenommen, dass die charakteristische Beugehaltung des Fötus im Uterus die früheste Manifestation des TLR in der Vorwärtsposition ist und dass der TLR in Streckung in dem Moment in Erscheinung tritt, wenn der Geburtsvorgang beginnt und sich der Kopf des Babys nach hinten streckt, um durch den Gebärmutterhals zu gelangen. Der Reflex sollte ab dem Zeitpunkt der Geburt vorhanden sein, wenn die Streckung des Kopfes unter das Niveau der Wirbelsäule eine Erhöhung des Strecktonus in den Beinen hervorruft.

Der TLR sollte von Geburt an in beiden Positionen voll entwickelt sein. Die Hemmung des TLR vorwärts sollte bis zum vierten Lebensmonat erfolgen. Die Hemmung des TLR rückwärts ist ein schrittweiser Prozess, der die Herausbildung mehrerer posturaler Reaktionen umfasst und bis zum Alter von dreieinhalb Jahren dauern kann.

Die Geburt stellt das Baby vor völlig neue Herausforderungen. Bis dahin befand es sich in einer abgeschirmten, von Wasser umschlossenen Umgebung, in der die Auswirkungen aller sensorischen Reize gedämpft und die Wirkung der Schwerkraft reduziert waren. Der TLR liefert dem Baby eine frühe, primitive Methode, um auf das Problem der Schwerkraft zu reagieren, bevor es den Muskeltonus entwickelt hat, der erforderlich ist, um seinen Kopf selbst halten zu können. Die Bewegung des Kopfes durch die Mittelebene führt zu einer extremen Beugung oder Streckung über die gesamte Länge des Körpers und beeinflusst den Muskeltonus vom Kopf abwärts. Im Alter von sechs Monaten sollte sich diese Reaktion modifizieren, da sich die Kopfkontrolle mit dem Auftreten der Augen- und Labyrinth-Kopfstellreaktionen entwickelt. Die Kopfkontrolle ist eine wesentliche Voraussetzung für die Entwicklung aller späteren Funktionen und wird in der Frühphase zum wichtigsten Faktor bei der Entwicklung von Bewegung, Tonus und Gleichgewicht (cephalocaudales Gesetz).

Der TLR rückwärts übt einen tonischen Einfluss auf die Verteilung der Muskelspannung im gesamten Körper aus und hilft dem Neugeborenen wahrscheinlich dabei, sich aus der für den Fötus und das Neugeborene charakteristischen Beugehaltung zu befreien. Dabei werden Gleichgewicht, Muskeltonus und Propriozeption trainiert.

Wenn der TLR nicht zum richtigen Zeitpunkt gehemmt wird, kann er das vestibuläre System in seiner Beziehung zu anderen sensorischen Systemen stören, was zu einer Fehlanpassung der Gleichgewichtssignale zum und vom Körper über die vestibulär-propriozeptive (vestibulär-spinale) Rückkopplungsschleife führt. Ein Kind, bei dem der TLR noch aktiv ist, wenn es mit dem Laufen beginnt, kann dann keine echte Sicherheit im Umgang mit der Schwerkraft erlangen (Ayres 1989), da die Kopfbewegung den Muskeltonus beeinflusst und die Gleichgewichtskontrolle destabilisiert. Ohne einen sicheren Bezugspunkt im Raum kann ein Kind Schwierigkeiten bei der Einschätzung von Raum, Entfernung, Tiefe und Geschwindigkeit haben. Der Orientierungssinn beruht darauf, dass wir wissen, wo wir uns befinden. Wenn unser Bezugspunkt instabil ist, kann auch die Fähigkeit beeinträchtigt sein, zwischen oben und unten, links und rechts sowie hinten und vorne zu unterscheiden. Dies ist vergleichbar mit einem Zustand, der von Astronauten im Weltraum beschrieben wurde. Als Astronauten in den frühen Tagen der Raumfahrt in eine schwerkraftfreie Umgebung gebracht wurden, begannen sie, von rechts nach links zu schreiben, Zahlen und Buchstaben zu verdrehen und spiegelverkehrt zu schreiben – ein Zustand, der als *vorübergehende Weltraumlegasthenie* beschrieben wurde und damit die Bedeutung der Schwerkraft und des Gleichgewichts für das Raum- und Richtungsbewusstsein demonstrierte.

Eine fortgesetzte Aktivität des TLR kann die Entwicklung der Kopfstellreaktionen behindern. Wenn die Kopfkontrolle fehlt, kann auch die Steuerung der Augenbewegungen beeinträchtigt sein, da die Augen über denselben Schaltkreis im Gehirn gesteuert werden – den vestibulo-okulären Reflexbogen. Dieser Schaltkreis ist funktionell mit der posturalen Stabilität verbunden (vestibulär-spinaler Schaltkreis). Wenn eine der drei Komponenten des vestibulär-propriozeptiv-okularen Schaltkreises nicht mit den anderen synchronisiert ist, beeinträchtigt dies das reibungslose Funktionieren auch der anderen Komponenten.

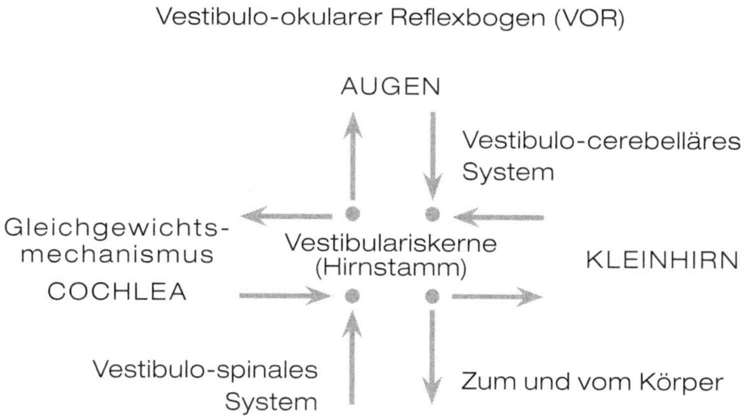

Abbildung 1.8: Funktionale Verbindungen des vestibulär-cerebellären Systems in Bezug auf Körperhaltung und Augenbewegungen

Liegt eine vestibulär-propriozeptiv-visuelle Inkohärenz vor, kann das Gleichgewicht durch widersprüchliche visuelle Informationen beeinträchtigt werden und umgekehrt, wodurch wiederum die Funktion der Zentren beeinträchtigt wird, die an der Steuerung der Augenbewegungen beteiligt sind, die zur Unterstützung der visuellen Wahrnehmung erforderlich sind. Das Kind kennt es ja nicht anders und geht daher davon aus, dass seine Erfahrung und Wahrnehmung der Welt die gleiche ist wie die der anderen. Da bei einem noch aktiven TLR rückwärts die Streckung des Kopfes zu einer Streckung der Beine führt, kann dies auch Auswirkungen auf das Krabbeln haben. Der symmetrisch tonische Nackenreflex (STNR) wiederum kann im vergeblichen Versuch, den TLR zu überlagern, im System eingeschlossen bleiben und so das Krabbeln auf Händen und Knien ebenfalls behindern.

Kriechen und Krabbeln dienen einerseits dem Training, andererseits unterstützen sie den Prozess der Reflexhemmung. Beide Bewegungsmuster unterstützen die Integration sensorischer Information in eine neue Beziehung zur Schwerkraft (in der quadrupeden Position/Vierfüßlerstand), da vestibuläre, visuelle und propriozeptive Systeme zum ersten Mal zusammenarbeiten. Man geht davon aus, dass der Prozess des Krabbelns den Gleichgewichtssinn, das Raumgefühl und den Tiefensinn fördert.[8] Beim Kriechen und Krabbeln wird das Rohmaterial des Sehens, Fühlens und Bewegens zum ersten Mal synchronisiert, um dem Kind ein vollständigeres Bild der Umwelt zu liefern. Ein fortgesetzter Einfluss des TLR kann sich auf viele andere Funktionsbereiche auswirken. Gleichgewicht und Bewegungskontrolle können beeinträchtigt sein. Längeres Stehen kann ermüdend sein, denn eventuell muss die Körperhaltung beim Versuch, sich mit dem Reflex zu arrangieren, immer wieder verändert und angepasst werden. Bei einem noch aktiven TLR vorwärts ist die Körperhaltung oft eher gebeugt, oder es besteht die Tendenz, mit nach vorne gestrecktem Kopf zu stehen. Das Kind hat möglicherweise einen schwachen Muskeltonus und wirkt deswegen entweder träge wegen seiner Körperhaltung und ›Attitüde‹ (TLR vorwärts) oder steif, unbeholfen und unflexibel in seinen Bewegungen (TLR rückwärts),[9] insbesondere beim Gehen, Laufen oder Springen. Ein schwacher Muskeltonus kann dazu führen, dass das längere Hochhalten der Arme schnell zu anstrengend ist, sodass bestimmte körperliche Aktivitäten (Sport) eher gemieden werden.

Höhenangst kann ein Thema sein, da Kopfbewegungen nach oben und/oder unten das Gleichgewicht und als sekundäre Folge auch die visuelle Verarbeitung destabilisieren. Restreaktionen eines TLR sind oft ein Faktor bei Erwachsenen, die unter Agoraphobie mit damit verbundenen visuellen Wahrnehmungsproblemen wie dem Figur-Grund-Effekt leiden.

Der Figur-Grund-Effekt ist eine Art der Wahrnehmungsgruppierung, die für das visuelle Erkennen von Objekten von entscheidender Bedeutung ist. In der Gestaltpsychologie wird dies als ›Erkennen einer Figur vor dem Hintergrund‹ bezeichnet. Zum Beispiel werden schwarze Wörter auf einer gedruckten Seite als ›Figur‹ und das weiße Blatt als ›Hintergrund‹ gesehen. Ähnlich verhält es sich mit der Fokussierung auf unterschiedliche Entfernungen. Wenn man ein Objekt in der Nähe fokussiert, sollte der Fokuspunkt klar und der Hintergrund verschwommen sein. Wenn man die visuelle Aufmerksamkeit in die Ferne verlagert, sollte der entfernte Punkt klar sein, und die nahen Reize sollten verschwimmen. Auf diese Weise konkurrieren Hintergrund und Vordergrund nicht um die visuelle Aufmerksamkeit. Wenn dieses System nicht gut funktioniert, kann es zu visuellen Wahrnehmungsfehlern kommen. Ein Beispiel, das von Erwachsenen oft beschrieben wird, ist die Angst, über eine Brücke zu gehen, bei der man durch die Lücken das Wasser oder den Boden sehen kann. Wenn das visuelle System keine Trennung von Vorder- und Hintergrund zulässt, nimmt das Gehirn an, dass die Fläche nicht sicher zu überqueren ist. Diese Fehlinformation kann ausreichen, um eine Erstarrungs-/Kampf-/Flucht-Reaktion auszulösen, und keine noch so große logische Überlegung kann das vom visuellen System falsch informierte und vom limbischen System auf die Gefahr aufmerksam gemachte Gehirn davon überzeugen, dass das Überqueren sicher ist. An dieser Stelle muss betont werden, dass der TLR nicht notwendigerweise die Ursache ist, sondern vielmehr als ein zugrunde liegender Mechanismus fungieren kann, der die Funktionsfähigkeit höherer Systeme aushebelt. Der Grund dafür ist, dass er weiterhin die funktionelle Beziehung zwischen Kopf und Körper stört, die für das automatische Funktionieren vieler anderer Systeme unerlässlich ist.

Symptome, die auf einen noch stark residualen TLR vorwärts hindeuten

- Schlechte Körperhaltung – gebückte Haltung (Flexion)
- Hypotonus (schwacher Muskeltonus)
- Vestibulär bedingte Probleme, z.B. schlechter Gleichgewichtssinn, Neigung zu Reiseübelkeit (besonders im Auto)
- Abneigung gegen sportliche Aktivitäten, Sportunterricht, Laufen usw.
- Okulo-motorische Dysfunktionen

- Visuell-perzeptive Schwierigkeiten
- Räumliche Probleme
- Schwächen im Erkennen und Einhalten von Abfolgen
- Schwach ausgebildetes Zeitgefühl

Symptome, die auf einen noch stark residualen TLR rückwärts hindeuten

- Schlechte Körperhaltung – Neigung, auf den Zehenspitzen zu gehen
- Schlechtes Gleichgewicht und schlechte Koordination
- Hypertonus – steife, ruckartige Bewegungen, weil die Streckmuskeln einen größeren Einfluss ausüben als die Beugemuskeln
- Vestibuläre Probleme, z.B. schlechter Gleichgewichtssinn, Neigung zu Reiseübelkeit
- Okulo-motorische Dysfunktionen, z.B. visuelle Wahrnehmungsschwierigkeiten, räumliche Wahrnehmungsprobleme
- Schwächen im Erkennen und Einhalten von Abfolgen
- Schwach ausgebildete Organisationsfähigkeiten

Symmetrisch tonischer Nackenreflex

Herausbildung: Sechster bis neunter Lebensmonat
Hemmung: Neunter bis elfter Lebensmonat

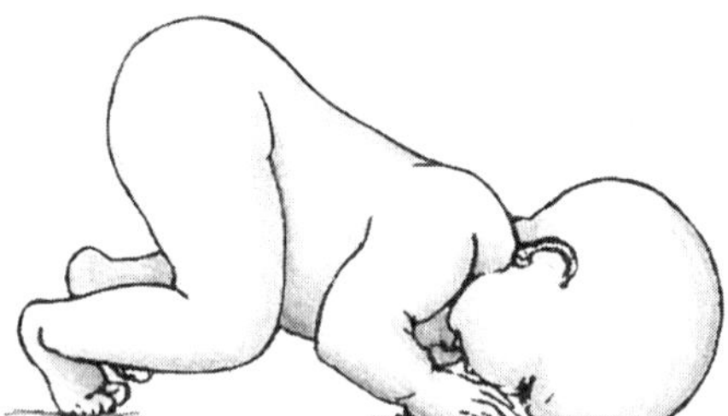
a

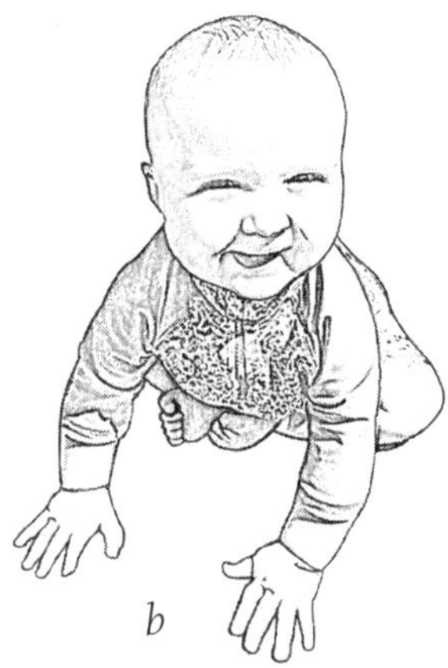
b

Abbildung 1.9: Symmetrisch tonischer Nackenreflex
a) in Beugung
b) in Streckung

Der STNR hat eine relativ kurze Lebensspanne. Er ist bei der Geburt nur ganz kurz vorhanden und kehrt zwischen dem sechsten und elften Lebensmonat als temporärer Reflex zurück (über den genauen Zeitpunkt gibt es in der Literatur unterschiedliche Angaben). Er hilft dem Baby, der Schwerkraft zu trotzen, wenn es sich mit seiner Hilfe aus der Bauchlage heraus vom Boden auf Hände und Knie in den Vierfüßlerstand hochstemmt. Vermutlich unterstützt er die Ausrichtung der okzipitalen und sakralen Regionen der Wirbelsäule in dieser Position, bevor das Kind stehen und gehen lernt (siehe Abbildung 1.9). Ähnlich wie der Schreitreflex kann auch der STNR nach der Geburt vorübergehend vorhanden sein, um dem Neugeborenen zu helfen, sich auf dem Bauch der Mutter nach oben zur Brust zu arbeiten. Videos von wachen Neugeborenen, deren Mütter während der Geburt keine zusätzlichen Schmerzmittel erhalten haben, zeigen, wie das Baby zur Brust krabbelt und dabei offenbar eine Kombination aus Schreitreflex (Schieben mit den Füßen) und STNR (Beugung der Beine, um den Körper nach vorne zu schieben) einsetzt. (Righarde und Frantz 2005)

Capute und Kollegen (1981) vertraten die Ansicht, dass der STNR möglicherweise kein echter Reflex sei, sondern eine Stufe im Verlauf der Integration/Hemmung des TLR. Während der TLR als Reaktion auf die Beugung oder Streckung des Kopfes eine Erhöhung des Tonus der Streck- oder Beugemuskeln über die gesamte Körperlänge hervorruft, teilt der STNR die Reaktion in der Körpermitte auf, sodass der obere und der untere Teil des Körpers in die jeweils entgegengesetzte Richtung reagieren: Die Beugung des Kopfes bewirkt eine Beugung in der oberen Körperhälfte und eine Erhöhung des Tonus der Streckmuskeln in der unteren Hälfte. Die Streckung des Kopfes bewirkt eine Erhöhung des Tonus der Streckmuskeln in der oberen Hälfte und eine Beugung in der unteren Hälfte. Um dies Studierenden, die zum ersten Mal etwas über Reflexe lernen, leicht verständlich zu machen, pflegte Peter Blythe scherzhaft zu sagen, dass die Beibehaltung des ATNR eine vertikale Mittellinienbarriere in den Funktionen der beiden Körperhälften schaffe, während die Beibehaltung des STNR eine ›Midline-Crisis‹ in der Körpermitte (horizontale Mittellinie) erzeuge.

Der STNR trägt zweifellos dazu bei, den TLR zu modifizieren, indem er den Einfluss auf den Muskeltonus an der horizontalen Mittellinie des Körpers blockiert und eine Brücke zur nächsten Stufe der Fortbewegung – dem Krabbeln auf Händen und Knien – bildet. Doch obwohl er dem Kind hilft, in den Vierfüßlerstand zu kommen, behindert er das Vorwärtskommen in dieser Position, wenn er zu stark aktiv bleibt. Das Baby ist bei der Steuerung seines Muskeltonus (und damit bei der Unterstützung der Krabbelposition) von seiner Kopfposition abhängig. Das kann die Fähigkeit, sich effektiv fortzubewegen, beeinträchtigen, da die Position des Kopfes in dieser Entwicklungsphase das Ausmaß des Streck- oder Beugetonus in den Gliedmaßen beeinflusst (Bobath und Bobath 1955). Gesell beschreibt die Entwicklung der frühen posturalen Reaktionen folgendermaßen:

> *Mit 20 Wochen kann sich das Baby in Rückenlage auf die Seite rollen, indem es den Oberkörper dreht, die Hüften beugt und die Beine auf die Seite schleudert, auf die es sich drehen will (segmentale Rollreaktion). Diese Leistung stellt die erste grundlegende Veränderung der Körperhaltung dar. Mit 28 Wochen kann das Kind eine Krabbelposition einnehmen (volle Armstreckung und Amphibienreaktion) und das Gewicht des Oberkörpers mit einem oder beiden Armen abstützen. Es kann ein Knie neben dem Rumpf nach vorne bringen, aber noch nicht seinen Bauch anheben. Die Lokomotion beginnt dann mit etwa 32 Wochen. Das Kind kann sich mithilfe seiner Arme mühselig vorwärtsziehen. Mit 36 Wochen gelingt es ihm, sich in die Krabbelposition zu begeben (symmetrischer tonischer Nackenreflex), aber erst mit 44 Wochen kann es sich auf Händen und Knien fortbewegen. In diesem Stadium beginnen auch die kontralateralen Arm- und Beinbewegungen.* (Gesell 1947)

Die STNR scheint die Wirkung des TLR im Beckenbereich für einen kurzen Zeitraum aufzuspalten – gerade lange genug, um es dem Säugling zu ermöglichen, der Schwerkraft zu trotzen, die Vierfüßlerposition einzunehmen und zu lernen, Ober- und Unterkörper unabhängig voneinander einzusetzen. Es wird angenommen, dass die Schaukelbewegung, die viele Säuglinge kurz vor dem Erlernen des Krabbelns ausführen, dazu beiträgt, den STNR zu hemmen, die Zusammenarbeit der Sakral- und Okzipitalbereiche zu synchronisieren und das Kind in die Lage zu versetzen, zur nächsten Stufe des Krabbelns zu gelangen.

Kinder mit einem noch aktiven SNTR überspringen oft die Phase des Krabbelns. Stattdessen bewegen sie sich häufig im ›Bärengang‹ oder auf dem Po rutschend vorwärts, oder sie ziehen sich einfach zum Stand hoch und laufen los. Diejenigen, die dennoch krabbeln, können dies auf eine ungewöhnliche Weise tun: Die Hände können nach außen gedreht werden, um die Ellbogen am Einknicken zu hindern und/oder die Füße sind dabei angehoben. Auf diese Weise lernt das Kind zwar immer noch zu krabbeln, doch der STNR macht, dass das Krabbelmuster nicht synchronisiert ist, da das Timing der Bewegungen von Ober- und Unterkörper nicht gut aufeinander abgestimmt ist.

Es kann viele Gründe geben, warum ein Kind nicht krabbelt: umweltbedingte, entwicklungsbedingte und neurologische. Ein Mädchen, das im Alter von drei Jahren adoptiert worden war, wuchs in den ersten drei Lebensjahren in einem sehr ungünstigen Lebensumfeld auf. Es hatte weder Raum noch Gelegenheit zu krabbeln. Als es im Alter von sieben Jahren im Rahmen einer neurologischen Untersuchung aufgefordert wurde zu krabbeln, tat es dies mit nach hinten rotierten Händen und angehobenen Füßen. Es zeigte deutliche Restreaktionen eines STNR.

Ebenso lassen Kinder, die in den ersten acht Lebensmonaten wenig Gelegenheit hatten, auf dem Boden zu spielen, die Entwicklungsstadien des Krabbelns und Kriechens häufig aus, weil sie nicht genügend Gelegenheit und Erfahrung hatten, motorische Fähigkeiten in der Bauchlage zu entwickeln. Denn nur aus dieser Position heraus kann sich eine gute Kopf- und Rumpfkontrolle entwickeln, die der Fähigkeit zum Krabbeln vorausgeht. Andere Kinder wurden vielleicht, während sie in einem Babystuhl saßen, mit ›interessanterer‹

kognitiver Unterhaltung beschäftigt. Diese kognitive Stimulation hat die Zeit geschmälert, die sie besser zur Erkundung von Bewegungserfahrungen hätten nutzen können.

Nach Blythe trägt der symmetrische tonische Nackenreflex (STNR) dazu bei, einen weiteren Abschnitt des Augentrainings zu vervollständigen.[10] Das Beugen der Beine als Folge der Kopfstreckung ermuntert das Kind, seine Augen in die Ferne zu richten. Das Beugen der Arme als Reaktion auf die Beugung des Kopfes bringt den Fokus des Kindes dann wieder automatisch zurück in die Nahdistanz. Auf diese Weise wird die Fähigkeit zur Akkommodation trainiert, sich zwischen Fern- und Nahdistanz anzupassen.[11] Der ATNR beginnt das Augentraining, indem er die Sehdistanz des Kindes von etwa 17 cm bei der Geburt auf eine Armlänge zu beiden Seiten erweitert. Mit der Hemmung des ATNR in den ersten sechs Lebensmonaten wird die Sehschärfe auf weiter entfernte Objekte ausgedehnt. Der STNR bringt den Visus dann wieder auf Nahdistanz zurück und verbessert so die visuelle Akkommodation oder Fusionsreserve.*

Das Krabbeln schließlich entwickelt die bisher erworbenen visuellen Fähigkeiten noch weiter, indem es diese mit Informationen aus anderen Sinnen verbindet.

Das Krabbeln ist eines der wichtigsten Bewegungsmuster in dem langen Prozess, in welchem die Augen lernen, die Mittellinie zu kreuzen. Das Kleinkind schaut dabei nicht nur nach vorne, sondern übt gleichzeitig auch die Auge-Hand-Koordination, indem es die Bewegung seiner Hände mit den Augen verfolgt. Zuweilen wechseln die Augen den Blick von einer Hand zur anderen, wobei die Hände als sich bewegende Reize fungieren. Dies geschieht in etwa der gleichen Sehdistanz, die das Kind einige Jahre später beim Lesen und Schreiben nutzen wird. Es trainiert also auf diese Weise die Voraussetzung für die Fähigkeit zu lesen, ohne die Worte in der Mitte der

* Als Fusionsreserven wird das Durchhaltevermögen der Augen bezeichnet, welches ihnen ermöglicht, z.B. beim Lesen auch nach einer langen Zeit noch scharf zu sehen, ohne den Text verschwommen oder doppelt zu sehen. *(Anm. Übers.)*

Zeile zu verlieren und der sich beim Schreiben bewegenden Hand visuell zu folgen. Durch das Krabbeln verbinden sich zudem das vestibuläre, das propriozeptive und das visuelle System, um zum ersten Mal in einer neuen Beziehung zur Schwerkraft zusammenzuarbeiten. Diese Zeit der Entwicklung und Fortbewegung fällt außerdem mit der Entwicklung der Tiefenwahrnehmung zusammen.

Die ›visuelle Klippe‹ ist ein Test, mit dem bei Kleinkindern festgestellt werden soll, ob sie die Fähigkeit zur Tiefenwahrnehmung entwickelt haben. Bei dem Versuch werden Kleinkinder auf die Mitte einer Glasplatte gesetzt, wobei diese Glasplatte teilweise direkt auf einem Untergrund aufliegt, während bei dem anderen Teil sich derselbe Untergrund etwa einen halben Meter unterhalb der Glasplatte befindet. Diese Konstruktion ruft die optische Illusion eines Abgrundes hervor, der jedoch durch die Glasplatte abgesichert wird. Wenn das Kind von der Plattform über die durchsichtige Brücke krabbelt, hat es noch keine Tiefenwahrnehmung. Wenn es aber am Rand der Plattform stoppt, nach unten blickt und entweder zögert oder sich weigert, die Plattform zu überqueren, selbst wenn die eigene Mutter auf der anderen Seite der Platte versucht, es anzulocken, dann zeigt es, dass es Tiefenwahrnehmung entwickelt hat.

In einem Artikel darüber, in welcher Weise krabbelnde und bereits laufende Kleinkinder die Welt unterschiedlich wahrnehmen, führen Kretch und Kollegen aus, wie sich die motorische Entwicklung auf die Möglichkeiten des Lernens auswirkt.

> *Der Beginn des Krabbelns ist ein wichtiger Meilenstein, und die mit dem Krabbeln verbundene Erfahrung fördert psychologische Entwicklungsschritte. Das Krabbeln ermöglicht einen selbst initiierten Zugang zur größeren Welt* (Campos et al., 2000; E. J. Gibson, 1988; Piaget, 1954)*, der mit Verbesserungen der kognitiven Fähigkeiten wie der Raumorientierung* (Horobin & Acredolo, 1986; Kermoian & Campos, 1988)*, der Positionskonstanz* (Bai & Bertenthal, 1992; Bertenthal, Campos & Barrett, 1984)*, der Wahrnehmung des optischen Flusses* (Anderson et al., 2001; Higgins,

> Campos & Kermoian, 1996; Uchiyama et al., 2008) *und dem Abruf von Erinnerungen* (Herbert, Gross & Hayne 2007) *verbunden ist.**
> *Die Veränderungen, die die eigenständige Mobilität mit sich bringt, wirken sich auch auf die soziale Entwicklung aus: Krabbelkinder zeigen mehr Bindungsverhalten und sind geschickter darin, einem Blick/einer Geste zu folgen als Kinder vor der Krabbelphase.* (Kretch et al. 2014)

Beim Vergleich von Krabbel- und Laufkindern stellten die Forscher außerdem fest, dass Krabbelkinder den Fußboden vor ihren Händen sehen konnten, während Laufkinder den Boden direkt vor ihren Füßen nicht wahrnahmen. Krabbler hatten also einen Vorteil bei der Planung von Bewegungen und der Vermeidung von Hindernissen. Rosanne Kermoian und ihre Kollegen führten 1988 eine Studie am Reed College durch und fanden heraus, dass viele kognitive Fähigkeiten wie Objektkonstanz und Raumwahrnehmung während der Krabbelperiode erlernt werden und nicht davor.

Pavlides und Miles (1987) beobachteten, dass ein hoher Prozentsatz der Kinder mit Leseschwierigkeiten die Phasen des Kriechens und Krabbelns im Kleinkindalter ausgelassen hatte. In diesem Zusammenhang ist zu betonen, dass ein Kind, das im Säuglingsalter nicht kriecht oder krabbelt, nicht zwangsläufig spezifische Lernschwierigkeiten entwickeln wird.

Ebenso wenig kann behauptet werden, dass alle Kinder mit spezifischen Lernschwierigkeiten in ihrem früheren Leben nicht gekrabbelt oder gekrochen sind. Was man aber sagen kann, ist, dass es eine hohe Koinzidenz zwischen diesen Gruppen gibt, dass nämlich einige der ›höheren‹ kognitiven Wahrnehmungsfähigkeiten, die zur Unterstützung des Lesens und Schreibens benötigt werden, tendenziell unreif sind. Es wird angenommen, dass Kriechen und Krabbeln dazu beitragen,

* Als optischen Fluss bezeichnet man die Fähigkeit, aufgrund der Eigenbewegung und anhand der Geschwindigkeit, in der Dinge vorbeiziehen, eine Information über die zurückgelegte Entfernung zu erhalten. Der optische Fluss ist daher eine wichtige Repräsentation von Bewegungsinformationen. *(Anm. Übers.)*

dass sich einige dieser Fähigkeiten durch den Prozess der quadrupeden Fortbewegung entwickeln, bei dem Aspekte der Hand-Augen-Koordination und der visuellen Akkommodation trainiert werden.

Studien über die Xinguana-Indianer haben ergeben, dass sie, wie Menschen anderer Stammeskulturen auch, über eine bemerkenswerte Sehschärfe auf weite Entfernung verfügen, aber keine eigene Schriftsprache entwickelt haben. Die Xinguana können einen Pfeil aus einem Blasrohr mit tödlicher Präzision mehrere hundert Meter weit schießen, jedoch können sie weder lesen noch schreiben. In dem Dschungelgebiet, in dem sie leben, verbringen die Kinder den größten Teil ihres ersten Lebensjahres auf dem Körper ihrer Mutter, die sie herumträgt. Der Boden ist eine einzige große Gefahrenquelle, wo es von giftigen Insekten, Schlangen und Pflanzen nur so wimmelt. Folglich ist es den Kindern nicht erlaubt, auf dem Boden zu kriechen oder zu krabbeln. Bezugnehmend auf seine Beobachtungen über die Lebensweise der Xinguana hat Veras noch angemerkt:

> *Und seitdem haben wir die ganze Welt bereist und noch kein authentisches Naturvolk gefunden, das seinen Kindern erlaubt, sich auf dem Boden aufzuhalten ... Das Krabbeln ist nicht nur eine wichtige Entwicklungsstufe für die motorische Entwicklung eines Kindes, sondern es ist auch enorm wichtig für seine visuelle Entwicklung. Bei allen Naturvölkern, die wir gesehen haben, durften die Kinder nie krabbeln, und keines von ihnen konnte seine Augen auf etwas fokussieren, das näher als eine Armlänge entfernt ist. Sie waren alle weitsichtig. Wir glauben, dass ein Kind durch das Krabbeln seine Nahsicht entwickelt.* (Veras 1975)

Aus anderen Quellen ist ebenfalls zu erfahren, wie sehr körperliche Erfahrungen im ersten Lebensjahr die Entwicklung der visuellen Fähigkeiten und der visuellen Wahrnehmung beeinflussen können. Ich hörte einmal, wie eine Visualtherapeutin aus Südafrika beschrieb, dass Kleinkinder im ersten Lebensjahr meist auf dem Rücken der Mutter getragen werden. Dies schränke zwar das zentrale

Sehen ein, lasse aber viel Raum für die Entwicklung des peripheren Sehens. Sie behauptete, dass sich dies auf die spätere visuelle Aufmerksamkeit auswirke, da die Aufmerksamkeit leichter auf periphere visuelle Reize gelenkt werde, was auf Kosten der Fähigkeit gehe, die visuelle Aufmerksamkeit auf zentrale Reize aufrechtzuerhalten. Theoretisch könnte sich dies ebenfalls auf Fähigkeiten wie die visuelle Aufmerksamkeit beim Autofahren auswirken.

Bein-Wierzbinski (2001) fand mithilfe eines computergestützten Infrarot-Augenfolgegeräts heraus, dass der STNR bei Kindern mit Augenfolgeproblemen eine markante Rolle spielte: Während andere Reflexe mit horizontalen Folgebewegungen assoziiert werden könnten, wirkte der STNR sich besonders auf vertikale Augenfolgebewegungen aus. Nach einem Programm zur Stimulierung und Hemmung der Reflexe verbesserte sich die Augenmuskelmotorik mit zunehmender Ausreifung der Reflexe insgesamt deutlich, wobei die Verbesserung der vertikalen Augenbewegungen mit der Hemmung des STNR korrelierte. Vertikales Tracking ist zum Beispiel zur korrekten Ausrichtung von Zahlensäulen notwendig, wenn man arithmetische Berechnungen durchführt.

Bei älteren Kindern zeigt sich der Einfluss des STNR oft in einer krummen Sitzhaltung, sie ›lümmeln‹ sich eher auf einer Sitzgelegenheit, als dass sie aufrecht sitzen. Bei Schreibarbeiten wollen sich die Arme aufgrund des dabei gesenkten Kopfes immer stärker beugen, bis das Kind zum Schluss mit Kopf und Oberkörper nahezu ganz auf der Tischplatte liegt.

Ein Kind mit einem aktiven Rest-STNR wirkt oft unbeholfen und ungeschickt. Es hat Mühe, seine Hand- und Augenbewegungen zu koordinieren, fürchtet sich vor dem Sportunterricht und ist eine Katastrophe bei Ballspielen. Dann kommt es vor, dass es den sich bewegenden Ball aus den Augen verliert, und wenn es ihn aus nächster Nähe wieder wahrnimmt, ist es zu spät, um ihn präzise zu treffen oder zu fangen. Elementare Aktivitäten wie das Essen können Chaos erzeugen, da die Hand nie ganz an der richtigen Stelle zu sein scheint, um den Mund zu finden. Dann landet mehr Nahrung auf dem Tisch oder Boden als im Mund. Auch die Haltung bei Tisch ist schlecht. (Letzteres ist etwas, was im Alter oft wiederkehrt, wenn entweder strukturelle oder funktionelle Degenerationen vorliegen. Wenn das Sehvermögen, die Körperhaltung und/oder die Funktionstüchtigkeit des Nervensystems nachlassen, kann der STNR, der als einer der letzten frühen Reflexe inhibiert wird, der erste sein, der wieder desinhibiert wird.)

In einer von Miriam Bender (1976) durchgeführten Studie wurde in einer Gruppe von lernbehinderten Kindern, die mit einer Kontrollgruppe von Kindern ohne Lernschwierigkeiten verglichen wurde, bei 75 Prozent der Kinder Restreaktionen eines STNR festgestellt. Am Bender-Institut fanden O'Dell und Cook (1996) heraus, dass ein noch aktiver STNR ein signifikanter Faktor bei Kindern mit Aufmerksamkeitsdefizitstörung (ADS) und Aufmerksamkeitsdefizit-Hyperaktivitätsstörung (ADHS) sei. Beide Gruppen verbesserten sich merklich, wenn der STNR durch ein spezifisches Bewegungsprogramm gehemmt wurde.

Symptome, die auf deutliche Restreaktionen eines STNR hinweisen

- Schlechte Körperhaltung
- Tendenz, beim Sitzen in sich zusammenzusacken, insbesondere an einem Schreibtisch oder Tisch
- Affenähnlicher Gang
- ›W‹-Beinstellung beim Sitzen auf dem Boden
- Schlechte Hand-Augen-Koordination führt z.B. zu Kleckern bei Tisch und allgemeiner Tollpatschigkeit
- Akkommodationsschwierigkeiten (kann den Fokus nicht mühelos von der Tafel zum Schreibtisch verlagern)
- Langsamkeit beim Abschreiben von Aufgaben
- Schwierigkeiten beim Schwimmenlernen, häufig schlecht synchronisierte Bewegungen beim Schwimmen an der Oberfläche (oft schwimmen Kinder mit einem noch aktiven STNR besser unter Wasser, wo die Wirkung der Schwerkraft reduziert ist und das Gewicht des Wassers den Körper auf einer Ebene hält)
- Aufmerksamkeitsverlust wegen des Unbehagens beim längeren Sitzen in einer Position

Zusammenfassung

Bei den primitiven Reflexen handelt es sich um eine besondere Art von Reflexen, die sich während der Zeit im Uterus entwickeln, zum Zeitpunkt der Geburt bei einem gesunden, voll ausgetragenen Kind vollständig entwickelt sind und in den ersten sechs Lebensmonaten von höheren Zentren im sich entwickelnden Gehirn gehemmt werden.

2

Vom primitiven Reflex zur posturalen Kontrolle

Wenn es die primitiven Reflexe sind, die den Grundstein für spätere Funktionen legen, dann sind es die posturalen Reaktionen, die die anderen Systeme dabei unterstützen, effizient zu funktionieren. Der Übergang von der primitiven Reflexreaktion zur posturalen Kontrolle erfolgt nicht automatisch. Es gibt keine festen Zeitpunkte, zu denen die spätere Reaktion die Kontrolle über den früheren Reflex übernimmt. Vielmehr handelt es sich um einen schrittweisen Prozess des Zusammenspiels und der Integration, während dessen mehrere Reflexe/Reaktionen* für eine kurze Zeit gemeinsam operieren.

Die Erforschung der posturalen Mechanismen begann bereits 1824, als Flourens bei einer Taube Bewegungsstörungen und Haltungsveränderungen beobachtete, nachdem ihre Bogengänge im Innenohr zerstört worden waren. Posturale Reaktionen schaffen die Grundlage für die Entwicklung eines Repertoires an Willkürbewegungen und Anpassungsreaktionen auf subkortikaler (unterbewusster) Ebene, die jederzeit als Reaktion auf Veränderungen der Körperhaltung oder der Umwelt abgerufen werden können.

Diese Periode des Wachstums, der Veränderung und der Verfeinerung funktioniert wie eine ineinander verwobene Spirale (→ Abbildung 2.1), durch die die Natur sicherstellt, dass primitive Überlebensmuster so lange zugänglich bleiben, bis reifere posturale Reaktionen vorhanden sind.

* Die Begriffe ›Reflexe‹ und ›Reaktionen‹ werden in der Originalausgabe dieses Buches wie auch allgemein in der angelsächsischen Literatur oftmals austauschbar verwendet. Da die Entwicklung der Haltungskontrolle mit nachgeburtlichen Ausreifungsprozessen höherer Hirnareale verbunden ist, soll dem hier mit der konsistenten Verwendung des Terminus Rechnung getragen werden. *(Anm. Übers.)*

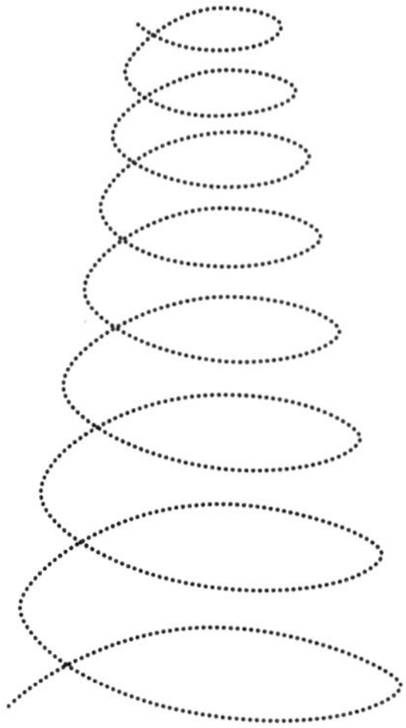

Abbildung 2.1: Spirale zur Verdeutlichung des Zusammenspiels zwischen primitiven Reflexen und posturalen Reaktionen im ersten Lebensjahr

Wenn bestimmte Bewegungsabläufe immer wieder geübt werden, können reifere Reaktionsmuster an die Stelle der primitiven Reflexe treten. Die posturalen Reaktionen sollte man daher vielleicht besser als Bewegungs- und Stabilisierungsreaktionen bezeichnen. Es handelt sich um jene Reaktionen, die die Grundlage für die Entwicklung von willkürlichen Bewegungen und adaptiven Reaktionen bilden, die auf subkortikaler (unterbewusster) Ebene jederzeit als Reaktion auf Positions- oder Umweltveränderungen verfügbar sein sollten.

Die posturalen Reaktionen

Mit einer Ausnahme werden die posturalen Reaktionen auf der Ebene des Mittelhirns gesteuert. Ihr Auftreten deutet auf die aktive Beteiligung höherer Hirnstrukturen an der Aktivität des Hirnstamms hin und ist ein Zeichen für die zunehmende Reife des Zentralen Nervensystems. Einige posturale Reaktionen sind für das Lernen von Bedeutung, andere sind wichtiger, um den fließenden Ablauf von Bewegungen und adaptive Reaktionen zu fördern. Fiorentino (1981) hat sie in zwei Gruppen eingeteilt:

- Stellreaktionen (quadruped: *auf vier Beinen*; Anm. Red.)
- Gleichgewichtsreaktionen (biped: *auf zwei Beinen*; Anm. Red.)

Bei beiden geht es um Körperhaltung, Bewegung und Stabilität. Die Stellreaktionen bilden sich im Alter von drei bis zwölf Monaten heraus und sollten das ganze Leben lang präsent bleiben, außer wenn eine Krankheit oder ein hohes Alter dazwischenkommt. Sie ermöglichen es dem Kind, seinen Kopf und seinen Rumpf in einer bestimmten Position beizubehalten, sollte die Körperhaltung in irgendeiner Weise verändert werden. Ihr Auftreten unterstützt die Bewegung beim Rollen, Kriechen und Krabbeln und fördert später die Stabilität und den Bewegungsfluss koordinierter grobmotorischer Bewegungen. Die durch sie ausgelösten Bewegungen tragen zur Myelinisierung der beteiligten Nervenbahnen bei, ähnlich wie bei der Anlage eines Straßennetzes. Reflexhandlungen sind nur der Grundriss. Spätere Entwicklung und Erfahrung erweitern, vervollkommnen und verfeinern das Netz.

Zu den Stellreaktionen gehören die Augen-Kopfstellreaktion, die Labyrinth-Kopfstellreaktion, die Amphibienreaktion, die Landau-Reaktion und die segmentalen Rollreaktionen.

Posturale Kontrolle und Bewegungskoordination

Eine reife oder bewusste posturale Kontrolle wird im motorischen Kortex initiiert, doch ist sie von niedrigeren Zentren abhängig, um diese Bewegungen in unterschiedlichen Komplexitätsgraden zu koordinieren und auszuführen.

Ausgehend von der untersten Ebene

1 Rückenmarksebene – umfasst einfache Reflexe, die ausschließlich von Nervenzellen im Rückenmark gesteuert werden und dafür sorgen, dass sich eine Muskelgruppe zusammenzieht, während sich die gegenüberliegende Gruppe entspannt.
2 Hirnstamm und Mittelhirn – die Muskeln werden zur Aufrechterhaltung der Muskelspannung in einen Zustand der Bereitschaft versetzt. Die primitiven Reflexe und posturalen Reaktionen werden von diesen beiden Ebenen aus gesteuert.
3 Basalganglien und Thalamus – koordinieren in Zusammenarbeit mit dem Kleinhirn jede einzelne Bewegung. Das Kleinhirn reguliert und verfeinert dann den Ablauf der koordinierten Aktionen.
4 Kleinhirn – letztlich verantwortlich für die Regulierung der posturalen Reaktionen (Bloedel und Brachfa 1997). Nach Holt (1991) ist das Kleinhirn auf die posturalen Reaktionen angewiesen, um feinmotorische Fähigkeiten zu automatisieren (→ Abbildung 2.2).

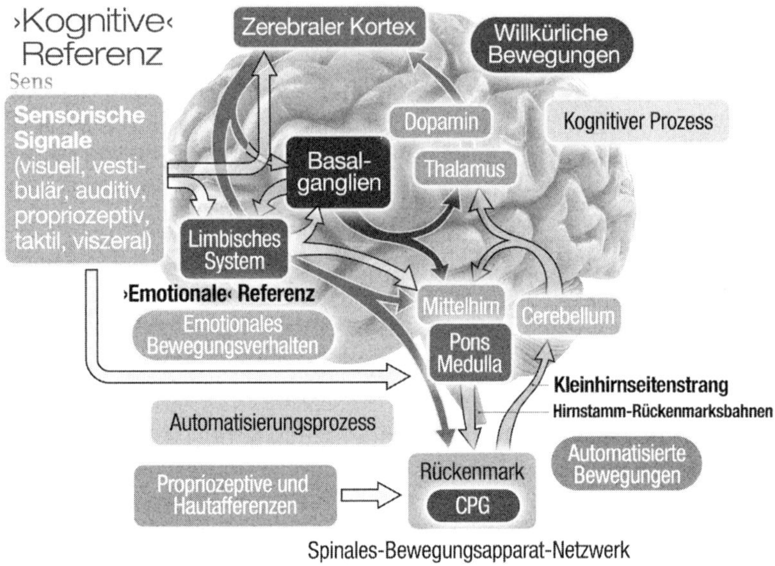

Abbildung 2.2: Das Gehirn

Gleichgewichtsreaktionen treten erst auf, wenn sich Verbindungen zum Kortex weiter verfestigt haben. Sie zeigen sich erstmals im Alter von etwa drei bis sechs Monaten und bleiben uns das ganze Erwachsenenleben hindurch erhalten. Zu ihnen zählen die Schutz- und Kippreaktionen, die ausgelöst werden, wenn das Gleichgewicht verloren geht oder das Schwerkraftzentrum verlagert wird. Ebenfalls dazu gehören die reife Schreckreaktion (auch als Strauss-Reflex bekannt) und die Parachute-Reaktion.

Früher ging man davon aus, dass Gleichgewichtsreaktionen in Bezug auf das Lernen nicht von unmittelbarer Bedeutung seien und ihr Fehlen lediglich ein Indiz für eine Unreife in der Funktionsfähigkeit des Zentralen Nervensystems darstelle. So beträfen unterentwickelte Gleichgewichtsreaktionen eher die allgemeine Koordination und die auf der Körperwahrnehmung beruhenden sozialen Fähigkeiten. Ein derart betroffenes Kind kann unbeholfen und unkoordiniert wirken; seine Körpersprache, mit der es sich anderen gegenüber mitteilt, kann Anlass für Hänseleien sein und dazu führen, dass sich das Kind von der Gruppe isoliert fühlt. Auch könnte seine Organisationsfähigkeit darunter leiden, denn wenn das Gleichgewicht beeinträchtigt ist, kann eine daraus resultierende Desorientierung die räumliche Wahrnehmung, die Verarbeitung externer sensorischer Reize und die Konzentration beeinträchtigen.

In jüngerer Zeit ist die Bedeutung sowohl des Strauss-Reflexes als auch der Parachute-Reaktion im Zusammenhang mit Schreckreaktionen und Angst in den Blickpunkt des Interesses gerückt. Dies liegt daran, dass die Parachute-Reaktion bei einem Verlust des Gleichgewichts einen Schutzmechanismus bereitstellt. Ein Gleichgewichtsverlust löst eine Schreckreaktion aus (Strauss-Reflex). Wenn dann die Parachute-Reaktion nicht verfügbar ist, greift das System auf eine weniger reife Schreckreaktion zurück – rein theoretisch auf den Moro-Reflex, obwohl es auch möglich ist, dass eine noch primitivere Reaktion ausgelöst wird. Dieses Profil hat Bedeutung für Erwachsene mit Angststörungen, wenn deren Gleichgewichtsprobleme weder als zugrunde liegender Faktor untersucht noch als mögliche Ursache identifiziert worden sind.

Startle-Muster

Der Strauss-Reflex (reife Schreckreaktion) entwickelt sich mit der Hemmung des Moro-Reflexes im Alter von etwa vier Monaten. Das Kind spannt seine Muskeln an, blinzelt, tastet mit seinen Sinnen die Umgebung ab, um die Quelle einer möglichen Gefahr ausfindig zu machen, und trifft dann eine kortikale (bewusste) Entscheidung darüber, wie es reagieren soll. Die reife Schreckreaktion kann als Abschluss einer Entwicklung betrachtet werden, die drei Stufen durchläuft.

Rückzugsreaktion

Es wird angenommen, dass es sich hierbei um ein Überbleibsel eines sehr frühen Schreckmusters handelt, das aktiv ist, bevor der sich entwickelnde Embryo über irgendwelche Möglichkeiten zur Selbstverteidigung verfügt.

> *Sensomotorische Entwicklungen beginnen schon lange vor der Geburt. Zunächst entwickeln sich die Muskelfasern getrennt vom Nervensystem. Mit etwa siebeneinhalb Wochen beginnen diese Muskeln unter den Einfluss des Nervensystems zu geraten, indem sie die ersten groben Reflexbögen ausbilden.* (Galley und Forster 1987)

Und so verläuft der weitere Prozess:

> *Die motorische Antwort in diesem Stadium ist eine grobe Massenbewegung von Kopf, Hals und Rumpf weg von dem Reiz. Eine Woche später, wenn sich mehr Reflexbögen gebildet haben, schließen sich weitere Bereiche des Körpers dieser Massenreaktion an. Erst wenn die beteiligten Strukturen eine weitere Reifungsphase durchlaufen haben, werden diese Bewegungen differenzierter.*

In der 13. bis 14. Woche bewegt der Fötus bereits seinen Kopf und seine Lippen zum Reiz hin, anstatt sich von ihm zurückzuziehen.

Reflexe, die auf taktile Reize reagieren, sind die ersten, die sich pränatal entwickeln. Die Entwicklung beginnt in der Mundregion zwischen fünf und siebeneinhalb Wochen nach der Konzeption. Wie oben beschrieben, sind diese orofazialen kutanen Reflexe durch eine Rückzugsreaktion gekennzeichnet, und es wird vermutet, dass dieser frühe, einfache Rückzug mit späteren, komplexeren Reflexen, einschließlich des Furcht-Lähmungsreflexes (FPR*), in Verbindung stehen könnte.

Der FPR ist in der gesamten Tierwelt anzutreffen. Er führt zu einer sofortigen Erstarrungs- oder Schockreaktion, die durch Unbeweglichkeit, Verlangsamung der Herzfrequenz, Veränderung des Blutdrucks, Atemstillstand, eine extreme kortikale Alarmbereitschaft und extreme Furcht gekennzeichnet ist. Eine ähnliche Reaktion ist beispielsweise bei Kaninchen zu beobachten, die vor Schreck in ihrer Haltung erstarren und bewegungslos bleiben, bis die Bedrohung vorüber ist. In der Tierwelt mag dieses Reaktionsmuster vielleicht

* Im deutschsprachigen Raum hat sich die Abkürzung FPR nach dem englischen Terminus ›Fear Paralysis Reflex‹ durchgesetzt. *(Anm. Übers.)*

das Überleben sichern helfen, da die Bewegungslosigkeit und die Unterdrückung der Stoffwechselaktivität dazu führen, dass die Beute für Fressfeinde weniger auffindbar ist (vorgetäuschter Tod), aber es stellt keine wirksame Anpassungsstrategie dar an die alltäglichen sozialen Situationen des Menschen oder an die moderne technologische Welt.

Es gibt die Hypothese, dass der FPR, wie er von Kaada (1986) beschrieben wurde, seinen Entwicklungsursprung in dieser frühen Rückzugsreaktion haben könnte (Goddard 1989a; 1989b). Kaada vermutete, dass der FPR mit dem Tauchreflex von Säugetieren zusammenhängen könnte und dass die damit verbundene elektrische Aktivität im Kortex, die bei der Aktivierung des FPR zu beobachten ist, den Gehirnwellenzuständen ähnelt, die beim REM-Schlaf *(Rapid Eye Movement)* und bei der Schlafparalyse auftreten.

Der paradoxe Schlaf, auch REM-Schlaf genannt, ist eine spezifische Schlafphase, in der es zu einer stoßweisen Aktivität von Nervenimpulsen aus dem Hirnstamm und einer intensiven Aktivität im Vorder- und Mittelhirn kommt. Sie ist gekennzeichnet durch Träumen (Visualisierung) und das Fehlen motorischer Aktivitäten mit Ausnahme der Augenmuskeln und des Zwerchfells. Diese fehlende Motorik und der damit einhergehende niedrige Muskeltonus ermöglichen es uns wahrscheinlich, in unseren Träumen zu reisen, ohne dass wir den Inhalt unserer Träume körperlich ausleben. Schlafstörungen wie Bettnässen und Schlafwandeln treten während des Nicht-REM- oder Slow-Wave-Schlafs (SWS) auf, wenn Muskeltonus vorhanden ist.

Eine Schlafparalyse tritt auf, wenn eine Person aufwacht, ohne zuvor mehrere Schlafstadien durchlaufen zu haben. Vereinfacht gesagt: Das bewusste Gehirn ist wach, bevor der Muskeltonus wiederhergestellt ist, sodass die Person nicht in der Lage ist, sich zu bewegen. Obwohl dieser Zustand in der Regel nur einige Sekunden dauert, kann er mit extremer Furcht verbunden sein. Kaada (1986) beschrieb eines der Merkmale der Auslösung des FPR wie folgt:

Es ist ein Zustand der Hilflosigkeit und Hoffnungslosigkeit; es gibt keine Rettung, das Tier befindet sich in einer unausweichlichen, überwältigenden Situation, der es nicht gewachsen ist.

Die Aktivierung des Tauchreflexes führt zu einer sofortigen Verlangsamung der Herzfrequenz (Bradykardie). Dies wird als physiologischer Schutzmechanismus zur Sauerstoffkonservierung angesehen, der das Tier während des Untertauchens am Leben erhält, indem er den Stoffwechsel verlangsamt und auf diese Weise das Gehirn vor den schädlichen Auswirkungen eines Sauerstoffmangels schützt. Landsberg (1975) vertrat die Ansicht, dass der Tauchreflex entweder als Sauerstoff erhaltender Mechanismus oder als Beginn einer pathophysiologischen Asphyxie-Reaktion fungieren könnte. Mit anderen Worten: Falls er über einen zu langen Zeitraum aktiviert wird, kann dies lebensgefährliche Folgen haben. Kaada vermutete, dass dies ein bedeutsamer Faktor beim plötzlichen Kindstod sein könnte.

Obwohl ein Zusammenhang zwischen diesen Reflexen, die in Extremsituationen im späteren Leben eine vorübergehende lebenserhaltende Funktion haben, und den frühesten Rückzugsreaktionen beim Embryo nicht bewiesen ist, ist eine überschießende Rückzugsreaktion für eine Reihe von Störungen charakteristisch. So könnte sie in einigen Fällen von selektivem Mutismus, posttraumatischer Belastungsstörung (PTBS), Lampenfieber, Autismus-Spektrum-Störung (ASS), Panikattacken und Agoraphobie eine Rolle bei der Ausprägung der Symptome spielen. Bei einer PTBS kann dies die Folge einer extremen Bedrohung und/oder eines langanhaltenden Gefühls der Hoffnungslosigkeit und Hilflosigkeit sein, wobei dieser atavistische Reflex durch umweltbedingte und psychologische Ereignisse und Erinnerungen noch lange nach dem Eintreten des Traumas ausgelöst werden kann. In ähnlicher Weise können Kinder, die in ihrer frühen Kindheit extrem vernachlässigt oder misshandelt wurden, bevor sie eine expressive verbale Sprache entwickelten, weiterhin mit einem FPR auf Reize oder Ereignisse reagieren, die sie an das ursprüngliche Trauma erinnern. Bei ASS kann eine Überempfindlichkeit in einem oder mehreren sensorischen Systemen als Katalysator wirken. Panikattacken und Agoraphobie mögen sich aus unterschiedlichen Gründen entwickeln, doch Kaada verknüpfte seine Arbeit über den FPR mit Beobachtungen von Klein, wonach:

> *Panikattacken bei Agoraphobie und Panikstörungen bei Erwachsenen, die wie die Angststarre und der plötzliche Kindstod (SIDS) zum Teil genetisch bedingt sind (Torgerson 1983), sind auf einen zu niedrigen Schwellenwert für die Auslösung eines angeborenen, im Menschen verankerten Mechanismus von Trennungsangst zurückzuführen.* (Klein 1980)

In diesen Beispielen können umweltbedingte Auslöser oder Erinnerungen (zusätzlich zu den unmittelbaren Umweltreizen) eine tiefsitzende Erstarrungsreaktion hervorrufen, ohne dass eine reale und unmittelbare Lebensbedrohung besteht. Es ist auch möglich, dass in extremen und langanhaltenden Situationen der Hoffnungslosigkeit und Hilflosigkeit, wie zum Beispiel bei Geiselnahme, Folter und Inhaftierung, der bewusste Einsatz des FPR, der auch mit der Aktivierung von Schmerzunterdrückungsmechanismen verbunden ist, dem Opfer hilft, einen physischen und psychischen Raum zu erreichen, in dem es sich vorübergehend von der Realität abkoppeln kann. Entwickelt sich dieser Abwehrmechanismus zu stark, kann er die Genesung noch lange nach dem ursprünglichen Trauma behindern. Mit anderen Worten: Der Körper hat ein Gedächtnis, und obwohl die kognitiven Zentren des Gehirns den starken Wunsch haben, sich zu erholen, können die Gefühle weiterhin eine Reaktion hervorrufen, die schon lange nicht mehr angemessen ist.

Eine solche Situation veranlasste einen Therapeuten, der in einer Einrichtung zur Behandlung von Folter und Trauma arbeitete, sich in den 1990er-Jahren mit der INPP-Methode zu befassen. Seine Hypothese lautete, dass kognitive und psychologische Methoden allein nicht ausreichen, um eine Genesung herbeizuführen, wenn der Körper weiterhin auf Reaktionen zurückgreift, die als Antwort auf das Trauma entwickelt wurden. Vielmehr müsse man auch den Körper mit einbeziehen.

Würde dies in der frühen Entwicklung geschehen, dann müsste die Natur eigentlich einen verfügbaren Mechanismus eingerichtet haben, der dieses Reaktionsmuster umkehrt oder außer Kraft setzt. Dies ist offenbar eine der Funktionen des Moro-Reflexes. Während das Merkmal der Rückzugsreaktion darin besteht, vor dem Reiz zurückzuschrecken und den Stoffwechsel zu verlangsamen, aktiviert der Moro-Reflex den sympathischen Ast des autonomen Nervensystems, was zu einer sofortigen Erregung führt (→ Abbildung 2.3).

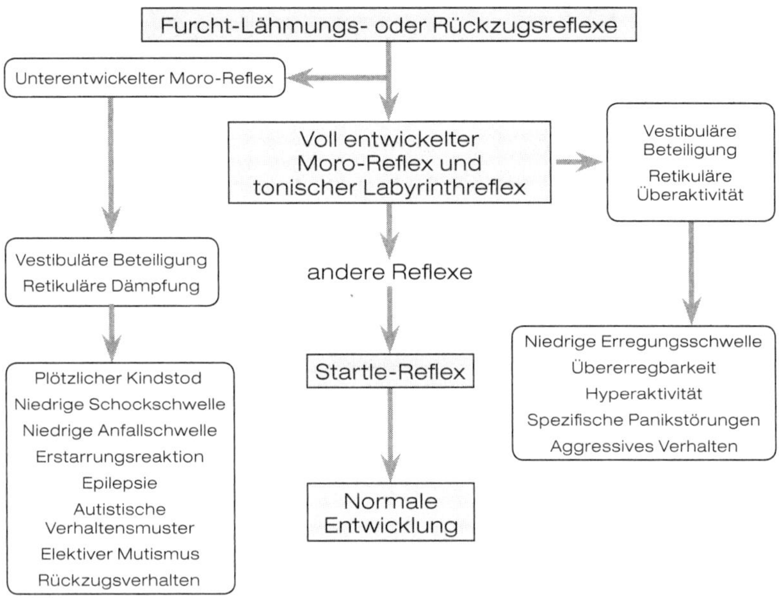

Abbildung 2.3: Modell, das die verschiedenen Leitungsbahnen zeigt, die wahrscheinlich an der Aktivierung des Furcht-Lähmungsreflexes und des Moro-Reflexes beteiligt sind

In seiner vollen Ausprägung gehört der Moro-Reflex zur Gruppe der Reflexe, deren Charakteristikum das Greifen oder Umklammern ist (›Rooting‹, Saug-, Palmar- und Plantar-Reflex). Er entwickelt sich in zwei Phasen: Der erste Teil bildet sich zwischen der neunten und zwölften Schwangerschaftswoche heraus und besteht aus einer Auswärtsbewegung der Arme und Beine (Abduktion), begleitet von einer Streckung des Kopfes nach hinten und einem kurzen Erstarren (Rückzugsreaktion). Nach der Geburt initiiert der Reflex den ersten Atemzug und bringt das Baby in einen Erregungszustand. Erst mit der Entwicklung des zweiten Teils des Moro-Reflexes (etwa in der 32. Schwangerschaftswoche) wird der Rückzug durch das Schließen der Arme und Beine (Adduktion), die Beugung des Kopfes und nach der Geburt durch das Ausatmen überlagert. Die noch immer diskutierte Hypothese lautet also, dass ein vollständiger Moro-Reflex in den ersten Lebensmonaten notwendig ist, um die vorherige Rückzugsreaktion zu hemmen und zu integrieren und den Säugling vor einer übersteigerten Rückzugsreaktion auf nicht bedrohliche Schreckenssituationen zu schützen. (Goddard 1989; 1990)

Bleibt der frühere Reflex zu stark, können die Reflexe theoretisch in einer umgekehrten Kettenreaktion wirken und den Säugling gefährden, statt ihn vor schädlichen Reizen zu schützen. Der Rückzugsreflex, der Moro-Reflex und die reife Schreckreaktion (Strauss-Reflex) können also in einer Kettenreaktion in beide Richtungen wirken. Wenn die reifere Reaktion voll entwickelt ist, sollte sie als primärer Reaktionsmechanismus fungieren und dadurch die Auslösung der primitiveren Reaktionsmuster verhindern. Anders formuliert: Ein höheres, anpassungsfähigeres Schutzsystem hat dann die Oberhand. Der Moro-Reflex reagiert jedoch empfindlich auf vestibuläre Stimulation, und der Strauss-Reflex arbeitet mit reiferen Reaktionen zusammen, die an der posturalen Kontrolle beteiligt sind. Eine unausgereifte posturale Kontrolle könnte daher theoretisch die reife Schreckreaktion unterminieren und zu einer primitiveren Schreckantwort als Folge einer Destabilisierung des Gleichgewichts oder der Körperhaltung führen.

Moro-Reflex

Hierbei handelt es sich um eine primitive Überreaktion auf ein erschreckendes Ereignis, die zu einer Stimulierung des sympathischen Nervensystems führt mit der Folge von Erregung, erhöhter Herzfrequenz, sofortigem Anstieg des Blutdrucks, schneller, flacher Atmung und Gesichtsrötung, begleitet von Wut oder Verzweiflung.

Strauss-Reflex

Die reife Schreckreaktion entwickelt sich parallel zur Entwicklung der posturalen Kontrolle. Der nach ihm benannte Reflex wurde von Strauss 1929 wie folgt beschrieben:

> *... Beine und Rumpf werden gebeugt, der Kopf wird nach vorn geneigt. Die Schultern werden hoch und nach vorn gezogen, die Arme werden angehoben und einwärtsgedreht, die Unterarme werden proniert, die Hände werden gefaustet, die Augenlider blinzeln, das Gesicht grimassiert, und die Bauchmuskeln kontrahieren.*

Der Strauss-Reflex sollte sich um den vierten Lebensmonat herausbilden, wenn der Moro-Reflex gehemmt ist – wenngleich beide Reflexe auch eine Zeit lang nebeneinander bestehen können. Es wird angenommen, dass beim Strauss-Reflex eine kortikale Analyse der erforderlichen Reaktion einbezogen ist, was beim Moro-Reflex nicht der Fall ist. Hier reagiert die vom Moro-Reflex beherrschte Person erst und denkt später.

Selbst bei Erwachsenen bleiben alle Reaktionsmuster potenziell verfügbar. Doch sollten die früheren Reaktionen, wenn sie einmal gehemmt sind, inaktiv bleiben und erst in Situationen extremer Gefahr oder völliger Hilflosigkeit oder Hoffnungslosigkeit wieder aktiviert werden.

Posturale Kontrolle

Die postnatale motorische Entwicklung verläuft in einer cephalokaudalen (vom Kopf bis zu den Zehen) und proximo-distalen (von der Mitte nach außen) Abfolge. Die Entwicklung der posturalen Reaktionen spiegelt dieses Muster wider. Die erste Aufgabe, die ein Kind bewältigen muss, ist die Beherrschung der Kopfkontrolle und des Muskeltonus, bevor eine Weiterentwicklung der posturalen Kontrolle und eine vollständige Bandbreite flexibler, anpassungsfähiger, willkürlicher Bewegungen erreicht werden kann. Diese Kontrolle wird zunächst in der Bauchlage und dann in der Rückenlage erworben. Im Alter von sechs Wochen kann das Kind in Bauchlage den Kopf in Verlängerung des Körpers anheben und diese Position mehrere Sekunden lang halten. Mit zwölf Wochen kann es seinen Kopf deutlich über die Körperachse hinaus anheben und ihn mehrere Minuten in dieser Position halten. Mit zwölf Wochen sind auch die Beine in Bauchlage nicht mehr angewinkelt, und das Becken liegt flach auf dem Boden. Mit sechzehn Wochen kann das Kind dann, gestützt auf seine Unterarme, den Kopf und den Oberkörper anheben, die Gliedmaßen strecken und in dieser Position ›schwimmende‹ Bewegungen machen.

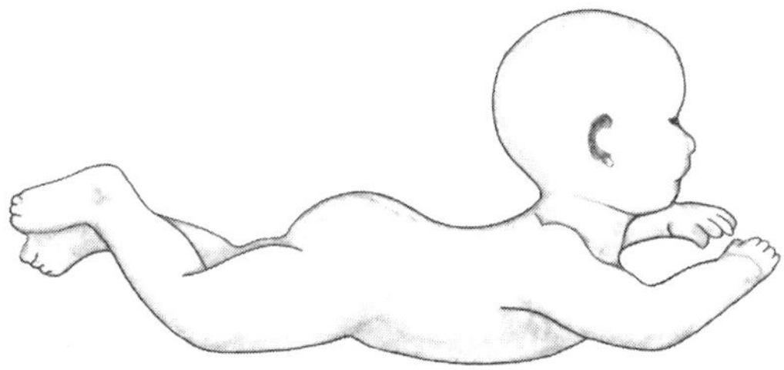

Abbildung 2.4: Das Baby ›schwimmt‹, wenn es in Bauchlage gehalten wird

Stellreaktionen

Stellreaktionen reagieren auf die Schwerkraft und sind das Ergebnis des Zusammenwirkens somatosensorischer, visueller und propriozeptiver Einflüsse, sofern alle drei Inputs verfügbar sind und entsprechend funktionieren (→ Abbildungen 2.5 und 2.6). Mit Ausnahme der Augen-Kopfstellreaktion sind sie größtenteils in den Kernen des Mittelhirns organisiert.

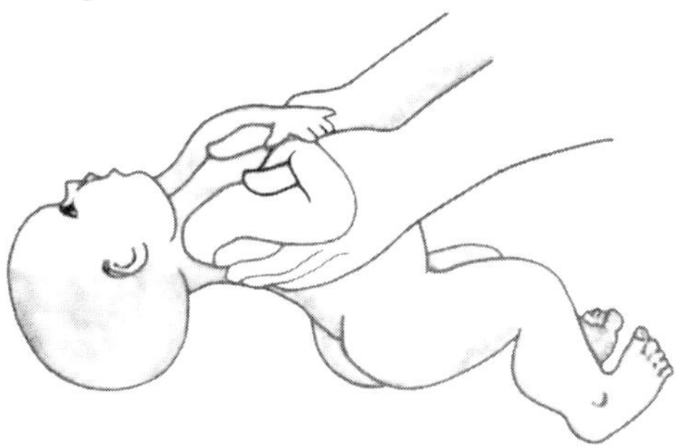

Abbildung 2.5: Fehlende Kopfkontrolle in Rückenlage im Alter von einem Monat

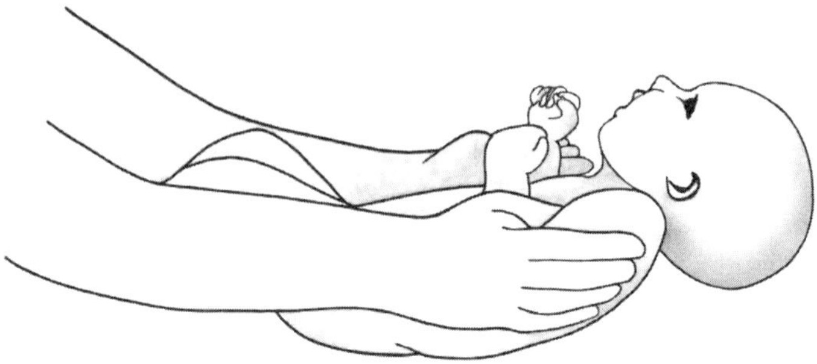

Abbildung 2.6:
Kopfkontrolle in Ausrichtung auf den Körper im Alter von drei Monaten (Rückenlage)

Diese schrittweise Abfolge im Erwerb der Kopfkontrolle in den ersten zwei bis vier Lebensmonaten kündigt die Entwicklung der Augen- und Labyrinth-Kopfstellreaktionen an. Gemeinsam stellen sie sicher, dass der Kopf trotz aktiv oder passiv ausgelöster Bewegungen anderer Körperteile eine Mittelstellung (senkrecht zum Boden) beibehält. Mit anderen Worten: Der Kopf passt sich der Bewegung des Körpers derart an, dass der Kopf immer in einer zentralen Position bleibt. Die Augen-Kopfstellreaktionen arbeiten auf der Grundlage visueller Signale, während die Labyrinth-Kopfstellreaktionen von vestibulären Signalen abhängen. Beide sollten sich synchronisieren, um genaue Daten zu liefern, auf deren Grundlage die Kopfposition angepasst wird. Entwickeln sie sich nicht vollständig oder nur einer von ihnen in ausreichendem Maße, können Gleichgewicht, die Steuerung der Augenbewegungen und die visuelle Wahrnehmung beeinträchtigt werden. Der Grund dafür ist, dass die Position des Kopfes im Verhältnis zur Stützbasis unter optimalen Bedingungen dem vestibulären System eine stabile Plattform bietet, von der aus die Zentren, die an der Steuerung der Augenbewegungen beteiligt sind, ihre Informationen beziehen. Ist dieser Bezugspunkt eben und stabil, sind die Augenbewegungen ebenfalls fließend und gut gesteuert. Ist die Standfläche hingegen geneigt oder instabil, so kann sich dies auf die Steuerung der Augenbewegungen auswirken. Madaule (1993) beschrieb die Auswirkungen instabiler Augenbewegungen auf das Lesen als den Versuch, zu lesen, während man auf der Ruderbank eines kleinen Bootes bei kabbeliger See steht.

Muskelverspannungen im Nacken- und Schulterbereich in Verbindung mit einer schlechten Körperhaltung können ebenfalls Symptome für unterentwickelte Kopfstellreaktionen sein, da die 44 Muskelpaare im Nacken, die für das Halten des Kopfes verantwortlich sind, härter arbeiten müssen, um die Kopfkontrolle ohne die Unterstützung der automatischen Stellreaktionen aufrechtzuerhalten.

Während der normalen Entwicklung erfolgt die Erlangung der Kopfkontrolle in der Rückenlage erst später, sodass der Säugling erst im Alter von etwa fünf Monaten in der Lage ist, den Kopf zu heben und ihn in dieser Position einige Zeit über der Ebene der Wirbelsäule zu halten.

Labyrinth-Kopfstellreaktion

Die Labyrinth-Kopfstellreaktion wird durch eine Lageveränderung des Körpers und/oder durch eine Stimulation der Otolithen im Innenohr ausgelöst. Die Reaktion besteht aus einer kompensatorischen Kontraktion der Nackenmuskulatur, um den Kopf in aufrechter Position zu halten. Eine normale Position kann als ›Kopf vertikal, Mund horizontal‹ beschrieben werden (Crutchfield und Barnes 1993). Diese Reaktion ist bei Neugeborenen kaum nachweisbar, entwickelt sich aber in den ersten Lebenswochen rasch, wenn die Nackenmuskeln stärker werden und die relative Größe des Kopfes im Verhältnis zum Körper abnimmt. Die Fähigkeit, den Kopf aufzurichten, entwickelt sich ab einem Alter von zwei Monaten.

Augen-Kopfstellreaktion

Die Augen-Kopfstellreaktion wird durch visuelle Reize ausgelöst und ist von der Funktionsfähigkeit der Großhirnrinde abhängig. Sie sorgt dafür, dass der Kopf in seiner aufrechten Position bleibt und die Augen trotz anderer Bewegungen des Körpers auf ein visuelles Ziel gerichtet bleiben. Dies ist für die visuelle Fixierung und die Aufrechterhaltung der visuellen Aufmerksamkeit erforderlich. Die Augen-Kopfstellreaktion kann auch durch eine Kombination aus visueller und vestibulärer Stimulation, Anspannung der

Nackenmuskulatur und/oder durch sich bewegende visuelle Bilder auf der Netzhaut ausgelöst werden.

Bei normaler Entwicklung werden die Fixationsfähigkeit und die Augenfolgebewegungen mit zunehmender Stabilität der Kopfhaltung immer besser. Sind die Augen-Kopfstellreaktionen jedoch unterentwickelt, können die visuelle Fixation und die visuelle Verfolgung beeinträchtigt sein. Dies kann dann die Lesefähigkeit, das Leseverständnis und die Rechtschreibung beeinträchtigen (siehe Abbildung 2.7).

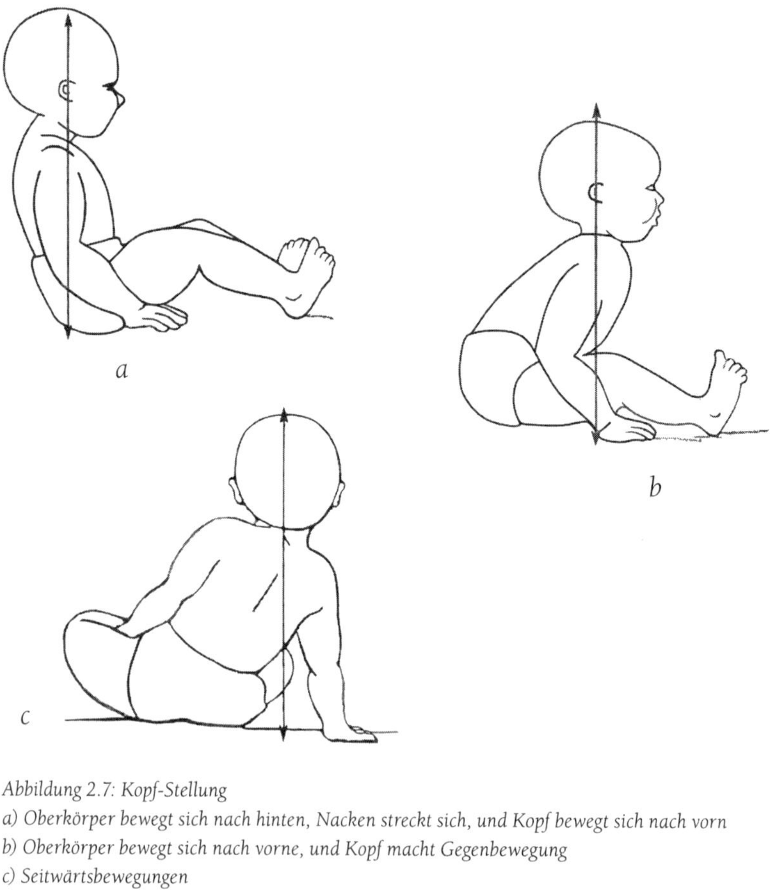

Abbildung 2.7: Kopf-Stellung

a) Oberkörper bewegt sich nach hinten, Nacken streckt sich, und Kopf bewegt sich nach vorn

b) Oberkörper bewegt sich nach vorne, und Kopf macht Gegenbewegung

c) Seitwärtsbewegungen

Landau-Reaktion

Die Landau-Reaktion hat eine relativ kurze Lebensspanne. Sie bildet sich im Alter von etwa drei Monaten aus, erreicht ihren Höhepunkt mit etwa fünf bis sechs Monaten, wenn sich die Kopfstellreaktionen etablieren, und wird im Alter von etwa dreieinhalb Jahren gehemmt. Wird das Kind mit Unterstützung unter dem Bauch in die Luft gehoben, dann löst die Landau-Reaktion einen Strecktonus im gesamten Körper aus.

Die Entwicklung der Landau-Reaktion fördert die Erhöhung des Muskeltonus, wenn sich das Kind in Bauchlage befindet (→ Abbildung 2.8). Gleichzeitig übt sie einen hemmenden Einfluss auf den TLR vorwärts aus und stärkt die Kopfstellreaktionen und den Muskeltonus des Rumpfes. Sie ermöglicht es dem Kind, nicht nur den Kopf, sondern auch den Brustkorb anzuheben, und sie ist eine wichtige Voraussetzung für spätere höher entwickelte Bewegungen in Bauchlage, an denen die Arme und Hände beteiligt sind. Im Alter von dreieinhalb Jahren, wenn das Kind als mobiler Zweibeiner sicher unterwegs ist, sollte die Landau-Reaktion nicht mehr erforderlich sein.

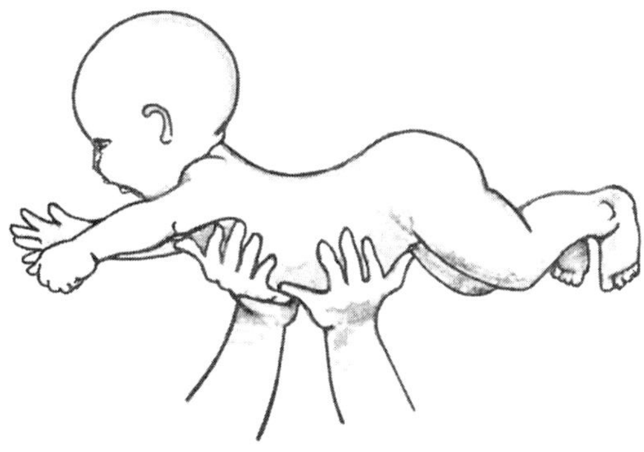

Abbildung 2.8: Landau-Reaktion

Ihre fortgesetzte Präsenz über dieses Alter hinaus deutet auf eine noch latent vorhandene Aktivität primitiver Reflexe hin, insbesondere auf Restreaktionen des TLR, und beeinträchtigt damit die Entwicklung des Gleichgewichts und die willkürliche Veränderung des

Muskeltonus in sich schnell verändernden Situationen. Ein so betroffenes Kind läuft z.B. mit steifen, unbeholfenen Bewegungen und hat Schwierigkeiten beim Hüpfen und Springen, weil es Schwierigkeiten hat, die Beinmuskeln mühelos zu beugen, wenn der Kopf überstreckt ist.

Weder die Landau-Reaktion noch der STNR sind echte primitive Reflexe oder posturale Reaktionen im theoretischen Sinn. Die Landau-Reaktion ist bei der Geburt nicht vorhanden und kann daher nicht als primitiv eingestuft werden. Beide bleiben während des gesamten Lebens nicht präsent und sind daher keine echten posturalen Reaktionen. Sie scheinen als wichtige Brückenreflexe zu fungieren, die eine hemmende Wirkung auf den TLR haben, den Übergang von einigen primitiven Reflexen zu posturalen Reaktionen integrieren helfen, den Muskeltonus stärken und die Entwicklung der vestibulären und okulomotorischen Fähigkeiten unterstützen.

Amphibienreaktion

Die Amphibienreaktion entwickelt sich zwischen dem vierten und sechsten Lebensmonat, zunächst in Bauchlage, dann in Rückenlage. Das Anheben des Beckens löst eine automatische Beugung der Hüfte und ebenfalls des Knies auf derselben Seite aus (→ Abbildung 2.9).

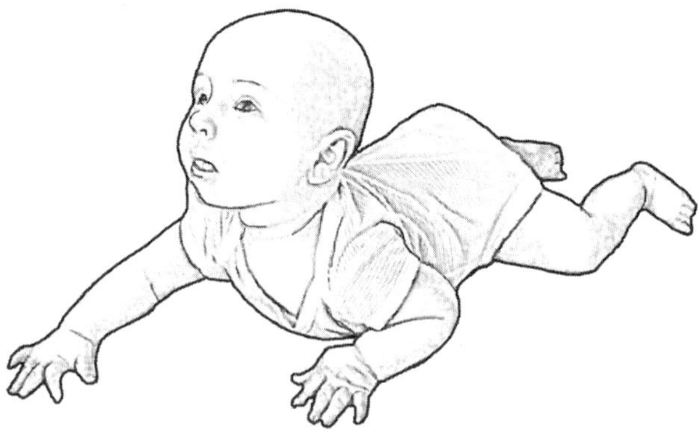

Abbildung 2.9: Amphibienreaktion in Bauchlage

Die Beugung eines Beins unabhängig von der Kopfposition ermöglicht eine Zunahme der Beweglichkeit und markiert ein wichtiges Stadium in der Entwicklung des Kriechens. Bisher wurde die Beugung oder Streckung der Beine bilateral durch die Kopfposition und durch die Aktivitäten des ATNR und TLR beeinflusst. Die Amphibienreaktion deutet damit auf eine signifikante Hemmung des ATNR und eine teilweise Hemmung des TLR hin. Die Befreiung von diesen Einschränkungen ermöglicht die unabhängige Bewegung der Beine und Arme, die für das Kriechen, Krabbeln und die spätere Grobmotorik unerlässlich ist. Damit ist es dem Kind möglich, einen Quadranten des Körpers unabhängig von den anderen drei zu bewegen (→ Abbildung 2.10).

Eine unterentwickelte Amphibienreaktion in Bauchlage erschwert das Kriechen im Kreuzmuster und kann später zu einem erhöhten Muskeltonus führen, der Aktivitäten beeinträchtigt, die von der grobmotorischen Koordination abhängen, wie z.B. beim Sportunterricht.

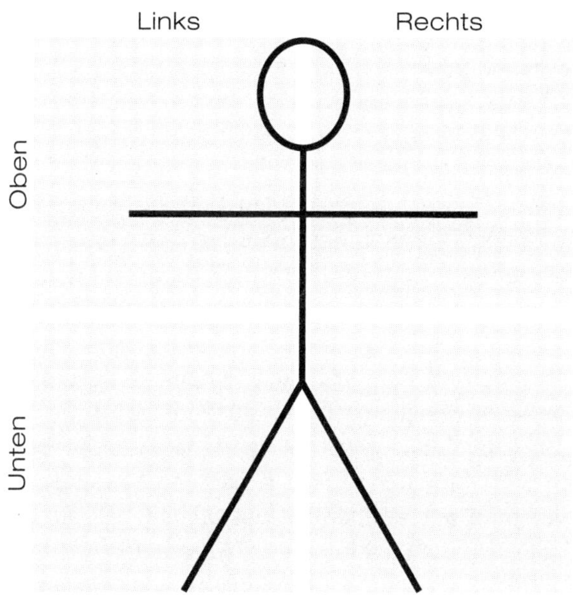

Abbildung 2.10: Die vier Quadranten des Körpers: oben, unten, links, rechts

Segmentale Rollreaktionen

Die segmentalen Rollreaktionen sind eine spätere Modifikation der ›Körperstellreaktion auf den Kopf‹ und der ›Körperstellreaktion auf den Körper‹. Während die Körperstellreaktionen den Rumpf mit dem Kopf ausrichten, wenn einer von beiden rotiert oder zur Seite gedreht wird, sind die segmentalen Rollreaktionen reine Rotationsbewegungen – »ein Teil des Körpers initiiert die Rotation, und andere Teile folgen segmentweise« (Crutchfield und Barnes 1993). Wenn sie gut entwickelt sind, ermöglicht dies Höchstleistungen bei minimaler Anstrengung, da ein Teil des Körpers die Bewegung einleitet und die anderen Segmente nacheinander folgen.

Die früheren Körperstellreaktionen auf den Kopf treten auf, wenn der Kopf zwar gerade liegt, die Körperlage aber in Bezug auf die Kopfposition verändert wird. Dies führt zu einer Stellreaktion des Thorax und löst eine Welle von Streckreflexen aus, die den Körper hinunterlaufen und das Abdomen und die Beine ausrichten.

Eine Körperstellreaktion auf den Körper erfolgt, wenn das Kind auf die Seite gelegt und Druck auf die Körperseite ausgeübt wird. Dies löst eine Stellreaktion des Körpers aus (sogar, wenn die Labyrinthe zerstört sind). Wird der Kopf gedreht, folgt der gesamte Körper in einer ›en bloc‹-Bewegung.

Die segmentalen Rollreaktionen bilden sich an zwei Schlüsselpositionen des Körpers heraus: den Schultern und den Hüften. Die Bewegung beginnt am Kopf und setzt sich dann von den Schultern über den Brustkorb zu den Hüften fort oder umgekehrt.

Sie entwickeln sich ab dem sechsten Lebensmonat und ermöglichen das Drehen, zunächst von der Rückenlage in die Bauchlage mit sechs Monaten, dann von der Bauchlage in die Rückenlage mit acht bis zehn Monaten. Als nächstes folgen das freie Sitzen, der Vierfüßlerstand und schließlich das Stehen. Mit zunehmender Übung und Geschicklichkeit bei diesen Aktivitäten werden die segmentalen Rollreaktionen für den Übergang vom Liegen zum Stehen nicht mehr benötigt. Sie sollten jedoch lebenslang verfügbar sein, um Positionswechsel zu erleichtern und Bewegungen wie Laufen, Springen, Skifahren usw. eine fließende Qualität zu verleihen (→ Abbildung 2.11).

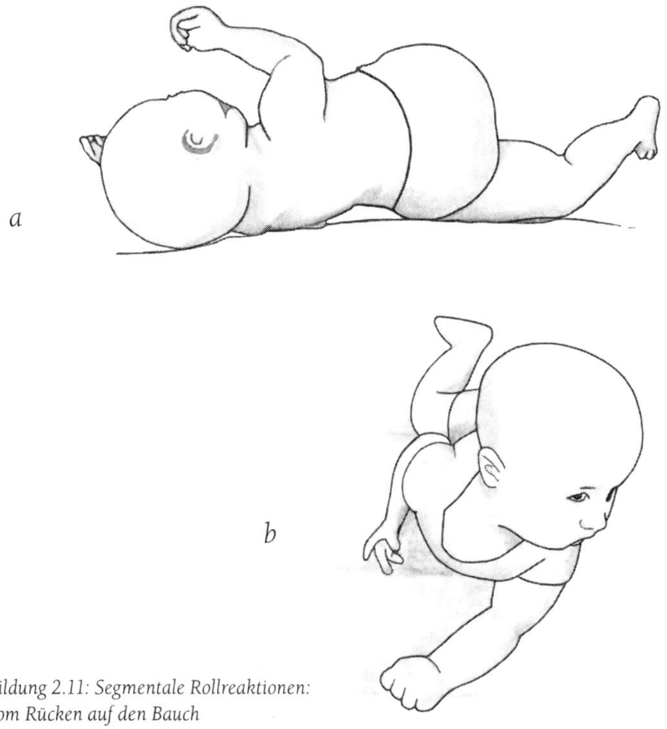

Abbildung 2.11: Segmentale Rollreaktionen:
a) vom Rücken auf den Bauch
b) vom Bauch auf den Rücken

Gleichgewichtsreaktionen

Die Etablierung der posturalen Stellreaktionen ist lediglich der Anfang der posturalen Kontrolle. Sobald die Stellreaktionen aktiv sind, beginnen sich ab einem Alter von etwa neun Monaten Gleichgewichtsreaktionen zu entwickeln. Gleichgewichtsreaktionen werden durch Stimulation der Labyrinthe ausgelöst. Sie sind kompensatorischer Natur, reagieren auf Veränderungen im Schwerkraftzentrum und sollten verfügbar werden, um die Muster der Stellreaktionen modifizieren zu können.

Gleichgewichtsreaktionen sind in erster Linie Schutzreaktionen. Sie treten als Reaktion auf eine plötzliche Lageveränderung oder bei Verlust des Gleichgewichts auf. Sie hängen von visuellen Reizen ab, und es wurde vermutet, dass ein Zusammenhang zwischen ihnen und dem reifen Schreck- oder Strauss-Reflex besteht. (Fiorentino 1981)

Die Parachute-Reaktion (auch *Sprungbereitschaft* genannt; Anm. Übers.) kann ausgelöst werden, wenn der Säugling am Bauch unterstützt hochgehalten und dann nach vorne in Richtung Boden gekippt wird. Hierbei strecken sich die Arme aus, als ob sie den Kopf und den Rumpf vor der vollen Wucht des Aufpralls schützen wollen. Wird der Säugling aufrecht gehalten und schnell zu Boden fallen gelassen, strecken sich die unteren Gliedmaßen zunächst, dann spannen sie sich an und abduzieren schließlich. Dies ist eine Schutzreaktion.

Im Alter von etwa sechs Monaten bildet sich auch die seitliche Abstützreaktion heraus. Diese automatische Reaktion ist für das Erlernen des Sitzens unerlässlich, da sie jeden Gleichgewichtsverlust in der Sitzposition durch eine kompensatorische Bewegung des Arms auf der Seite, auf die das Kind fällt, ausgleicht, den Rumpf abstützt und verhindert, dass das Kind umkippt. Dieses Reaktionsmuster sollte bei den ersten Steh-, Lauf- und Gehversuchen des Kindes unbedingt vorhanden sein.

Gleichgewichtsreaktionen betreffen unsere Fähigkeit, das Gleichgewicht zu halten, insbesondere dann, wenn wir uns bewegen. Sie sind notwendig, damit ein Kind beim Laufen, Springen und Hüpfen die Kontrolle über seine Bewegungen aufrechterhalten kann. Kinder, denen es an Gleichgewichtsreaktionen mangelt, neigen dazu, unbeholfen zu sein, häufiger als ihre Altersgenossen hinzufallen, und haben oft Schwierigkeiten mit Bewegungen, die plötzliche Richtungswechsel erfordern. (Pyfer und Johnson 1981)

Kombinierte Auswirkungen unreifer Reflexe

Verfügt ein Organismus nicht über eine höhere Reaktionsebene, reagiert er gewöhnlich regressiv mit der nächst reiferen Reaktion, die er aufbieten kann. Wenn ein Kind z.B. unterentwickelte Stell- oder Gleichgewichtsreaktionen hat, dann besitzt es keinen wirksamen Schutzmechanismus gegen Stürze, wenn es sein Gleichgewicht verliert. Der Verlust des Gleichgewichts kann dann den Moro-Reflex als letzten verfügbaren Schutz auslösen, weil die höheren Systeme versagt haben, die zur Aufrechterhaltung des Gleichgewichts und der posturalen Kontrolle benötigt werden. In einer solchen Situation kann der Moro-Reflex aktiviert werden. Jedoch ist dies dann nicht der primäre Auslösemechanismus, sondern ein Hinweis darauf, dass die höheren Anpassungs- und Schutzsysteme nicht verfügbar sind (→Abbildung 2.12) In beiden Fällen ist die ›Schwerkraftsicherheit‹ – ein Begriff, geprägt von Jean Ayres (1989), der das Gefühl von Kompetenz und Vertrauen in einer auf der Schwerkraft beruhenden Umwelt beschreibt – beeinträchtigt.

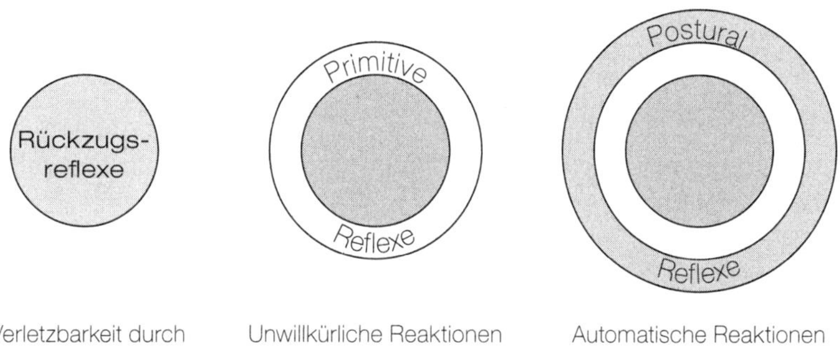

Verletzbarkeit durch jeden von außen eindringenden Stimulus. Automatische, den gesamten Körper einbeziehende Reaktion

Unwillkürliche Reaktionen auf externe Reize oder motorische Aktivitäten. Automatische, stereotype Reaktionen, die keinen Spielraum für Variationen oder mehrere Handlungsoptionen lassen. Vulnerabilität und Überreaktionen – eingeschränkte Reaktionsmuster

Automatische Reaktionen zur Aufrechterhaltung von Gleichgewicht, Stabilität und Flexibilität im gesamten Körper. Schaffung der Grundlagen für willkürliche, adaptive Reaktionen auf Umweltveränderungen

Abbildung 2.12: Die Entwicklung des Reflexsystems

Mangelnde Schwerkraftsicherheit kann zu allgemeiner Unsicherheit und erhöhter Anfälligkeit für Ängste führen. Beides ist häufig typisch für Kinder mit Koordinationsproblemen und schlechter posturaler Kontrolle. Dieser Effekt kann auch bei Jugendlichen und Erwachsenen beobachtet werden, die bestehende Haltungsprobleme kompensiert zu haben scheinen, aber bei erhöhtem schulischem oder emotionalem Stress psychische Probleme zu entwickeln beginnen. Dabei kann es sich um Jugendliche handeln, bei denen sich Lernprobleme erst in höheren Klassenstufen manifestieren, wo der Unterricht weniger strukturiert ist und eine größere Flexibilität in Bezug auf Lernstile und eine breitere Palette lebenspraktischer Fähigkeiten gefordert wird.

Während es dokumentierte Belege dafür gibt, dass Restreaktionen frühkindlicher Reflexe den Schwierigkeiten zugrunde liegen können, die Kinder beim Erlernen der Grundfertigkeiten wie das Lesen, Schreiben und Abschreiben haben, wurde der Rolle der posturalen Reaktionen beim Aufbau einer funktionalen Verbindung zwischen posturaler Kontrolle, kognitiven Funktionen und Schulleistungen bisher weniger Aufmerksamkeit geschenkt.

Lawrence J. Beuret (2000), der in Chicago mit Jugendlichen und jungen Erwachsenen mit neuromotorischen Entwicklungsproblemen arbeitete, konnte bei Angehörigen dieser älteren Altersgruppe (College-Studenten) beobachten, dass sie gelegentlich ein Profil aufwiesen, bei dem die primitiven Reflexe zwar gehemmt, die posturalen Reaktionen jedoch noch nicht vollständig entwickelt waren. Offensichtlich hatten sie dies gut kompensieren können und waren daher in der Grundschule nicht als Schüler mit spezifischen Lernschwierigkeiten aufgefallen, da ihre Probleme erst relativ spät in der Entwicklung auftraten – manchmal erst in der Adoleszenz oder später. Sie hätten von einem Bewegungsprogramm oder sensorischen Integrationstraining zu einem früheren Zeitpunkt profitieren können, doch waren sie nicht selten durch das Netz von Fördereinrichtungen gerutscht, die solche Probleme in der Grundschulzeit hätten erkennen müssen.

Die spezifischen Symptome dieser Gruppe sind in der Regel Probleme in den Bereichen:

- Anpassungsleistungen
- Anwendung bekannter Konzepte (Problemlösung)
- Verlinkung von Informationen
- Verarbeitung mehrerer Informationen gleichzeitig
- Erkennen von Abfolgen
- Bewältigung großer Informationsmengen (Informationsüberflutung)
- Vorgeschichte von ›Underachievement‹ (könnte mehr leisten), oft verdeckt durch großen Fleiß und/oder Nachhilfe
- Mangelnde Bereitschaft, sich auf neue Aufgaben oder Herausforderungen einzulassen

Alle oben genannten Fähigkeiten sind auf höheren Bildungsstufen von entscheidender Bedeutung.

Weitere damit verbundene Probleme in dieser Altersgruppe können sein:

- Eine Vorgeschichte feinmotorischer Probleme
- Niedrige Energielevel, die einer Depression ähneln, aber nicht auf Medikamente ansprechen
- Mangelnde Rumpfflexibilität
- Schwierigkeiten bei der Ausführung komplexer Bewegungsmuster, wie sie beispielsweise bei Kampfsportarten oder beim Tanzen typisch sind. (Oft berichten die Betroffenen, dass sie jede Bewegungssequenz erst ›durchdenken‹ müssen und Schwierigkeiten haben, sich an schnelle Änderungen der Bewegungsabläufe anzupassen.)

Die sozialen Auswirkungen unzureichend entwickelter posturaler Reaktionen auf ein Kind sind denjenigen eines unzureichenden Wortschatzes vergleichbar. Häufig kommt ein Individuum so lange zurecht, wie die Regeln sich nicht ändern und die einmal gelernten Fähigkeiten weiterhin angewendet werden können. Wenn sich jedoch die Regeln aufgrund einer veränderten Situation ebenfalls ändern, sind solche Kinder gezwungen, die neuen Regeln mühsam zu lernen und sie immer wieder zu üben, da sie nicht in der Lage sind, sich an die veränderten Umstände flexibel anzupassen. Das ist ihnen dann oft peinlich. Sie fühlen sich persönlich und sozial unzulänglich und entwickeln eine Neigung zu Ängsten vor zu schneller Überforderung.

Reflexreifung – ein kontinuierlicher Prozess

Neben den bereits beschriebenen posturalen Reaktionen gibt es viele weitere Reflexe, die einen Einfluss sowohl auf motorische als auch auf sensorische Funktionen haben. Ein Beispiel für einen später sich entwickelnden Reflex, der nicht zu den posturalen Reaktionen zählt, ist der akustische Stapediusreflex. Der Stapediusmuskel ist der kleinste Muskel im menschlichen Körper und am Steigbügel befestigt. Bei einem lauten Geräusch sollte der Stapediusreflex eine unwillkürliche Kontraktion des Stapediusmuskels unmittelbar nach einem Geräusch auslösen (normalerweise bei Geräuschen, die lauter als 80 bis 90 Dezibel [db] sind). Dadurch wird der tatsächlich

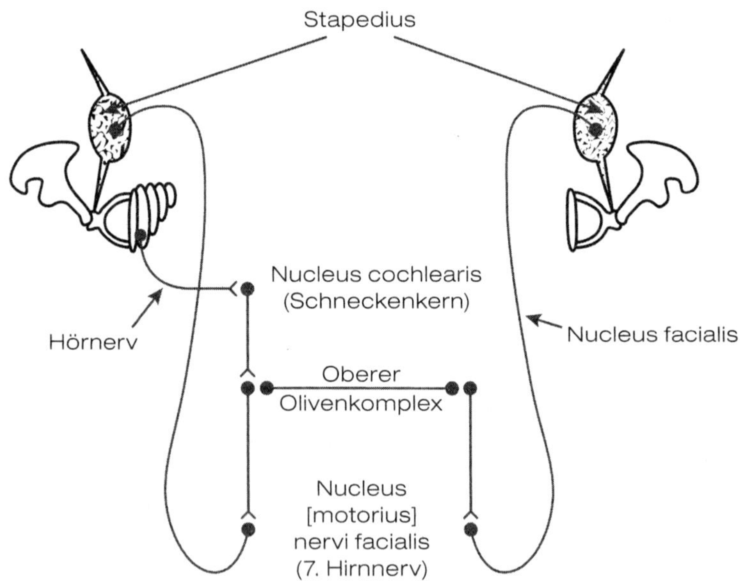

Abbildung 2.13: Funktionsweise des Stapediusreflexes

gehörte Schall um bis zu 20 db oder mehr gedämpft, wodurch das Innenohr vor einer Schädigung durch Lärm geschützt wird. Der Reflex sollte auch kurz vor dem Sprechvorgang auftreten, um Störungen durch den Klang der eigenen Stimme zu verringern (→ Abbildung 2.13).

Der Stapediusreflex beginnt seine Arbeit zwischen dem zweiten und vierten Lebensmonat, zur gleichen Zeit, in der der Moro-Reflex gehemmt wird. Die bei vielen Kindern und Erwachsenen mit noch nicht vollständig gehemmtem Moro-Reflex häufig beobachtete auditive Überempfindlichkeit kann darauf zurückzuführen sein, dass die fortgesetzte Aktivität des Moro-Reflexes die vollständige Entwicklung des akustischen Stapediusreflexes verhindert hat. Umgekehrt kann das Fehlen des Stapediusreflexes eine Moro-Schreckreaktion auslösen, weil kein ausreichender Schutz vor lauten Geräuschen besteht. Dies kann auch bei Kindern eine Rolle spielen, die auffallend ängstlich sind und Situationen mit lauten Geräuschen meiden. Sie hassen Luftballons – sie könnten platzen – und verabscheuen Feuerwerkskörper. Oft sprechen sie so, als ob sie Angst vor ihrer eigenen Stimme hätten. Bestimmte Hörtrainingsmethoden können möglicherweise dazu beitragen, diesen Reflex zu trainieren, was ein Grund dafür sein könnte, dass einige autistische Kinder gut auf ein Auditives Integrations-Training (AIT) ansprechen (vgl. Kapitel 4: *Die Sinne* → Seite 141).

Reflexe und sensorische Verarbeitung sind nicht voneinander zu trennen. Abbildung 2.14 (Seite 106) veranschaulicht einige der Verbindungen zwischen primitiven Reflexen, posturalen Reaktionen und dem Sinnessystem.

In Bezug auf ihre Funktionen bilden die posturalen Reaktionen einen Teil einer Hauptverkehrsader mit Verbindungen zwischen dem motorischen Kortex und den Muskeln. Wenn ein Teil dieser ›Datenautobahn‹ noch im Bau ist, kann dies den schnellen Informationsfluss entlang dieser Route stören. Es gibt zwar alternative Routen, aber diese sind möglicherweise nicht so effizient oder so direkt wie die Hauptverbindungsstrecke.

Sensorische Verbindungen zu den primitiven Reflexen und den posturalen Reaktionen

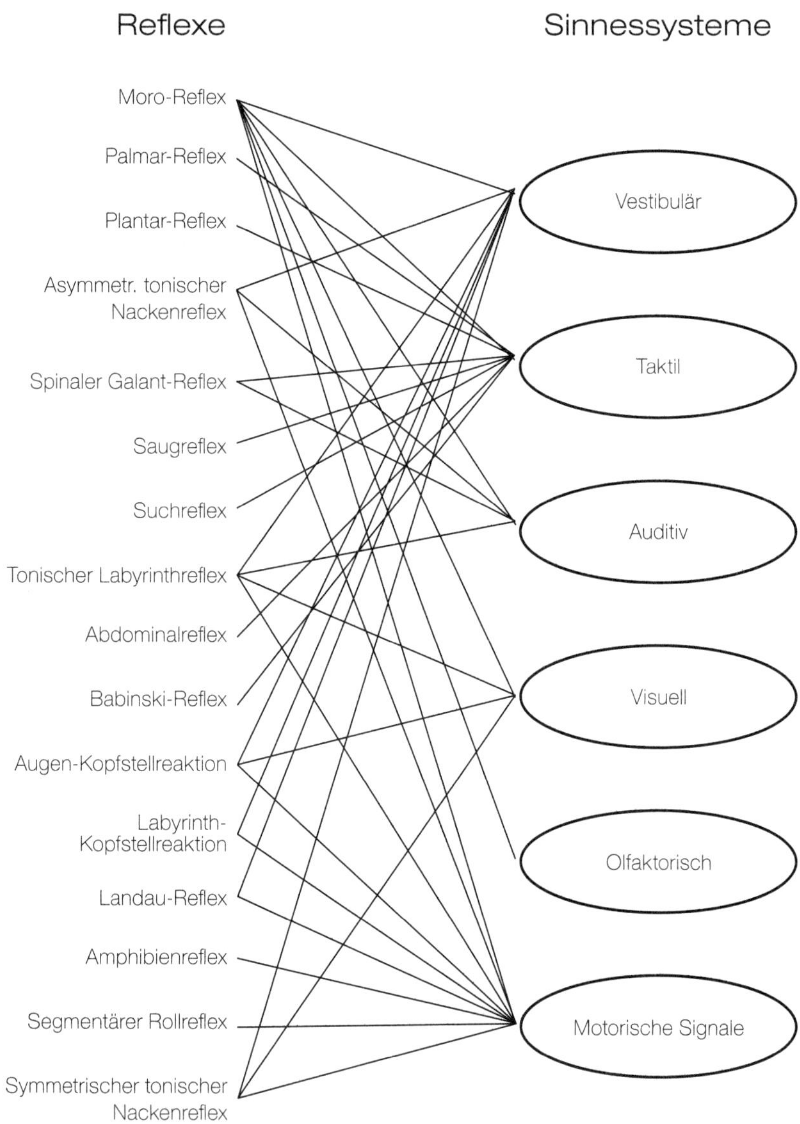

Abbildung 2.14: Reflexverbindungen zu den sensorischen Systemen

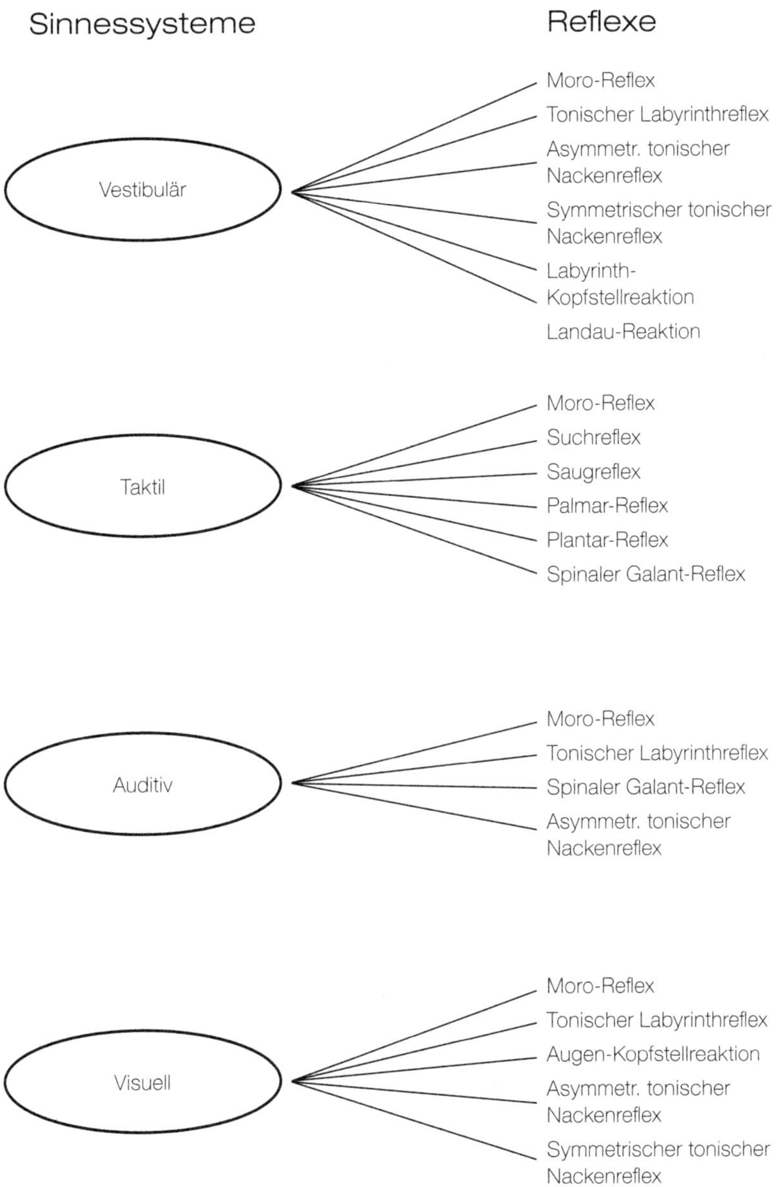
Sinnessysteme
Reflexe
Vestibulär
Moro-Reflex
Tonischer Labyrinthreflex
Asymmetr. tonischer Nackenreflex
Symmetrischer tonischer Nackenreflex
Labyrinth-Kopfstellreaktion
Landau-Reaktion
Taktil
Moro-Reflex
Suchreflex
Saugreflex
Palmar-Reflex
Plantar-Reflex
Spinaler Galant-Reflex
Auditiv
Moro-Reflex
Tonischer Labyrinthreflex
Spinaler Galant-Reflex
Asymmetr. tonischer Nackenreflex
Visuell
Moro-Reflex
Tonischer Labyrinthreflex
Augen-Kopfstellreaktion
Asymmetr. tonischer Nackenreflex
Symmetrischer tonischer Nackenreflex

3

Gehirnentwicklung

Fehlende oder unterentwickelte posturale Reaktionen gelten seit Langem als Mitursache für Koordinationsprobleme und damit verbundene Störungen wie Dyspraxie, Tollpatschigkeit und Apraxie. Vor diesem Hintergrund wurden motorische Trainingsprogramme entwickelt, um mit deren Hilfe die Entwicklung der posturalen Reaktionen zu fördern und die Koordination und das Gleichgewicht zu verbessern. Einige dieser Programme, wie z.B. das Doman-Delacato-Programm*, basieren auf dem Konzept, wonach es einen Zusammenhang zwischen Hirnfunktionen und Lernproblemen gibt und dass durch das Wiederholen von Bewegungsmustern aus der frühen Kindheit Hirnfunktionen verändert werden können. Mit anderen Worten: So wie das Gehirn den Körper steuert, kann auch der Körper das Gehirn mit Informationen versorgen und aktivieren.

Andere Techniken wie die der sensorischen Integration (Ayres 1989) beruhen auf dem Konzept, dass die Aktivierung der posturalen Reaktionen durch sensomotorische Stimulation die Entwicklung reiferer Reaktionsmuster fördern und zugleich die zugrunde liegende primitive Reflexaktivität hemmen kann. Eine allgemeine Verbesserung des Gleichgewichts und der Koordination zeigt den Wert solcher Programme, insbesondere wenn die posturalen Reaktionen unterentwickelt sind und primitive Reflexe weitgehend gehemmt sind.

Sind die primitiven Reflexe jedoch noch sehr aktiv, führt das Training der posturalen Reaktionen allein nur selten zu gleichzeitigen Verbesserungen bei der feinmotorischen Koordination, den okulomotorischen Funktionen, der Wahrnehmungsverarbeitung und

* Das Doman-Delacato Konzept wurde in den 1960er-Jahren von den beiden Amerikanern Glenn Doman, einem Physiotherapeuten, und Carl H. Delacato, einem Pädagogen und Psychologen entwickelt. Es richtete sich an hirnverletzte Kinder und baute auf neuro- und sensomotorischen Behandlungsmethoden auf. *(Anm. Übers.)*

den schulischen Leistungen. Dies mag daran liegen, dass allgemeine motorische Trainingsprogramme zwar die posturale Kontrolle und Koordination stärken, aber nicht die noch aktiven primitiven Reflexe hemmen, die die Informationsverarbeitung im Gehirn weiterhin behindern. Um zu verstehen, warum dies der Fall sein könnte, müssen wir uns einige der Mechanismen im Gehirn und deren Entwicklung während des ersten Lebensjahres genauer anschauen.

Aufbau einer Hierarchie

Das Gehirn besteht aus vielen separaten Einheiten, die alle miteinander verknüpft und voneinander abhängig sind. Bei der Geburt sind die Verbindungen zu den obersten Schichten der Hirnrinde nur schwach ausgeprägt, aber in den ersten Monaten und Jahren des Lebens muss das sich entwickelnde Kind Millionen neuer Verbindungen zwischen den Nervenzellen herstellen. Diese Verbindungen bilden ein Kommunikationsnetz oder neuronale Schaltkreise von schier unvorstellbarer Komplexität, auf denen zukünftiges Verhalten und Lernen basieren werden. Die Anordnung der Verbindungen zwischen den motorischen Bereichen wird manchmal als eine Hierarchie von Systemen mit zahlreichen Steuerungsebenen betrachtet.

Beginnen wir mit der untersten (primitivsten) Ebene

Rückenmarksebene

Die spinalen Mechanismen sorgen für eine Kontaktstelle zwischen dem Nervensystem und den Muskeln. Einfache reflexartige Bewegungen, die ausschließlich von Nervenzellen im Rückenmark gesteuert werden, stellen sicher, dass sich bei der Kontraktion einer Gruppe von Muskeln die entgegengesetzte Gruppe entspannt. Am Beispiel der Nacktschnecke, die automatisch mit Rückzug reagiert, wenn ein unerwarteter Wasserstrahl auf ihre Bauchhöhle gerichtet wird, lässt sich ein einfacher, durch Berührung ausgelöster Reflex gut verdeutlichen. Spinalreflexe können durch höhere Ebenen im Gehirn modifiziert werden.

Hirnstammebene

Der Hirnstamm befindet sich am oberen Ende der Wirbelsäule und beherbergt die Nervenbahnen, die Impulse zwischen dem Gehirn und dem Körper weiterleiten. Er ist Teil des Zentralen Nervensystems und verantwortlich für jene Neuronen, die den Herzschlag, den Blutdruck, die Atmung und auch die Impulse zum Schlucken, Lachen, Niesen usw. steuern. Er repräsentiert den evolutionären Kern – den primitiven Teil, der bei Säugetieren, Fischen und Reptilien gleichermaßen zu finden ist. Die Funktionen, die er erfüllt, sind so grundlegend, dass eine Verletzung des Hirnstammkerns zum Tod führt. Hier befindet sich auch der Ort, an dem die Nervenbahnen zwischen Gehirn und Körper zur gegenüberliegenden Seite kreuzen. Der Hirnstamm umfasst den Pons und die Medulla oblongata. Während die primitiven Reflexe auf der Ebene des Hirnstamms gesteuert werden, werden die posturalen Reaktionen mit Ausnahme der Augen-Kopfstellreaktion vom Mittelhirn aus gesteuert.

Mittelhirn

Das Mittelhirn erfüllt wichtige Funktionen bei der Motorik (Verschaltung mehrerer posturaler Reaktionen) sowie bei der Steuerung der Augenbewegungen und bei der auditiven und visuellen Verarbeitung.

Mit dem Hirnstamm verbunden ist die Formatio reticularis, die für die Aufrechterhaltung von Bewusstheit und Wachheit verantwortlich ist.

Retikuläres Aktivierungssystem

Das retikuläre Aktivierungssystem (RAS) ist eine Art Schleusentor für die Weiterleitung von sensorischen Signalen, das je nach den Umständen entweder die Signale zur Alarmierung höherer Hirnregionen durchlässt oder sie dämpft. Es spielt eine wichtige Rolle bei der Aufrechterhaltung des Bewusstseins und bei der Regulierung des Schlaf-Wach-Zyklus und beeinflusst daher auch die Alarmbereitschaft im Wachzustand und die Fähigkeit, aufmerksam zu sein.

Sowohl die bewusste als auch die automatische Steuerung des sensomotorischen Systems hängen von den ständigen, wenn auch fluktuierenden Interaktionen zwischen all den unterschiedlichen Zentren – einschließlich des Cerebellums –- ab, aus denen das zentrale Nervensystem besteht (→ Abbildung 3.1).

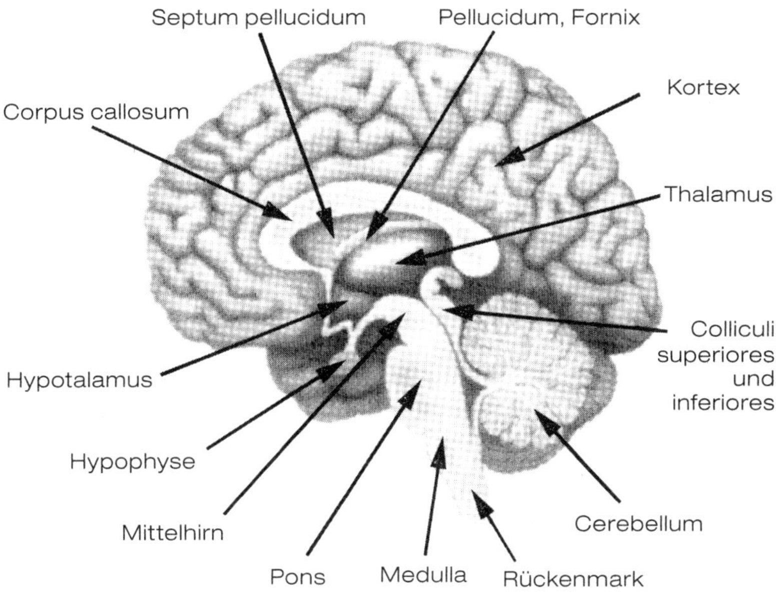

Abbildung 3.1: Die hierarchische Struktur des Gehirns – Areale, die in sensorische, motorische und hormonelle Funktionen involviert sind

Thalamus

Der Thalamus ist eine aus zwei Lappen bestehende Masse von Nervenzellen am oberen Ende des Hirnstamms. Er fungiert als eine wichtige Schaltstelle für sensorische und motorische Fasern. Er sendet und empfängt Impulse aus dem Kleinhirn, dem retikulären System, den Nervenganglien und dem Kortex. Mit Ausnahme des Geruchsinns werden alle Sinneseindrücke durch den Thalamus gefiltert, bevor sie ihre Zielregionen in der Hirnrinde erreichen. Daher spielt der Thalamus eine wichtige Rolle bei der Bereitstellung von

Informationen, von denen die Interpretation von Sinnesreizen abhängt.

Hypothalamus

Der Hypothalamus befindet sich unmittelbar unterhalb des Thalamus. Seine Aufgabe besteht darin, jene Hormone zu synthetisieren, die an der Regulierung der Körpertemperatur, des Wasserhaushalts, des Appetits und des Sexualverhaltens beteiligt sind. Diese Hormone werden dann in die Hypophyse geschleust, wo sie gespeichert oder in den Blutkreislauf abgegeben werden. Diese zwei Zentren werden zusammen mit dem Hippocampus und der Amygdala als Sitz des ›limbischen Systems‹ bezeichnet, das der Mensch mit anderen Säugetieren gemeinsam hat.

Limbisches System

Vom limbischen System aus werden Gefühle wie Leidenschaft, Trieb, Angst, Wut und Trauer erzeugt. Während der Hirnstamm für das Überleben steht, repräsentieren das Mittelhirn und das limbische System das, was wir als Instinkt bezeichnen. Von hier aus werden unser Stoffwechsel, unsere Gefühle (physiologische Entsprechungen von Emotionen) und unsere Stoffwechselreaktionen auf die Außenwelt gesteuert. Bei der paarig angelegten Amygdala handelt es sich um zwei kleine mandelförmige Regionen tief im Gehirn, die zur Regulierung von Emotionen und zur Speicherung von Erinnerungen beitragen – vor allem, wenn es sich um eher emotionale Erinnerungen handelt.

Hippocampus

Der Hippocampus – der Name rührt von seiner Ähnlichkeit mit einem Seepferdchen her – ist ein zentraler Teil des limbischen Systems und vermutlich in erster Linie für die Speicherung von Langzeiterinnerungen verantwortlich. Auch wird angenommen, dass er wohl auch dazu beiträgt, dass diese Erinnerungen nicht so schnell vergessen werden. Darüber hinaus spielt er eine wichtige Rolle bei der räumlichen Verarbeitung und der Orientierung. Das limbische System als Ganzes ist an den bei der Abspeicherung von Erinnerungen ablaufenden hormonellen Prozessen beteiligt. Dies könnte ein Grund dafür sein, dass Kinder besser lernen, wenn sie einen körperlichen und emotionalen Bezug zum Lernstoff haben. Auch kann dies erklären, warum die Erinnerung an vergangene traumatische Ereignisse die mit dem ursprünglichen Ereignis verbundenen körperlichen Empfindungen von Angst und Bedrängnis wieder wachrufen kann.

Gaddes vertrat die Ansicht, dass einige Verhaltensweisen direkt aus einer Reflex- oder Spontanstimulation des Hypothalamus und mit ihm verbundener Strukturen resultieren, und zwar in Kombination mit hemmenden, erlernten Prozessen, die von der Großhirnrinde ausgehen: »Ein Zuviel an hypothalamischer Stimulation mit einem Zuwenig an kortikaler (oder verstandesmäßiger) Kontrolle führt vermutlich zu einem im sozialen Bereich aufsässigen Kind, das die Rechte und Wünsche anderer missachtet. Das umgekehrte Muster kann zu einem übermäßig kontrollierten, gehemmten, fantasielosen Kind führen« (Gaddes 1980). Diese Beschreibung hat eine bemerkenswerte Ähnlichkeit mit den beiden Verhaltensprofilen, die jene Kinder charakterisieren, die – wie in Kapitel 1: *Primitive Reflexe: Wie sie das Leben und das Lernen beeinflussen* (→ Seite 25ff.) beschrieben – noch unter dem Einfluss des Moro-Reflexes stehen.

Basalganglien

Die Basalganglien sind eine Gruppe von Kernen im unteren Teil der Großhirnrinde, die zur Regulierung der Körperbewegungen beitragen (→ Abbildung 3.2). Sie sind für die Organisation von unwillkürlichen und halbwillkürlichen Aktivitäten verantwortlich, auf denen bewusst intendierte Bewegungen dann aufbauen. Sie erhalten Input von der Großhirnrinde und beeinflussen die Bewegung, indem sie den Output des motorischen Kortexes modifizieren. Zusammen mit dem Kleinhirn sind die Basalganglien an unterschiedlichen Aspekten der Planung und Steuerung von Bewegungen beteiligt, haben aber keinen eigenen Output zum Rückenmark. Sie sind maßgeblich an der Feinabstimmung laufender Bewegungen beteiligt und haben die Aufgabe, das Gleichgewicht zwischen hemmenden und bahnenden Einflüssen aufrechtzuerhalten. Wenn ein spezieller Teil der Basalganglien (das Striatum) geschädigt ist, wie es bei der Parkinson-Krankheit der Fall ist, ist die Hemmung unwillkürlicher Bewegungen beeinträchtigt. Auch im Ruhezustand des Patienten tritt ein anhaltender Tremor auf. Bei einer normalen Entwicklung sollten Tätigkeiten, die zunächst geübt werden müssen, schließlich in das automatische Repertoire der Basalganglien unter Einbeziehung des Kleinhirns aufgenommen werden. Das Erlernen des Klavierspiels, des Autofahrens oder des Fahrradfahrens fällt in diese Kategorie.

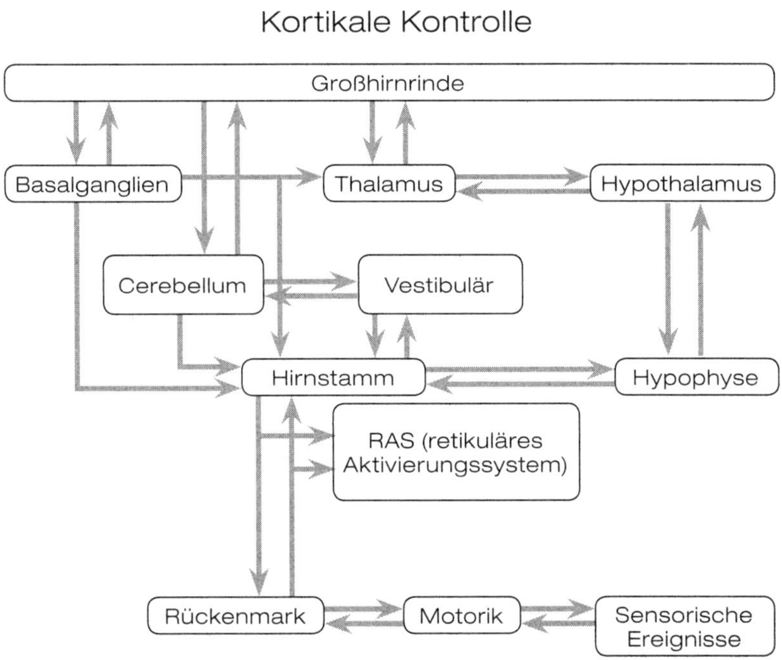

Abbildung 3.2: Funktionale Verbindungen zwischen Großhirnrinde und unteren Hirnarealen, die in sensorische, motorische und hormonelle Reaktionen involviert sind

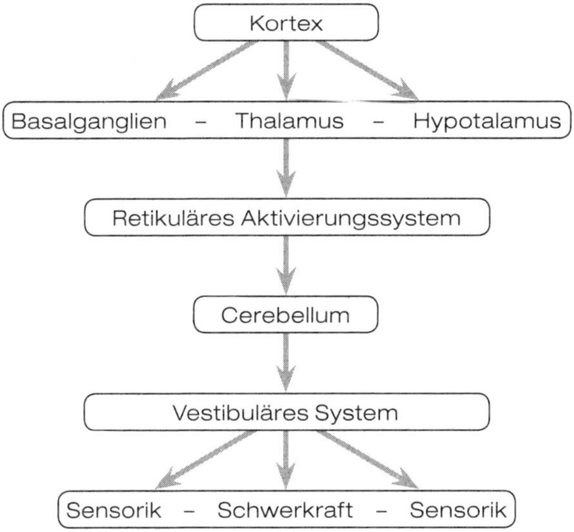

Abbildung 3.3: Zentrale Hirnregionen, die an posturaler Kontrolle und Wachheit beteiligt sind

Cerebellum

Mit dem Hirnstamm verbunden, aber kein Teil von ihm, ist das Cerebellum. Sein Name bedeutet wörtlich übersetzt ›das kleine Gehirn‹. Während die Großhirnrinde uns ermöglicht, alle jene höheren Funktionen auszuführen, die einzigartig für den Menschen sind, ist das Kleinhirn für die Feinabstimmung jeder unserer Bewegungen zuständig (→ Abbildung 3.3). Obwohl es selbst nichts initiieren kann, verarbeitet das Kleinhirn Impulse, die von den motorischen Zentren im Gehirn und von den Nervenenden in den Muskeln kommen. Die eingehenden Impulse übertreffen die abgehenden Impulse um das Dreifache, denn es ist die Aufgabe des Kleinhirns, relevante Informationen zu sichten und zu verfeinern, um die motorische Leistung zu verbessern. Signale an das Kleinhirn kommen aus dem Gleichgewichtssystem, den Augen und den Gelenkmuskeln der unteren Gliedmaßen und des Rumpfes (Propriozeptoren). Letztlich ist das Kleinhirn für die Regulierung der posturalen Reaktionen und des Muskeltonus verantwortlich (Bloedel und Brachfa 1997) und damit für die Aufrechterhaltung des Körpergleichgewichts.

Ist das Kleinhirn geschädigt, kommt es zu einer Störung der Bewegungskontrolle, sodass die tatsächliche Ausführung der Bewegung nicht mehr der eigentlichen geplanten Vorstellung entspricht. Zu den hauptsächlichen Kennzeichen einer Kleinhirnfunktionsstörung zählt Ataxie, die sich durch Unsicherheit oder mangelnde Koordination bei der Bewegung von Armen und Beinen, in der Körperhaltung und beim Gangbild äußert. Eine unzureichende Steuerung beim Krafteinsatz und Timing von Bewegungen führt zu Auffälligkeiten bei der Regulierung der Geschwindigkeit, der Entfernungsabschätzung und des Rhythmus sowie bei der Fähigkeit, Bewegungen gezielt zu starten und zu stoppen. Über das Ziel hinausschießende Bewegungen sind die Folge. Kleinhirnprobleme können zahlreiche Funktionen beeinträchtigen, darunter die Kontrolle und Regulierung der Sprache (Dysarthrie), des Muskeltonus und die Fähigkeit, schnelle alternierende Bewegungen auszuführen (Dysdiadochokinese).

Über mehr als ein Jahrhundert lang wurde das Kleinhirn als ein rein motorisches Organ betrachtet. Eine wachsende Zahl von Forschungsergebnissen zeigen, dass das Kleinhirn an weit mehr beteiligt ist als an der Regulierung verschiedener Aspekte motorischer Lernprozesse. Studien an Patienten mit Kleinhirnatrophie deuten darauf hin, dass es auch eine Rolle im Bereich der Visuomotorik und der Adaptation, der Planung, des strategischen Denkens, der zeitlichen Orientierung (Ivry und Keele 1989) und des assoziativen Lernens spielt. Weitere Belege aus Studien mit funktioneller Bildgebung (PET [Positronen-Emissions-Tomographie] und MRT [Magnetresonanztomographie]) stützen die Hypothese, dass das Kleinhirn im Zusammenspiel mit anderen Strukturen als Teil eines frontal-subkortikalen Systems fungiert, das für die Speicherung und Organisation von zeitlich aufeinanderfolgendem Handeln (Hallett und Grafman 1997) zuständig ist. Weitere Aufgabenbereiche sind das assoziative Lernen (Leiner et al. 1986; 1993), die Generierung von Wörtern (Posner und Raichle 1994) und die schnelle Verlagerung der Aufmerksamkeit von einer Aufgabe zur anderen. (Courchesne et al. 1994)

In einigen Studien wurde herausgefunden, dass das Kleinhirn bei manchen autistischen Kindern kleiner als normal ist. Es wurde vermutet, dass dies der Grund dafür sein könnte, dass autistische Kinder dazu neigen, sich auf bestimmte stereotype Aktivitäten zu fixieren, und nicht in der Lage sind, ihre Aufmerksamkeit auf andere relevante Außenreize zu richten. Nach einer anderen Interpretation verfügt das autistische Kind über unzureichende Filtermechanismen, um unerwünschte Sinnesreize auszublenden, wodurch es durch zu viele sensorische Signale überladen wird. Die sich wiederholenden stereotypen Aktivitäten sind dann eine Möglichkeit, die äußere Welt auszublenden und sich auf eine innere Welt zu konzentrieren, die einem Traumzustand nicht unähnlich ist. Auf diese Weise wird die durch die Reizüberflutung erzeugte Angst reduziert.

Nicolson und Fawcett (1994) kamen zu dem Schluss, dass das Kleinhirn an der ›Automatisierung‹ grundlegender Fähigkeiten im Zusammenhang mit der motorischen Kompetenz, der phonologischen Verarbeitung und der visuellen Wahrnehmung beteiligt zu sein scheint. Alle diese Fähigkeiten sind bei Personen mit diagnostizierter Legasthenie oft nur in unzureichendem Maße vorhanden. Und auch bei Kindern, die noch ein Cluster aberranter primitiver Reflexe und posturaler Reaktionen haben, treten diese Probleme ebenfalls auf.

Cerebellum und Entwicklung

Das Kleinhirn befindet sich im hinteren Teil des Gehirns, oberhalb des Hirnstamms und unterhalb der Großhirnrinde. Wie der Neokortex ist es beim Menschen höher entwickelt als bei allen anderen Spezies. Es macht elf Prozent des gesamten Gehirngewichts aus. Von der Geburt bis zum vierten Lebensjahr wächst es schneller als die Großhirnrinde. Bereits im Alter von zwei Jahren erreicht es 80 Prozent seiner ausgewachsenen Größe, und im Alter von vier Jahren ist es größtenteils myelinisiert. Danach entwickelt es sich langsamer bis zum Alter von fünfzehn Jahren und auch noch darüber hinaus weiter.

Seine schnellste Wachstums- und Reifungsphase fällt in die Zeit, in der die frühen Bewegungsmuster erlernt werden. Diese werden dann in den Basalganglien und im Kleinhirn gespeichert, um sie bei Bedarf abrufen zu können. Das Kleinhirn erfasst die Aktionen, die mit komplexen und gewohnheitsmäßig ausgeführten Bewegungen verbunden sind, und stellt dann je nach Anforderung Bewegungsabfolgen bereit, wobei es Teile der Sequenz modifiziert, um das Ergebnis der Intention entsprechend anzupassen. Dies ist das motorische Äquivalent zum Aufbau eines Wörterbuchs häufig verwendeter Ausdrücke. Das Kleinhirn ist besonders aktiv, wenn es um das Erlernen einer neuen Fähigkeit geht. Je besser ein Kind eine Fertigkeit beherrscht, desto stärker nimmt die Kleinhirnaktivität dann wieder ab.

Learning by doing – so arbeitet das Kleinhirn. Und: Übung macht den Meister, weil durch das wiederholte Feuern synaptischer Verbindungen die beteiligten Neuronen ihre Funktionen verfeinern und somit effizienter werden. Dies entspricht der Beobachtung von Hebb (1949), dass Neuronen, die zusammen feuern, sich auch miteinander vernetzen (›Neurons that fire together wire together‹), was schließlich zu maximaler Effizienz bei minimalem Energieaufwand führt.

Wie das Gehirn als Ganzes ist auch das Kleinhirn in drei Schichten gegliedert. An der Basis befindet sich das Archicerebellum. Es ist ein evolutionärer Auswuchs des vestibulären Systems, von dem einige Fasern direkt zur Kleinhirnrinde führen, während die meisten Fasern Informationen über die vestibulären Kerne und das retikuläre Aktivierungssystem im Hirnstamm weiterleiten.

Das Paläocerebellum empfängt Aktionspotenziale von der Haut, den Gelenken und den primären Muskelspindelafferenzen (taktile und propriozeptive Verbindungen). Das Neocerebellum wiederum hat sich bei Säugetieren zusammen mit der Großhirnrinde entwickelt. Seine größte Ausdehnung hat es bei den Primaten erreicht, wobei sein evolutionär jüngster Teil, der Neodendatus des Nucleus dentatus, nur beim Menschen vorhanden ist. Das Neocerebellum spielt eine wichtige Rolle bei der Steuerung von Hand- und Mundbewegungen und ist daher auch an Sprache, Artikulation und der

Feinsteuerung manueller Tätigkeiten einschließlich des Schreibens beteiligt.

Leiner et al. (1986) zufolge ist es die einzigartige Vergrößerung des Areals des Neodentatus im Kleinhirn, die den Menschen in die Lage versetzt hat, die Leistung aller anderen Teile des Gehirns zu verbessern, mit denen es durch wechselseitige neuronale Verbindungen verbunden ist. Das INPP fand heraus, dass ein hoher Prozentsatz von Kindern mit noch Restreaktionen primitiver Reflexe und fehlenden posturalen Reaktionen auch Schwierigkeiten mit der Feinsteuerung von Fingern, Händen und Füßen hat (Dysdiadochokinese), eine Fähigkeit, die ebenfalls zum Teil durch das Kleinhirn reguliert wird.

Entwicklung cerebellärer Verbindungen

Zum Zeitpunkt der Geburt eines Kindes sind die verschiedenen Hirnregionen zwar funktionsfähig, aber noch nicht vollständig miteinander verbunden. Wie entwickelt und integriert nun das Kleinkind diese Bereiche in den ersten Lebensjahren?

In der vorgeburtlichen Entwicklung ist es vor allem das vestibuläre System, das sich besonders früh entwickelt: Bereits acht Wochen nach der Konzeption ist es an Ort und Stelle, mit sechzehn Wochen ist es funktionsfähig und zum Zeitpunkt der Geburt myelinisiert. Damit ist es das einzige der sensorischen Systeme, das bei der Geburt ausgereift ist und über funktionelle Verbindungen zum und vom Kleinhirn verfügt. In den ersten Lebensmonaten muss es jedoch lernen, effektiv mit den anderen sensorischen Systemen (Tastsinn, Propriozeption, Sehen und Hören) zu interagieren. Diese entwickeln sich nach der Geburt in hohem Tempo und bilden wichtige Verbindungen zur Großhirnrinde. Die vergleichsweise hohe Reife des vestibulären Systems bei der Geburt verleiht einem Säugling jedoch noch nicht sofort eine gute Kontrolle über das Gleichgewicht. Dies ist eine Fähigkeit, die durch Experimentieren, Erfahrung und Übung in Zusammenspiel mit dem gesamten sensomotorischen System erlernt werden muss.[12] In Bezug auf das Erlernen der posturalen Kontrolle ist es so, als würde man bei der Geburt einen

Flügel bekommen. Weder das Klavier noch das Kind können ihr Potenzial ohne regelmäßiges Üben über einen längeren Zeitraum hinweg entfalten.

Das Archicerebellum reift schon früh im Fötus heran, doch braucht es mindestens fünfzehn Monate bis vier Jahre, bis die ersten neocerebellären Verbindungen zur Großhirnrinde angelegt sind.

Vor allem durch Bewegung lernt ein Kind, diese unterschiedlichen Systeme zu kalibrieren, indem es Bewegungsmuster wieder und wieder einübt und einsetzt. Dies geschieht zunächst durch spontane und reflexive Bewegungen, die dem Kind das erste Bewegungsvokabular zur Verfügung stellen, mit dem es die sensorischen Informationen aus verschiedenen Quellen integrieren kann. Später wird dies verfeinert und differenzierter, wenn sich die willkürliche Kontrolle über eine zunehmende Vielfalt von Bewegungen zusammen mit der posturalen Kontrolle entwickelt. Bewegung versorgt das Gehirn mit Informationen und unterstützt die Herausbildung einer inneren Landkarte des Körpers (›body map‹), eines räumlichen Bewusstseins und eines Körperschemas in Bezug auf das Selbst und die Umwelt. Reifungsprozesse und Umweltfaktoren wirken zusammen, um diesen Prozess zu fördern. Das Cerebellum kann dann diese Informationen nutzen, um die nachfolgende motorische Aktivität auf der Grundlage eines vorhandenen Repertoires an bereits bekannten Bewegungsabläufen zu modifizieren und zu verfeinern. Ein Programm zur Ausreifung und Hemmung von Reflexen kann die Funktionsfähigkeit des Kleinhirns verbessern, indem es die posturalen Reaktionen fördert, auf die sich das Kleinhirn stützt.

Hallett und Grafman (1997) vertraten die Ansicht, dass »die Rolle des Cerebellums bei der Verarbeitung von zeitlich aufeinanderfolgenden Informationen auf ähnliche Weise abläuft wie bei der motorischen Verarbeitung und auf einen Mechanismus hindeutet, durch den kognitive Ereignisse in eine Reihenfolge gebracht und zeitlich eingeordnet werden«. Bereits 1944 stellten Snider und Stowell fest, dass die taktilen, visuellen und auditiven Zentren des Kleinhirns mit entsprechenden Bereichen in der Großhirnrinde verbunden sind. Daraus schlossen sie, dass »das Kleinhirn an der Koordination von Tastsinn, Gehör und Sehvermögen ebenso beteiligt ist wie an der von Bewegungen ... es ist ein ergänzendes Kontrollsystem, das den grundlegenden aufsteigenden (sensorischen) und absteigenden (motorischen) Schaltkreisen des motorischen Systems untergeordnet ist«.

Diese Beobachtung, die motorische, sensorische und kortikale Funktionen mit der Beteiligung des Kleinhirns in Verbindung bringt, eröffnet viele Möglichkeiten für therapeutische Ansätze.

Levinson führte die Verwendung von Medikamenten gegen Reiseübelkeit und von Antihistaminika zur Behandlung von Legasthenie und einigen Formen von Phobien ein. Viele Medikamente gegen Reiseübelkeit haben Auswirkungen auf die Funktionsweise des vestibulär-cerebellären Schaltkreises und die Verbindungen zum retikulären Aktivierungssystem. Levinson (1991) bezeichnete Kinder mit vestibulär-cerebellären Problemen als ›Upside-Down-Kids‹, weil ihr Wahrnehmungs- und Stoffwechselsystem oft entgegengesetzt auf bestimmte Arzneimittel reagiert. Sie zeigen nicht nur in ihren Symptomen, dass sie kognitive Schwierigkeiten mit der Richtungswahrnehmung haben – was sich z.B. in der Verdrehung von Buchstaben und Wörtern beim Schreiben und in der Rechtschreibung äußert –, sondern viele von ihnen reagieren auch überempfindlich auf bestimmte Medikamente, reagieren mitunter auf Beruhigungsmittel mit Hyperaktivität und werden nach Verabreichung von Stimulanzien ruhig. Durch die von ihm vorgenommene medikamentöse Feinabstimmung der Funktionsweise dieser Schaltkreise will Levinson eine Veränderung der kognitiven Funktionen und des Verhaltens nachgewiesen haben.

Das reibungslose Funktionieren des motorischen Systems hängt vom gesamten zentralen Nervensystem ab, sowohl vom motorischen als auch vom sensorischen Teil. Willkürliche und halbwillkürliche Bewegungen entwickeln sich durch Übung, sind aber ohne bereits vorhandene posturale Muster, die schon durch das basal-retikuläre System angelegt sind, nicht möglich. Mit zunehmender Reife des

Kindes sollte die Befehlsfolge von oben nach unten erfolgen, wobei die Großhirnrinde die Arbeit der Basalganglien beeinflusst und modifiziert. Diese wiederum modifizieren Zentren des Hirnstamms, die ihrerseits dann die Rückenmarksreflexe modulieren. Auf jeder Ebene gibt es eine Rückkopplung von Informationen an die Zentren, und das Kleinhirn fungiert als entscheidende Kontrollinstanz in diesem Rückkopplungsnetzwerk (→ Tabelle 3.1) Eine Funktionsstörung auf einer der Ebenen kann dazu führen, dass untere Zentren dem Einfluss der oberen entzogen werden. Ebenso kann die fehlende Hemmung unterer Zentren höhere Zentren daran hindern, die Kontrolle zu behalten. Die Befehlskette sollte dem Diagramm in → Abbildung 3.4 entsprechen.

Organisation und Hauptnervenverbindungen im Cerebellum

Phylogenetisch	Hauptverbindungen	Funktion
Archicerebellum	Vestibulär	Haltung (unbewusst)
Paleocerebellum	Rückenmark sensorisch	Fortbewegung, zum Beispiel gehen, laufen etc.
Neocerebellum	Kortex über Pons	Feinmotorische Koordination, besonders der Hände und des Mundes
Nucleus dentatus	Assoziationsareale im Kortex	– Wortassoziationen – Mentale Vorstellung von Bewegungsabfolgen (Ideation) – Übungsbezogenes Lernen – Fehler erkennen – Beurteilung von Zeitintervallen und Geschwindigkeit sich bewegender Stimuli – Schneller Wechsel der Aufmerksamkeit zwischen den sensorischen Modalitäten. – Kognitive Operationen im dreidimensionalen Raum

(Ergebnisse von PET-Aufnahmen, Leiner, Leiner und Dow, 1993)

Tabelle 3.1: Organisation und Hauptverbindungen im Cerebellum

Zerebraler Kortex (Großhirnrinde)

An der Spitze der umgekehrten Gehirnpyramide befindet sich schließlich die aus zwei Hemisphären bestehende Großhirnrinde, die durch das Corpus callosum miteinander verbunden sind. Obwohl einige Aufgaben von beiden Hemisphären gemeinsam wahrgenommen werden, haben die linke und die rechte Seite der Großhirnrinde spezialisierte Funktionen zu erfüllen, sind aber bei der Ausführung dieser Aufgaben voneinander abhängig. Daraus ergibt sich die hohe Bedeutung des Corpus callosum (→ Abbildung 3.4).

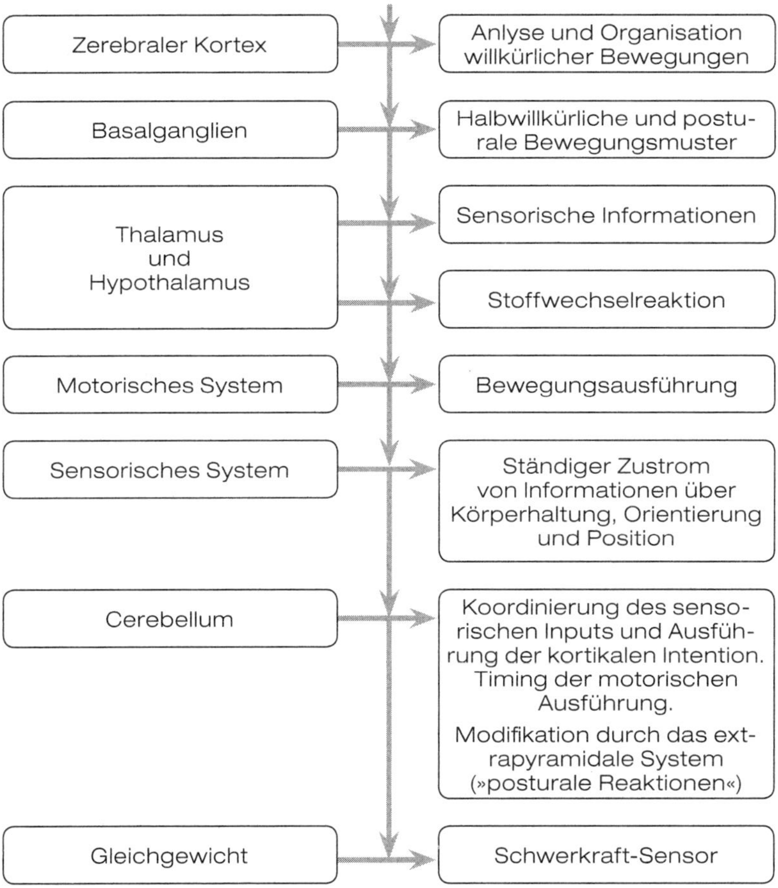

Abbildung 3.4: Funktion und Feedback

Hemisphärische Spezialisierung

Die beiden Hemisphären des Gehirns sind in ihren Funktionen unterschiedlich. Dies wurde erstmals in den 1960er-Jahren durch die Forschungen des Psychobiologen und Nobelpreisträgers Roger W. Sperry bekannt.

Die linke Gehirnhälfte ist verbaler, analytischer und systematischer als die rechte Gehirnhälfte, während die rechte Gehirnhälfte eher visuell, ganzheitlich, intuitiv und kreativ ist und eine eher unstrukturierte Denkweise aufweist. Als Verallgemeinerung können die spezifischen Fähigkeiten der linken und rechten Gehirnhälfte wie folgt kategorisiert werden:

Linke Hirnhälfte
- Logisch
- Sequenzierung
- Lineares Denken
- Arithmetisch
- Fakten
- Sprache
- Verbale Sprache (Denken in Wörtern)
- Schreiben
- Zeit

Rechte Hirnhälfte
- Intuitiv
- Visuell
- Ganzheitlich
- Zahlenmuster
- Fantasie
- Gefühle
- Non-verbale Sprache
- Zeichnen/Bilder

Unabhängig davon, ob jemand eine logische oder eine kreative Funktion ausführt, erfolgt der Input von beiden Seiten des Gehirns. So ist die linke Gehirnhälfte beispielsweise auf die verbalen Aspekte der Sprache spezialisiert, während die rechte Gehirnhälfte für das Verstehen von Kontext und Tonfall (nonverbal) zuständig ist. Ebenso ist die linke Gehirnhälfte für die arithmetischen und sequenziellen Aspekte der Mathematik zuständig, während die rechte Gehirnhälfte beim Einprägen und Abrufen von Zahlenmustern (z.B. Multiplikationstabellen), Vergleichen und groben Schätzungen hilft.

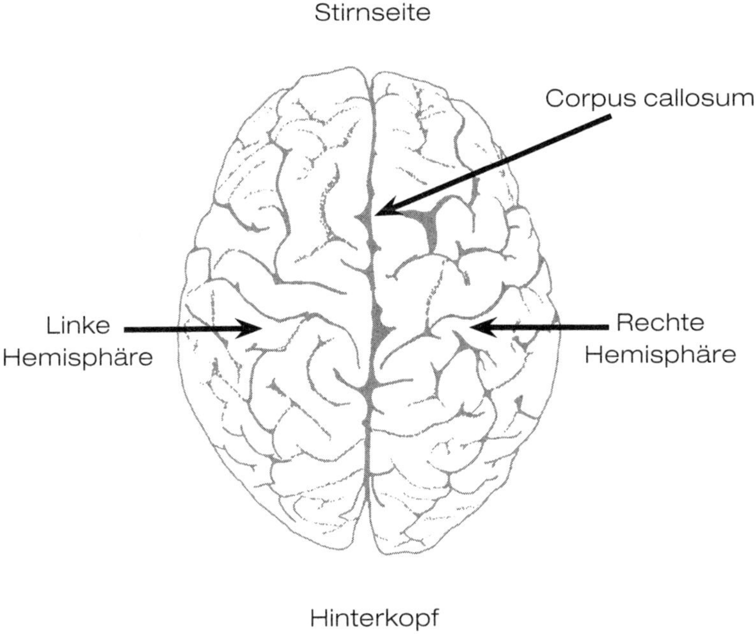

Abbildung 3.5: Zwei Hemisphären, ein Gehirn

Es kann individuelle Unterschiede in Bezug darauf geben, wo bestimmte Fähigkeiten angesiedelt sind. So hat beispielsweise ein kleiner Prozentsatz von Linkshändern ein dominantes Sprachzentrum in der rechten Gehirnhälfte.

Neben der Vermittlung spezifischer Fähigkeiten scheint die rechte Hemisphäre der Großhirnrinde auch eine wichtige Rolle beim Erlernen neuer Aufgaben zu spielen. Sie ist gewissermaßen das Trainingsgelände für einige neue Fertigkeiten, die dann anschließend im Hinblick auf Analyse, Logik und Details in die linke Hemisphäre verlagert werden. Wenn ein bestimmtes Verständnis- oder Leistungsniveau erreicht ist, kann eine Seite des Gehirns zum Spezialisten für diese Aufgabe werden, während die andere Seite eine unterstützende Rolle übernimmt oder einfach in den Hintergrund tritt. Dieser duale Lernprozess ist in den ersten sieben Lebensjahren vorherrschend.

Rechtshemisphärisches Lesen basiert auf visuell-räumlichen und ganzheitlichen Fähigkeiten, wie zum Beispiel bei der Ganzwortmethode. Das Lesen mit der linken Hemisphäre umfasst das Dekodieren einzelner Symbole, die Wortbildung aus Buchstaben und die phonologische Verarbeitung.

Bei Leseanfängern wird die rechte Hemisphäre favorisiert, während fortgeschrittene Leser die linke Hemisphäre bevorzugen. Es gibt also einen Zeitpunkt im Leselernprozess, an dem die Balance im Gehirn von rechts nach links kippt, und zwar etwa im Alter von sechseinhalb bis siebeneinhalb Jahren. (Bakker 1990)

In dieses Alter fällt auch eine der wichtigsten Phasen der Myelinisierung und Verknüpfung von Vestibularapparat, Kleinhirn und Corpus callosum. Es ist also kein Hexenwerk, anzunehmen, dass die Lesereife eines Kindes eng mit seinem neurologischen Entwicklungsalter zusammenhängt, was den Stand der Informationsverarbeitung im Gehirn betrifft. Das Entwicklungsalter ist nicht unbedingt mit dem chronologischen Alter gleichzusetzen, und im Idealfall sollten die Lehrmethoden die Verarbeitungs- und motorischen Fähigkeiten eines Kindes berücksichtigen.

Wenn bestimmte Regionen der linken Hemisphäre geschädigt sind, kann dies zu schweren Sprech- und Sprachproblemen führen. Ein junger Mann, der beim INPP vorstellig wurde, hatte mit Anfang zwanzig einen schrecklichen Autounfall gehabt und dabei eine schwere Schädigung der linken Hemisphäre erlitten. Nur mit Mühe konnte er beschreiben, wie es sich für ihn anfühlte: »Ich kann Töne nicht mehr so wahrnehmen wie früher. Töne sind für mich eine flache Landkarte. Es gibt keine Hügel und Täler, obwohl ich weiß, dass es sie früher gab. Ich weiß, was ich sagen will, aber die Worte sind wie der Everest, und ich kann den Gipfel nicht sehen.«

Seine Sprechweise war dabei flach, monoton, stotternd und ohne Sprachmelodie. Mithilfe des Subsprachzentrums der rechten Hemisphäre versuchte er zu kommunizieren, was im Ergebnis den ersten Versuchen eines Erwachsenen entsprach, in einer Fremdsprache zu sprechen. Seine Mutter versuchte ihm dabei zu helfen, das, was von seinem linken Sprachzentrum noch intakt war, zu nutzen, indem sie bei jedem Wort, das er sagen wollte, auf die Zentimeter-Markierungen auf einem Lineal deutete. Dies hatte den Effekt, dass die einzelnen Bestandteile eines Satzes gegliedert und verlangsamt wurden, was ihm half, einzelne Wörter zu finden und zu artikulieren, anstatt zu versuchen, den Gesamtinhalt dessen, was er sagen wollte, zu vermitteln. Obwohl die Schädigung in erster Linie die linke Gehirnhälfte betraf, fehlte seiner Sprache auch die Melodie (Klangvariation, Phrasierung und Kadenz), die normalerweise von der rechten Seite beigetragen wird. Durch seinen Fall wurde ich daran erinnert, dass – obwohl spezifische Funktionen in bestimmten Hirnarealen angesiedelt sind – die Funktionsfähigkeit insgesamt immer komplex ist und eine Schädigung eines Areals auch Auswirkungen auf die Funktionsfähigkeit aller anderen Bereiche haben kann, die mit diesem Areal kooperieren.

Viele Kinder, die rechtshändig und linksohrig dominant sind, haben die eine oder andere Form von Sprachproblemen, entweder beim Sprechen oder bei der Rechtschreibung. Die Untersuchungen von Galaburda et al. (1978) an den Gehirnen von legasthenen Kindern haben gezeigt, dass ein hoher Prozentsatz von ihnen abnorm kleine linke Hemisphären hat, was entweder auf eine von Anfang an beeinträchtigte Entwicklung der linken Hemisphäre oder auf eine Unterentwicklung aufgrund mangelnder Nutzung schließen lässt.

Spezifische Lernschwierigkeiten im Zusammenhang mit sprachlichen Fähigkeiten können auch kulturspezifisch sein. Viele Aspekte der östlichen Philosophie beruhen auf rechtshemisphärischem Denken, etwa die Fähigkeit, Vergangenheit, Gegenwart und Zukunft als gleichzeitige Zustände wahrzunehmen. Wenn wir träumen, tun wir dies auch, sodass logisch nicht zusammenhängende Ereignisse miteinander verbunden und auf eine visuell-räumliche, ganzheitliche Weise betrachtet werden können, die nicht durch die Gesetze der physischen Welt eingeschränkt ist.

Viele Menschen mit Legasthenie scheinen Lernmethoden der rechten Hemisphäre zu bevorzugen. Beim Lesen, Schreiben und

Rechtschreiben haben sie Schwierigkeiten, Techniken der linken Hemisphäre anzuwenden, wie z.B. das phonologische Dekodieren.*

Steffert (1997) zufolge gibt es möglicherweise zwei verschiedene Lerntypen: »zeichenorientierte *(sign minds)* und gestaltorientierte *(design minds)* Lernende.« In einer Gruppe von Kunst- und Designstudenten stellte sie fest, dass viele von ihnen Schwierigkeiten mit der Verschriftlichung hatten. Es fiel ihnen leichter, sich durch bildliche oder dreidimensionale Medien auszudrücken als durch das Schreiben von Texten. Sie vermutete, dass bei ihnen möglicherweise nicht diagnostizierte Anzeichen von Legasthenie vorlagen.

Portwood wiederum stellte fest, dass es sich bei der Dyspraxie (Entwicklungskoordinationsstörung) in erster Linie um eine rechtshemisphärische Funktionsstörung handelt, die mit Problemen im räumlichen Vorstellungsvermögen und in der Fähigkeit, sich etwas bildlich vorzustellen, Ideen zu entwickeln und gesteuerte willkürliche Bewegungen auszuführen, einhergeht.[13]

Corpus callosum

Das Corpus callosum enthält Millionen von Nervenfasern, die die Kommunikation und das sofortige Feedback zwischen den beiden Gehirnhälften ermöglichen. Man stelle sich vor, die beiden Seiten der Großhirnrinde würden chemisch oder chirurgisch voneinander getrennt und der Patient würde vor die Aufgabe gestellt, in einer großen Menschenmenge, z.B. in einer Fußballarena, zwei zuvor bestimmte Gesichter zu erkennen. Dann würde jede Seite dabei eine andere Methode anwenden. Die linke Gehirnhälfte würde mühsam jedes Gesicht eines nach dem anderen in logischer Abfolge unter die Lupe nehmen, bis sie das gesuchte Gesicht gefunden hat. Die rechte Hirnhälfte hingegen würde das Meer von Gesichtern überfliegen, bis sie das gesuchte Gesicht gefunden hat, doch der Besitzer

* Schriftzeichen werden systematisch nacheinander in Sprachlaute übersetzt und zu einem Wort/Satz zusammengefügt. *(Anm.Übers.)*

des Gehirns wäre nicht in der Lage, uns den Namen der gesuchten Person zu nennen, da die Verbindung zum Sprachzentrum in der linken Hemisphäre durchtrennt wurde. Die Kommunikation zwischen den beiden Hälften ist ganz offenkundig von zentraler Bedeutung.[14]

Wenn das Corpus callosum den Informationsaustausch zwischen den beiden Hirnhälften nicht reibungslos gewährleistet, kann ein Kind Schwierigkeit haben, bestimmte Sachverhalte zu entschlüsseln, erlernte Fakten auf neue Situationen zu übertragen und Probleme zu lösen. Dies liegt daran, dass die Fähigkeit zur Problemlösung die spezialisierten Fähigkeiten beider Gehirnhälften erfordert und die Informationen in beide Richtungen übermittelt werden müssen. Eine unzureichende Weiterleitung von links nach rechts oder von rechts nach links über das Corpus callosum kann den erfolgreichen Abschluss von Handlungsabläufen behindern oder zu einer geistigen Blockade beim Erkennen oder Formulieren von Lösungen führen. Eine Gehirnhälfte kann dann unter Umständen nicht erkennen, dass sie die Antwort schon weiß und bleibt an einem Punkt des Prozesses stecken.

Das Corpus callosum fungiert auch als eine Art Schutzschild, welcher zuweilen Informationen zwischen den beiden Hirnhälften abschirmt und so die Einmischung von Informationen, die für die Situation irrelevant sind, reduziert. Wenn andererseits das Corpus callosum in Fällen, in denen die aktive Beteiligung der einen Seite nicht erforderlich ist, die Übertragung von Informationen von einer Gehirnhälfte auf die andere nicht effektiv genug unterbindet, kann dies zu starken Interferenzen und einer mangelhaften Hemisphärenspezialisierung führen. Letzteres ist manchmal ein Problem bei Kindern und Erwachsenen mit einer ADS-Diagnose, die mit zu vielen möglichen Informationen konfrontiert werden und dann Schwierigkeiten haben, Entscheidungen zu treffen.

Die funktionsbezogene Hemisphären-Spezialisierung geht mit der Entwicklung der lateralen Präferenz einher und ist im Allgemeinen im Alter von etwa acht Jahren abgeschlossen.

Lateralisation der Hirnfunktionen

Eine laterale Präferenz lässt sich bei der Herausbildung einer bevorzugten Funktionsseite bei der Bewältigung körperlicher Aktivitäten beobachten. Wenn ein Kind Rechtshänder ist, sollte es im Alter von acht Jahren idealerweise die rechte Hand, den rechten Fuß, das rechte Auge (Fern- und Nahbereich) und das rechte Ohr für die meisten Aufgaben benutzen. Bei linkshändigen Kindern ist das Bild umgekehrt, mit der möglichen Ausnahme, dass eine Bevorzugung des rechten Ohrs von Vorteil ist, da das rechte Ohr bei den meisten Menschen der effizienteste Weg vom Ohr zum Hauptzentrum für die Sprachverarbeitung im Gehirn ist.

Die fortgesetzte Präsenz von Restreaktionen des ATNR kann die Lateralisierung der Hirnfunktionen beeinträchtigen, sodass es zu keiner durchgängigen Dominanz einer Körperseite kommt (Gesell und Ames 1947; Telléus 1980). Dies kann sich in homolateralen (einseitigen) Bewegungsmustern zeigen und auch darin, dass eine funktionelle Mittellinienbarriere die Ausführung von Kreuzmuster-Bewegungen (Hand, Augen oder Füße) behindert. Außerdem kann sich dies auf die Organisation der Verarbeitung sensorischer Informationen im Gehirn auswirken.

Man könnte die Dominanz von Hirnfunktionen mit zwei Personen vergleichen, die vorne in einem Auto sitzen – eine ist die Fahrerin und die andere der Kartenleser. Wenn sich beide auf ihre Aufgabe konzentrieren und den Fähigkeiten des anderen vertrauen, der Kartenleser der Fahrerin bei Bedarf Anweisungen gibt und diese sich auf das Fahrzeug und die Straße konzentriert, sollte die Fahrt relativ einfach und stressfrei sein. Wenn sich hingegen beide ständig gegenseitig stören oder ablenken, indem der Kartenleser die Fahrerin kritisiert oder ihre Aufmerksamkeit auf die Landschaft lenkt oder die Fahrerin die Anweisungen des Navigators infrage stellt oder ignoriert, wird die Fahrt chaotisch, sie dauert länger und ist stressiger. Anders formuliert: Wenn eine Person (oder eine Gehirnhälfte) in der Lage ist, ihre spezielle Aufgabe zu erfüllen und dies mit Unterstützung der anderen geschieht, dann gelingt die Aufgabe am besten.

Kohen-Raz (1986) stellte einen Zusammenhang zwischen der Ausbildung einer bevorzugten Seite und der Ausreifung der posturalen Kontrolle her, die seiner Meinung nach eine wichtige Vorstufe zur Lesebereitschaft darstellt.

Dysdiadochokinese (Schwierigkeiten bei der Ausführung schneller alternierender Bewegungen) kann symptomatisch für eine mangelnde zerebrale Dominanz sein. Solange das Kleinhirn die Kontrolle über feinmotorische Bewegungen noch nicht erlangt hat und das Kind noch nicht in der Lage ist, den Finger-Oppositions-Test ohne Schwierigkeiten auszuführen, ist die unabhängige Bewegung jeder Körperseite noch nicht etabliert und die zerebrale Dominanz noch nicht ausgebildet.

Die größte Wachstums- und Reifungsphase des Kleinhirns liegt zwischen der Geburt und dem Alter von fünfzehn Monaten, also genau in dem Zeitraum, in dem die Entwicklung vom primitiven Reflex zur posturalen Kontrolle erfolgt. Der Reifungsprozess setzt sich in einem langsameren Tempo bis zum Alter von sieben oder acht Jahren fort, wenn die endgültige Verbindung zwischen dem Vestibularapparat, dem Kleinhirn und dem Corpus callosum erfolgt. Es wird allgemein angenommen, dass gelegentliche Buchstaben-, Zahlen- und Wortdreher beim Lesen und Schreiben bis zum Alter von etwa acht Jahren normal sind. Wenn diese jedoch nach diesem Alter weiterhin auftreten, kann dies nicht nur ein Symptom für eine Legasthenie sein, sondern auch auf eine vestibuläre/zerebelläre Unreife hinweisen, die sich auf viele andere Funktionsbereiche auswirkt. Obwohl eine Unreife in den Funktionen des vestibulär-zerebellären Systems aus einer Reihe von Gründen bestehen kann, können auch unterentwickelte Kopfstellreaktionen ein Hinweis auf eine solche Unreife sein (→ Abbildung 3.6).

Der Begriff ›dreieiniges Gehirn‹ (Triune Brain) wurde von Paul MacLean (1978) geprägt, um das aus drei Ebenen bestehende Gehirn zu beschreiben. Jede Ebene entspricht einer Evolutionsstufe. So repräsentiert der Hirnstamm in dieser Betrachtungsweise das ›Reptiliengehirn‹, da er allen Wirbeltieren von den Reptilien bis zum Menschen

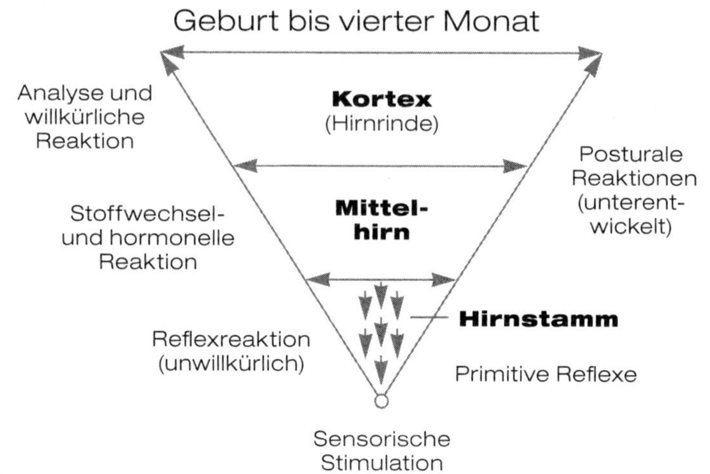
Geburt bis vierter Monat
Analyse und willkürliche Reaktion
Kortex (Hirnrinde)
Posturale Reaktionen (unterentwickelt)
Stoffwechsel- und hormonelle Reaktion
Mittelhirn
Hirnstamm
Reflexreaktion (unwillkürlich)
Primitive Reflexe
Sensorische Stimulation

a

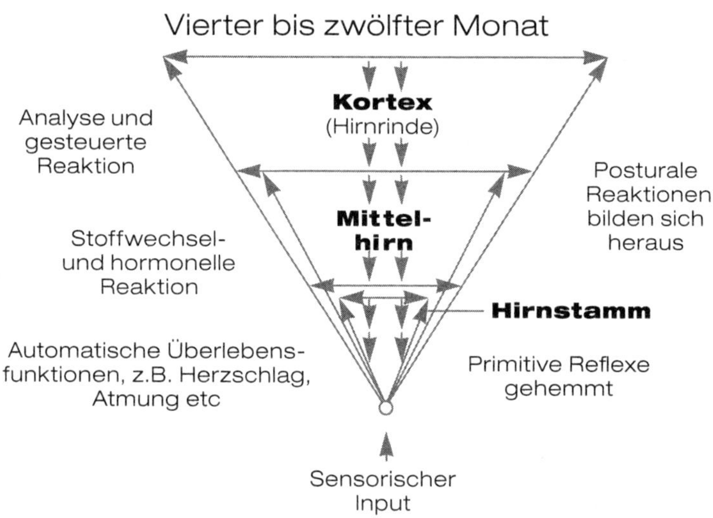
Vierter bis zwölfter Monat
Analyse und gesteuerte Reaktion
Kortex (Hirnrinde)
Posturale Reaktionen bilden sich heraus
Stoffwechsel- und hormonelle Reaktion
Mittelhirn
Hirnstamm
Automatische Überlebensfunktionen, z.B. Herzschlag, Atmung etc
Primitive Reflexe gehemmt
Sensorischer Input

b

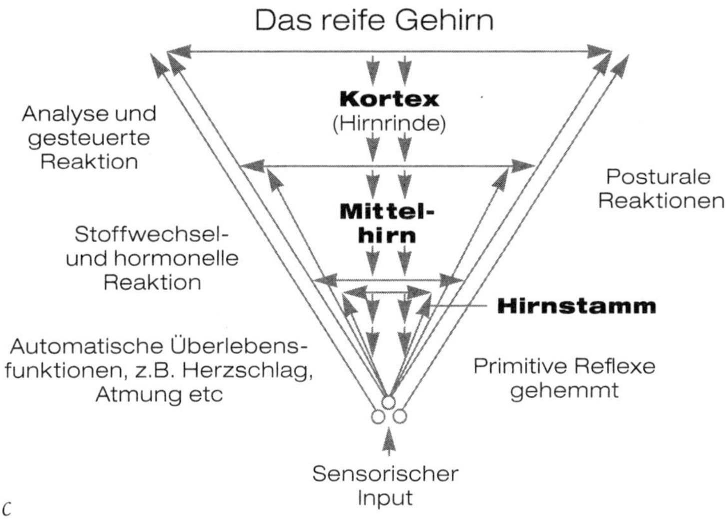

Abbildung 3.6: Zusammenhang zwischen zunehmender kortikaler Kontrolle, Stärke der Reflexaktivität und weiteren Systemen in den ersten beiden Lebensjahren

gemeinsam ist. In den ersten Lebenswochen ist das Neugeborene ein vollständig vom Hirnstamm dominiertes Lebewesen. Seine Bewegungen ähneln denen eines Reptils: Es hebt den Kopf, schlängelt sich und rollt in einer von der Schwerkraft bestimmten Welt. Das Mittelhirn stellt MacLeans ›Säugetiergehirn‹ dar und führt das Kleinkind durch die Stadien des Rollens, Kriechens, Sitzens, Krabbelns und Stehens. Schließlich übernimmt die Großhirnrinde die Kontrolle und ermöglicht es uns, zu stehen und zu gehen, während wir unabhängig davon unsere Hände benutzen. Am Ende dieser Entwicklung sind wir zu rational handelnden, logisch denkenden, der Sprache mächtigen und altruistischen, menschlichen Wesen herangewachsen. Alle Ebenen bleiben uns erhalten, aber die niedrigeren Hirnregionen sollten sich den höheren Zentren unterordnen. Obwohl dieses theoretische Konstrukt heute als vereinfachend und überholt gilt, folgt die Entwicklung des Gehirns und der posturalen und motorischen Fähigkeiten tatsächlich diesem Muster.

Fiorentino (1981) verknüpfte die primitiven Reflexe und die posturalen Reaktionen mit drei Stufen in der Bewegungsentwicklung

– der apedalen, der quadrupedalen und der bipedalen Stufe (*ohne Füße, Vierfüßler, Zweifüßler;* Anm. Übers.) –, die jeweils eine neue Stufe in der Wiederholung unseres evolutionären Erbes und die zunehmende Beteiligung höher entwickelter Hirnzentren kennzeichnen (→ Abbildung 3.7).

Im Verlauf der Hemmung der primitiven Reflexe und der Entwicklung der posturalen Reaktionen wiederholt der Säugling die Stufen der Evolution. Die Entwicklungsstadien des Gehirns und die jeweils ausgeführten Bewegungen sind untrennbar miteinander verbunden, wobei das eine ein Spiegelbild des anderen ist. Die kontinuierliche Entwicklung der Nervenbahnen wird durch solche Bewegungsabläufe gefördert:

> *Das Üben und Wiederholen von Bewegungsmustern führt dazu, dass sie in das eigene Repertoire von Fähigkeiten aufgenommen werden. Vermutlich kommt es dabei auch zu physiologischen Veränderungen in den betreffenden Neuronen, sodass der Transport von Impulsen entlang einer bestimmten Nervenbahn gefördert wird. Wiederholung verstärkt diese Bahnung und erhöht die Geschicklichkeit.* (Draper 1993)

Diese Theorie bildet die Grundlage für die am INPP entwickelten Bewegungsübungsprogramme.

Entwicklungsstufen

3 Bipedal – wird auf der kortikalen Ebene initiiert, unter Einbeziehung vieler weiterer Zentren, einschließlich der Basalganglien und des Kleinhirns. Gleichgewichtsreaktionen entwickeln sich, wenn der Muskeltonus gut genug entwickelt ist, um den Körper an Veränderungen des Schwerkraftzentrums anpassen zu können.

Augenkopfstellreaktion
(Babinski-Reflex)
Landau-Reaktion (bis zum Alter von dreieinhalb Jahren)

(Symmetrisch tonischer Nackenreflex)

2 Quadruped – die Entwicklung des Mittelhirns und damit der Stellreaktionen ist hier dominant. Die motorische Entwicklung ist auf dem Niveau eines Kindes, das sich drehen und Krabbel- und Sitzpositionen einnehmen kann.

Labyrinth-Kopfstellreaktion
Halsstellreaktion
Amphibienreaktion
Segmentale Rollreaktion
Parachute-Reaktion
Symmetrisch tonischer Nackenreflex
Landau-Reaktion
Babinski-Reflex

1 Aped – Dominanz primitiver Rückenmarks- und Hirnstammreflexe. Die motorische Entwicklung findet in der Bauch- oder Rückenlage statt.

Moro-Reflex
Tonischer Labyrinthreflex
Asymmetrisch tonischer Nackenreflex
Such- und Saugreflexe, Babkin-Reaktion
Palmar- und Plantar-Reflex
Spinaler Galant-Reflex

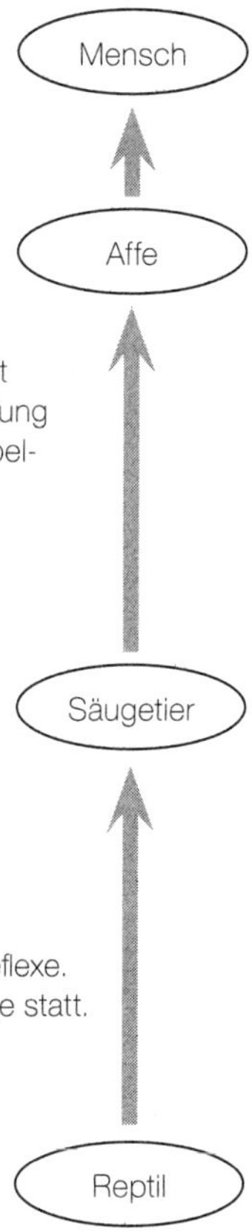

Abbildung 3.7: Stufen der Entwicklung

Zusammenfassend lässt sich sagen, dass die motorischen Muster des Neugeborenen eine Erweiterung derjenigen sind, die bereits während des intrauterinen Lebens entstanden sind. Sie entsprechen größtenteils den unmittelbaren Bedürfnissen des sich entwickelnden Fötus und des Säuglings. Die motorische Aktivität des Neugeborenen ist nicht willentlich gesteuert und ist Ausdruck einer noch fehlenden Hemmung unterer Zentren des Nervensystems durch höhere. Mit der langsam fortschreitenden Reifung des Zentralnervensystems im Säuglings- und Kleinkindalter werden die hemmenden Einflüsse immer stärker. Primitive Reflexe werden nach und nach von höheren Hirnzentren gehemmt und in die sich entwickelnden Muster integriert, während sich die höheren Hirnzentren weiter ausdifferenzieren.

Obwohl nach herkömmlicher Auffassung das Fehlen, die Verzögerung, das Fortbestehen oder das Wiederauftreten bestimmter Reflexe in ihrer ursprünglichen Form in wichtigen Entwicklungsphasen auf eine neurologische Störung hindeuten kann, gibt es doch auch leichte Varianzen in den Reflexreaktionen bei Säuglingen und in ihren Verhaltensmustern.

Die Forschung der letzten 30 Jahre (McPhillips und Sheehy 2004; Goddard Blythe 2005; González et al. 2008; Andrich et al. 2018; Ivanović et al. 2018; Gieysztor et al. 2018; Goddard Blythe et al. 2021) hat gezeigt, dass primitive Reflexe in geringerem Maße als Restreaktionen fortbestehen oder unter bestimmten Bedingungen bei Kindern im Vorschul- und Schulalter sowie bei Erwachsenen ausgelöst werden können, was dann auf eine Unreife in der Funktionsweise des Zentralen Nervensystems hindeutet, die in der Folge bestimmte Funktionen in Bezug auf Lernleistungen und emotionale Regulierung beeinträchtigen kann.

Primitive Reflexe können auch im späteren Leben absichtlich ausgelöst werden, um bestimmte Fähigkeiten zu verbessern. Fukuda (1961) beobachtete die Nutzung des ATNR bei Fechtern, die die ›en garde‹-Haltung einnehmen, und bei professionellen Diskuswerfern. Turmspringer können den STNR kurzzeitig reaktivieren, wenn sie sich beim Absprung aus der fötalen Startposition aufrichten, bevor sie ins Wasser eintauchen. Diese willentliche oder trainierte Aktivierung früherer primitiver Bewegungsmuster unterscheidet sich dabei natürlich deutlich von der ungewollten Beibehaltung dieser Muster.

Beispiele für den Zusammenhang zwischen primitiven Reflexen und Hirnfunktionen

Die folgende Liste enthält lediglich Beispiele dafür, wie noch präsente Restreaktionen frühkindlicher Reflexe oder auch unterentwickelte Reaktionen theoretisch mit bestimmten Hirnfunktionen verknüpft sein könnten. Diese Beispiele sind nicht als unumstößliche Erkenntnisse zu verstehen (1 + 1 = 2), sondern vielmehr als Hinweise auf mögliche funktionelle Verbindungen, die auf unterschiedliche Weise zum Ausdruck gebracht oder auch wieder unterdrückt werden können.

Asymmetrisch tonischer Nackenreflex

- Kann die Festlegung einer dominanten Seite funktionell beeinträchtigen, was zu Ambilateralität (Beidseitigkeit) oder Kreuzlateralität führt
- Erschwert die Hand-Augen-Koordination beim Überkreuzen der Mittellinie mit Auswirkungen auf Handschrift und Schriftsprache

Tonischer Labyrinthreflex

- Auswirkungen auf Gleichgewicht und posturale Kontrolle
- Sekundäre Auswirkungen auf die okulomotorische Steuerung (Augenbewegungen), was die visuelle Wahrnehmung beeinträchtigen kann

Symmetrisch tonischer Nackenreflex

- Stört die Integration von Ober- und Unterkörper, was sich auf die Rumpfstabilität auswirken kann
- Auswirkung auf die Hand-Augen-Koordination (Hand zum Mund)
- Körperwahrnehmung, Körperschema

Moro-Reflex

- Übererregbarkeit
- Erhöhte Wachsamkeit
- Erniedrigte Stressschwelle
- Stimulusgebundenheit in einem oder mehreren Sinneskanälen, was die Informationsverarbeitung in stressigen oder mit vielen Sinneseindrücken beladenen Umgebungen beeinträchtigt

Kopfstellreaktionen

- Erforderlich, um die Übereinstimmung in der Funktionstüchtigkeit des vestibulären, propriozeptiven und visuellen Systems und der entsprechenden neuronalen Schaltkreise zu unterstützen

Wie bereits erwähnt, sind diese Reflexe nicht notwendigerweise die zugrunde liegende Ursache für die vorliegenden Probleme. Sie können auch auf eine Beeinträchtigung der sensorischen Verarbeitung oder anderer neuronaler Bahnen hinweisen.

Beim Menschen schreitet die zunehmende kortikale Kontrolle neurologischer Funktionen im ersten Lebensjahr rasch voran und fällt mit der Entwicklung der posturalen Kontrolle zusammen. Wie Delacato (1959) anmerkte, war die einzigartige Entwicklung des Menschen, die sich von der anderer Spezies unterscheidet, durch die Erlangung der aufrechten Haltung (→ Tabelle 3.2) gekennzeichnet, die es uns nicht nur ermöglichte, zu stehen und uns auf zwei Füßen fortzubewegen, sondern auch die Hände frei zu gebrauchen, Daumen und Zeigefinger zu opponieren, Aufgaben auszuführen, bei denen jeweils nur eine Körperseite benutzt wird (Hand, Fuß, Auge und Ohr), die Hand zu supinieren und zu pronieren und eine kortikale Hemisphären-Spezialisierung für bestimmte Funktionen zu entwickeln. Auch andere Tiere besitzen einen Kortex, aber Delacato war der Ansicht, dass »der endgültige und einzigartige Entwicklungsverlauf des Menschen auf der Ebene des Kortex stattfindet und lateral organisiert ist (von links nach rechts und von rechts nach links)« und dass die kortikale Dominanz, die durch die Vertikalisierung des auf zwei Beinen sich bewegenden Körpers ermöglicht wird, den Menschen in die Lage versetzt hat,

»niedrigere Tierformen bei der Entwicklung höherer Fähigkeiten zu überholen«. Er behauptete auch, dass ein Kind, bevor es seine Seitendominanz etablieren kann, in den ersten acht Lebensjahren Zeit für die Entwicklung bilateraler Fähigkeiten benötigt, sodass es – wenn es Sicherheit in seiner vertikalen Haltung gefunden hat und bilaterale Fähigkeiten erlernt hat – dann auch bereit ist, eine bevorzugte Seite zu wählen.

Auch wenn diese Sichtweise heute als veraltet und vereinfachend gilt, ist die Erlangung der vertikalen Haltungskontrolle beim Menschen nach wie vor von grundlegender Bedeutung für das Funktionieren anderer Systeme. Gleichgewicht, Koordination, Kontrolle der Augenbewegungen, visuelle Wahrnehmung und Orientierung sind alle mit der Stabilität der zweibeinigen Körperhaltung verbunden. Primitive Reflexe und posturale Reaktionen, die in Schlüsselstadien der Entwicklung vorhanden sind, geben Hinweise auf die funktionelle Reife bei der Erlangung der posturalen Kontrolle. Diese Reflexe/Reaktionen können als ›Werkzeug‹ verwendet werden, um Anzeichen von Unreife zu erkennen, als ›Anhaltspunkte‹ für die Art und das Ausmaß der erforderlichen Intervention und als ›Messinstrumente‹, mit denen Veränderungen bewertet werden können.

Hierarchische Verbindung zwischen Gehirn, Reflexen und Funktionen

Integriert in	Reflex	Stimulus	Reaktion	Rezeptor
Rückenmark und Medulla	Streckreflexe	Strecken	Muskelkontraktion	Muskel spindel
Rückenmark	Positive Stützreaktion (Magnetreflex)	Leichter Druck auf Fußsohle /Körper	Zunahme des Tonus der Streckmuskulatur	Propriozeptive Flexoren
Rückenmark	Negative Stützreaktion	Strecken	Erhöhung des Tonus der Beugemuskulatur	Propriozeptive Extensoren
Medulla	Tonischer Labyrrinthreflex	Schwerkraft	Kontraktion der Extensoren Gliedmaßen (Tischposition auf Händen und Knien)	
Medulla	Tonische Nackenreflexe (ATNR/STNR)	Kopfbewegung 1 Zur Seite 2 Nach oben 3 Nach unten	1 Streckung der Gliedmaßen zu der Seite, zu der der Kopf gedreht ist 2 Beine beugen sich 3 Arme beugen sich	
Mittelhirn	Labyrinth-Kopfstellreaktionen	Schwerkraft	Ausrichtung des Kopfes	Otolithen
Mittelhirn	Halstellreaktionen	Streckung der Nacken-muskeln	Stellreaktion von Thorax, Schultern und dann des Beckens	Muskelspindel
Mittelhirn	Körper-Stellreaktion auf den Kopf	Druck auf eine Körperseite	Stellreaktion des Kopfes	Exterozeptoren
Mittelhirn	Körper-Stellreaktion auf den Körper	Druck auf eine Körperseite	Stellreaktion des Körpers, auch wenn der Kopf zur Seite gehalten wird	Exterozeptoren
Großhirnrinde	Augen-Kopfstellreaktionen	Visuelle Stimuli	Stellreaktion des Kopfes	Augen
Großhirnrinde	Placing-Reaktion	Unterschiedliche visuelle, exterozeptive und propriozeptive Stimuli	Fuß wird auf Stützfläche gesetzt, bereit, das Körpergewicht zu übernehmen	Unterschiedlich
Großhirnrinde	Hüpfreaktion	Seitliche Verlagerung im Stand	Hüpft unter Beibehaltung der Gliedmaßenstellung, um Körper abzustützen	Muskelspindeln

Die Tabelle wurde von Ganong (1997) und Galley & Forster (1982) übernommen.

Tabelle 3.2: Hierarchische Verbindung zwischen Gehirn, Reflexen und Funktionen

4

Die Sinne

Interozeptive und exterozeptive Systeme

Lange bevor ein Kind das Schulalter erreicht, hat es bereits zu lernen begonnen. Lernen beginnt schon mit der Befruchtung und sollte im Einklang mit dem Körper während des gesamten natürlichen Lebens fortgesetzt werden. Alles Lernen findet im Gehirn statt. Aber es ist der Körper, der als Vehikel fungiert, mit dem Wissen erworben wird. Gehirn und Körper arbeiten als Funktion des Zentralen Nervensystems zusammen, aber beide Systeme sind für die Aufnahme und Verarbeitung aller Informationen aus der Außenwelt auf die Sinne angewiesen. Diese Informationen, von externen sensorischen Systemen (Sehen, Hören, Tasten, Geschmacks- und Geruchssinn) abgeleitet, müssen mit Informationen aus den internen sensorischen Systemen (vestibulär und propriozeptiv sowie ein allgemeines Gefühl für den inneren Zustand des Körpers) integriert werden, um die Grundlage für eine kohärente Wahrnehmung und emotionale Regulierung zu schaffen.

Die Interozeption kann bewusst und unbewusst erfolgen. Hierbei integriert das Gehirn die vom Körper empfangenen Signale in die unteren Regionen des Gehirns, die an der Interpretation des physiologischen Zustands des Körpers beteiligt sind. Dies ist wichtig für die Aufrechterhaltung der Homöostase und kann sich potenziell auf das Selbstbewusstsein auswirken. Eine falsche Wahrnehmung des inneren Zustands oder eine Diskrepanz zwischen den Signalen des Körpers und der Interpretation und Vorhersage dieser Signale durch das Gehirn spielt vermutlich eine Rolle bei einigen psychischen Störungen wie Ängstlichkeit, Depression, Panikstörung, Essstörungen, ADHS und ASD.

Exterozeptoren sind afferente Nervenenden, die Reize von außerhalb des Körpers wahrnehmen wie Schmerz, Temperatur, Berührung, Vibration und Schall, visuelle Reize, Geschmack und Geruch.

Wenn ein Kind das Schulalter erreicht, geht man im Allgemeinen davon aus, dass die für das schulische Lernen erforderlichen Basissysteme vorhanden sind und dass guter Unterricht in Verbindung mit der Lernmotivation des Kindes zum Erfolg führen wird. Damit es dazu in der Lage ist, müssen mindestens drei grundlegende Systeme effizient funktionieren:

- Die Aufnahme von Informationen über die Sinnesorgane
- Die Verarbeitung von Informationen im Gehirn
- Die Reaktion auf diese Informationen über das efferente System

Es wurde bereits dargelegt, wie sich das Reflexsystem auf die Leistungsfähigkeit in den Bereichen motorische Steuerung, Informationsverarbeitung und Reaktionsvermögen auswirken kann. Dann nämlich werden Hirnstammreaktionen ausgelöst, die die Reaktionsmuster steuern, ohne dass höhere Ebenen des Gehirns vollständig daran beteiligt sind. Ebenso kann ein widersprüchlicher sensorischer Input Reflexe reaktivieren, die eigentlich gehemmt sind, wodurch ein Teufelskreis aus verzerrten Empfindungen und unangemessenen Reaktionen entsteht.

Es ist seit Langem unbestritten, dass Seh- und Hörstörungen den Lernprozess behindern. Sie werden jedoch im Allgemeinen separat von einem Experten auf dem jeweiligen Gebiet untersucht. Häufig wird das Kind nur auf Defizite in einem Bereich untersucht, und weitere Untersuchungen darüber, was ein Kind sieht, was es hört oder wie es Berührungen erlebt, werden nicht durchgeführt.

Während meines Kunststudiums an der Universität beschäftigten wir uns ein ganzes Semester lang mit visuellen Wahrnehmungsprozessen und damit, wie Künstler die Welt möglicherweise anders sehen als Menschen ohne künstlerisches Talent. In ›The World Through Blunted Sight‹ *(Die Welt verschwommen wahrgenommen)* vertrat der Augenarzt Trevor-Roper (1987) die Ansicht, dass Fehlsichtigkeit im Laufe der Geschichte wahrscheinlich eine wichtige Rolle dabei gespielt hat, welche Tätigkeiten die Menschen gerne und erfolgreich ausgeübt haben und welche Fähigkeiten und Berufe auf der einzigartigen Kombination von Talenten und Schwächen des Einzelnen aufbauten. Er vermutete, dass Myopie (Kurzsichtigkeit) ein Kind dazu prädisponiert, seine Aufmerksamkeit auf Tätigkeiten im Nahbereich zu richten, wie z.B. Lesen, Schreiben, Spielen eines Musikinstruments und Basteln, während ein Kind mit Hyperopie (Weitsichtigkeit) eher dazu neigt, Sportarten auszuüben, bei denen das Weitsehen stärker gefordert ist. Er führte weiter aus, dass auch Veränderungen im künstlerischen Ausdruck im Laufe des Lebens mit der Entwicklung von Sehschwächen zusammenhängen könnten.

Diese Hypothese wurde von James Ravin, einem anderen Augenarzt, weiterverfolgt. Er vertrat die Ansicht, dass die für Renoir charakteristische Weichheit des Stils auf seine Kurzsichtigkeit zurückzuführen sei, dass Monets später entwickelter impressionistischer Stil mit seinem Grauen Star zusammenhängen könnte und dass Degas, der als Maler mit einem sehr detaillierten schulmäßigen Stil begann, einen lockereren impressionistischen Stil entwickelte, als sich seine Sehkraft verschlechterte, weshalb er zu Pastellkreiden überging, die leichter zu bearbeiten sind als Öl, schnell trocknen und keine feinen Striche erfordern.

Als bei einem Mitglied meiner Familie, einem Künstler, der Graue Star entfernt wurde, konnte er mehrere Wochen lang nicht glauben, wie ›weiß das Weiß ist‹. Da sich der Graue Star über mehrere Jahre hinweg langsam entwickelt hatte, war das Weiß cremefarben geworden, und andere Farben hatten ihre wahre Leuchtkraft verloren, was sich mit der Zeit in den Tönen widerspiegelte, die er für seine Bilder auswählte. Er malte die Welt so, wie er sie sah, und die Farben, die er in dieser Zeit verwendete, waren unabhängig von der Jahreszeit eher düster und herbstlich. Nach der Operation wurden seine Farben lebendig. Mit anderen Worten: Die Art und Weise, wie wir die Welt sehen, hören, fühlen, riechen und schmecken, bestimmt nicht nur unsere Wahrnehmung der Welt, sondern auch die Art und Weise, wie wir unsere innere Deutung dieser Empfindungen ausdrücken.

In ähnlicher Weise können Hörfehler und -verzerrungen jemanden mit absolutem Gehör in die Lage versetzen, dennoch ein begnadeter Sänger oder Musiker zu werden, während selbst eine leichte Hörbeeinträchtigung schon Sprachlaute verzerren, die räumliche Wahrnehmung beeinträchtigen und die soziale Interaktion stören kann. Was ein Kind wahrnimmt, ist daher genauso wichtig wie die Frage, ob es sehen oder hören kann, um alle Aspekte des Lernens in der Schule berücksichtigen zu können. Wir dürfen nicht davon ausgehen, dass die wahrgenommene Welt eines Kindes dieselbe ist wie unsere. Bestenfalls können wir erwarten, dass bei den meisten Menschen eine Übereinstimmung in den Hauptelementen der Unterscheidung von Form, Gestalt und Ausmaß besteht, sodass wir in der Lage sind, uns in einer gemeinsamen Sprache über unsere Erfahrungen zu verständigen. In dem Maße, wie Abweichungen von diesen gemeinsamen Erfahrungen zunehmen, steigt auch die Wahrscheinlichkeit von Schwierigkeiten bei bestimmten Aspekten des Lernens, der Kommunikation und der emotionalen Regulierung.

So kann eine visuelle und auditive Hypersensitivität das Lernen ebenso behindern wie eine Funktionseinschränkung in diesen Bereichen, und in einigen Fällen können sowohl Hyper- als auch Hyposensitivität bei einem Kind nebeneinander bestehen (Delacato 1974). Sehen und Hören stehen in Wechselwirkung mit dem vestibulären System, aber der Optometrist, der Ergotherapeut und der Hörspezialist arbeiten in getrennten Abteilungen und wissen vielleicht nicht, dass sie alle dasselbe Kind betreuen, dessen primäres Problem im Innenohr angesiedelt ist. Wenn ein System überladen ist, können Kinder in eine Abwehrreaktion verfallen, bei der sie auf offensichtliche Reize nicht zu reagieren scheinen. Dies kann als Unterempfindlichkeit fehlinterpretiert werden, obwohl es sich in Wirklichkeit um einen Schutzmechanismus handelt, der aus einer Überempfindlichkeit resultiert. Dies wird manchmal als ›paradoxes Verhalten‹ bezeichnet.

Keiner der Sinne entwickelt sich oder arbeitet für sich allein. Jeder von ihnen wird durch Informationen von den anderen verstärkt, modifiziert und beeinflusst. Unsere Sprache und unsere Deutungen betrachten sinnesübergreifende Verbindungen als grundlegend für unser Verständnis der Welt. Das Gehör wurde als ›spezialisierter Tastsinn‹ beschrieben. Wir ›schmecken mit der Nase‹, ›schlemmen mit den Augen‹, ›sehen mit den Fingern‹ und – nach Tomatis (1980) – ›lesen mit den Ohren‹. Wir erachten Ausgewogenheit, ein Gleichgewicht zwischen den verschiedenen Aspekten unseres Lebens, als grundlegend für Gesundheit und Wohlbefinden, und doch sind Gleichgewicht und Propriozeption vielleicht die vergessenen sechsten und siebten Sinne des 21. Jahrhunderts. Ein Verständnis der Sinne und ihrer gegenseitigen Ergänzung ist unerlässlich, wenn wir das Kind verstehen und ihm helfen wollen, wenn die Welt für das Kind nicht immer einen ›Sinn‹ ergibt und es deshalb Schwierigkeiten hat, über die üblichen Bildungswege erfolgreich zu sein.

Gleichgewicht und das vestibuläre System

In einer auf der Schwerkraft basierenden Umwelt ist das Gleichgewicht von fundamentaler Bedeutung für alle Funktionen. Es ist das erste voll entwickelte System, das in der sechzehnten Schwangerschaftswoche funktionsfähig wird und bei der Geburt myelinisiert ist, nachdem es dem Fötus im Mutterleib einen Richtungs- und Orientierungssinn vermittelt hat. Es ist dazu da, die der Schwerkraft entgegenwirkenden Kräfte, die das Kind bei der Geburt zum ersten Mal in vollem Umfang erfährt, zu erspüren und zu aktivieren.

Alle Lebewesen teilen diese eine Beziehung – sowohl im Wachzustand als auch im Schlaf: die Beziehung zur Schwerkraft. Sie ist es, die uns unser inneres Zentrum gibt, sei es in Bezug auf den Raum, die Zeit, die Bewegung, die Tiefe oder auf das Gefühl von uns selbst. Die Schwerkraft bildet den räumlichen Fixpunkt, von dem aus alle Handlungen möglich werden. Probleme im Gleichgewichtssystem wirken sich auf alle anderen Funktionsbereiche aus. So beeinträchtigen sie die sensorischen Systeme, da alle Sinneseindrücke das vestibuläre System auf Hirnstammebene passieren, bevor sie zur Integration und Analyse an andere Areale weitergeleitet werden.

Zur Erhaltung des Gleichgewichts arbeitet das vestibuläre System eng mit den Reflexen zusammen. Es befindet sich im Innenohr und hat die Aufgabe, jede Bewegung des Kopfes, jede Bewegung der Umgebung zu überwachen und entsprechende Anpassungen vorzunehmen.

> *Sobald wir uns bewegen und mit der Schwerkraft interagieren, werden Sinnesrezeptoren im Ohr aktiviert, und Impulse, die das zentrale Nervensystem über die Position des Kopfes im Raum informieren, werden an unterschiedliche Teile des Gehirns und an das Rückenmark weitergeleitet. Es wird angenommen, dass die sensorischen Impulse von Augen, Ohren, Muskeln und Gelenken mit dem vestibulären Input abgeglichen werden müssen, bevor diese Informationen effizient weiterverarbeitet werden können. Wenn das stimmt, dann ergibt das, was wir sehen, hören und fühlen, nur dann einen Sinn, wenn das vestibuläre System einwandfrei funktioniert.* (Pyfer und Johnson 1981)

Das vestibuläre System besteht aus zwei Hauptkomponenten

- Drei mit Flüssigkeit gefüllte, rechtwinklig zueinanderstehende Bogengänge
- Zwei ebenfalls mit Flüssigkeit gefüllte Säckchen (Sacculus und Utriculus)

Die Innenseiten der beiden Organe sind mit Haarzellen ausgekleidet. Jede Bewegung des Körpers, insbesondere des Kopfes, setzt die Flüssigkeit in den Bogengängen und Säckchen in Bewegung, wodurch die Haarzellen angeregt werden. Die Bewegung der Haarzellen löst die Freisetzung von Nervensignalen aus, die das Gehirn mit Informationen über Richtung, Winkel und Ausmaß der Bewegung versorgen, sodass entsprechende Muskelanpassungen vorgenommen werden können. Einige Haarzellen reagieren besonders empfindlich auf die Schwerkraft und informieren das Gehirn über jede Abweichung von der aufrechten Position. Die Signale des vestibulären Systems werden dann über den Gleichgewichtsnerv (Nervus vestibularis) zum Kleinhirn weitergeleitet.

Das Kleinhirn ist als »Vermittler zwischen sensorischer Wahrnehmung und darauf erfolgender Reaktion des Gehirns« (Levinson 1981) bezeichnet worden, da es die Informationen aus dem Innenohr mit anderen Teilen des Körpers koordiniert. Es reguliert unsere Reaktionen darauf, wo wir uns im Raum befinden und welche Position wir einnehmen, ob wir stehen, sitzen, laufen, klettern, einen Salto machen oder was auch immer. Wenn die Informationen des vestibulären Systems nicht mit den Informationen der anderen an der Bewegungswahrnehmung beteiligten Sinne (Sehen und Propriozeption) übereinstimmen, führt dies zur Reiseübelkeit. Astronauten können dies zum Beispiel erleben, wenn sie sich im Zustand der Schwerelosigkeit befinden. Sie sind dann stark auf taktile und visuelle Reize angewiesen, um ihre Orientierung aufrechtzuerhalten.

Es ist seit Langem bekannt, dass der Entzug von Sinneseindrücken, insbesondere der Verlust der Orientierung, zu emotionalem und körperlichem Stress führt. In extremen Fällen wurde diese Art von Entzug als Verhör- und Foltermethode eingesetzt, die innerhalb kürzester Zeit zu irreversiblen geistigen Schäden führte. Dem unglücklichen Opfer wurden die Augen verbunden, es wurde in einen Anzug gesteckt, der seinen Körper von Kopf bis Fuß bedeckte (sodass es keine taktilen Reize von außen mehr erhielt), und über einen Kopfhörer wurde ihm ›weißes Rauschen‹ (*gleichbleibendes eintöniges Klangmuster in einer konstanten Frequenz;* Anm. Übers.) in die Ohren gespielt. Wenn dies nicht zum Erfolg führte, wurde das Opfer in eine Art Zentrifuge gelegt und mehrere Minuten lang mit verheerender Wirkung herumgeschleudert. Nur sehr wenige dieser Opfer erlangten jemals ihre geistige Gesundheit zurück.

Das Gleichgewichtssystem ist möglicherweise das älteste und primitivste aller Sinnessysteme. Man nimmt an, dass das menschliche Ohr ein Auswuchs oder eine Weiterentwicklung eines der frühesten komplexen sensorischen Endorgane der Wirbeltiere ist: des Seitenlinienrezeptors. Der Seitenlinienrezeptor entwickelte sich wahrscheinlich bei den Panzerfischen des silurischen Zeitalters vor über 400 Millionen Jahren. Die Bewegungen der Haare in den sensiblen

Bereichen des Seitenlinienrezeptors werden von Fischen genutzt, um chemische und elektrische Felder im umgebenden Wasser aufzuspüren und dadurch auf sich nähernde Hindernisse, Nahrung und Fressfeinde aufmerksam gemacht zu werden. Im Laufe der Evolution ist diese Region bei Säugetieren komplexer geworden und hat sich zum mit Flüssigkeit gefüllten Labyrinth des Innenohrs weiterentwickelt, in dem sich die Organe des Gleichgewichts und des Hörens befinden. In der Embryonalentwicklung bilden sich im oberen Teil des Labyrinths drei hohle, halbkreisförmige Röhrchen (die Bogengänge), die jeweils rechtwinklig zueinander angeordnet sind und schließlich die Grundlage für die Steuerung des Gleichgewichts schaffen. Nach der Geburt können Kopfbewegungen anhand der Bewegung der Flüssigkeit in diesen drei Röhrchen erfasst werden. Jedes Röhrchen reagiert auf Bewegungen in einer anderen Ebene im Verhältnis zur Schwerkraft. Diese unterschiedlichen Ebenen werden manchmal auch als ›Roll-Nick-Gier-Winkel‹ (*Beschreibung der Ausrichtung eines Fahrzeugs im dreidimensionalen Raum;* Anm. Übers.) bezeichnet. Der untere Teil des Labyrinths dehnt sich zu einer langen Röhre aus, die sich zu einer muschelartigen Struktur zusammenrollt. Dort befindet sich auch die Cochlea, das Hörorgan, das für die Wahrnehmung von akustischen Schwingungen zuständig ist. Beide Organe sind zusammen mit dem Kiefer, den Gesichtsmuskeln, dem Schluckmechanismus und den Organen der Sprachproduktion eine evolutionäre Weiterentwicklung aus den Kiemenbändern unserer Fisch-Vorfahren. Der Seitenlinienrezeptor hat auch Projektionen zum Hirnstamm angelegt, die die strukturelle Grundlage für das Kleinhirn bilden (Larsell 1947). Das Kleinhirn höherer Spezies spielt eine zentrale Rolle bei der sensorisch-motorischen Integration und Koordination, ist aber in hohem Maße von der wechselseitigen Interaktion mit vestibulären Zentren abhängig.

Bei Säugetieren hat das Ohr eine höhere Entwicklungsstufe als bei anderen Tieren und teilt sich in die beiden oben genannten Hauptstrukturen auf:

- Vestibularapparat oder Gleichgewichtsmechanismus
- Cochlea oder Hörorgan (linksbündig!)

Oft werden sie von Fachleuten als getrennte Systeme betrachtet, doch teilen sie sich eine gemeinsame Kammer und Flüssigkeit (Endolymphe) und übermitteln Informationen über denselben Hirnnerv, den VIII. oder Nervus vestibulocochlearis. Diese gemeinsame Leitung bedeutet, dass das Hören potenziell durch Informationen aus dem vestibulären Bereich beeinflusst werden kann und das vestibuläre System wiederum durch akustische Signale. Die Ménière-Krankheit zum Beispiel ist eine Störung des Innenohrs, die durch Schwindelanfälle, Tinnitus, Hörverlust und ein Gefühl der Verstopfung im Ohr kennzeichnet ist. Die Ursache der Ménière-Krankheit ist unklar, aber man geht davon aus, dass die Symptome zum Teil auf eine erhöhte Flüssigkeitsansammlung im Labyrinth des Innenohrs zurückzuführen sind, die sowohl das Gleichgewicht als auch das Hörvermögen beeinträchtigt.

Beide Teile des Innenohrs sind an der Wahrnehmung der jeweiligen Position in Bezug auf die Bewegung beteiligt. Madaule (1993) zufolge ist es allein der vestibuläre Anteil, der langsame Bewegungen überwacht, aber wir nutzen auch die auditive Komponente, um die Position (Orientierung), Richtung, Geschwindigkeit und das Timing jeder Form von Bewegung zu beurteilen, die eine Frequenz von mehr als 20 Hz (Hertz) hat, indem wir die Geschwindigkeit und die Entfernung zu jedem Ohr berechnen.

Steinbach (1994) vertritt die Auffassung, dass »Schall nicht einfach nur Schall ist«, sondern der physische Ausdruck von Bewegung oder Vibration. Das Ohr fungiert als Rezeptor und Sender von Schwingungen in einem bestimmten Frequenzbereich, die vom Gehirn interpretiert werden.

Funktionsstörungen des Gleichgewichtssystems können die Sensibilitätsschwellen des Hörsystems beeinträchtigen, und Probleme im Hörsystem können wiederum dazu führen, dass das vestibuläre System zur Kompensation ›Überstunden‹ machen muss.

Ein Grund für diese Unausgewogenheit in der Zusammenarbeit der Sinnessysteme könnte darin liegen, dass das vestibuläre System selbst keine eigenen Empfindungen vermittelt. Es macht sich über die Sensitivität anderer sensorischer Systeme bemerkbar, die wiederum das Erregungsniveau und die physiologischen Reaktionen beeinflussen. Das erste bewusst wahrgenommene Anzeichen von Reiseübelkeit kann z.B. eine verstärkte Geruchswahrnehmung sein, gefolgt von Kopfschmerzen oder Schläfrigkeit. Eine erhöhte Geruchsempfindlichkeit kann dann in der Folge mit Übelkeit assoziiert werden, sodass der Geruch eines Autos ausreicht, um das Gefühl von Reiseübelkeit hervorzurufen. Dies ist ein Beispiel für eine sekundäre assoziative Reaktion. Wenn das vestibuläre System durch übermäßiges Rotieren künstlich überreizt wird, ist das Sehen für einige Sekunden verschwommen, und die gesamte visuelle Welt scheint sich zu bewegen. Wir werden also erst durch symptomatische Veränderungen in anderen Systemen auf Funktionsstörungen des vestibulären Systems aufmerksam.

Sowohl das vestibuläre System als auch das Reflexsystem sind eng mit dem visuellen System verbunden. Sie bilden das Fundament, auf dem die okulo-motorischen und visuellen Wahrnehmungsfähigkeiten aufgebaut sind. Impulse vom vestibulären System zum Hirnstamm haben Auswirkungen auf Gleichgewichtsreaktionen, und zwar über motorische Nerven, die Augenbewegungen steuern, und über Nerven, die zum somatosensorischen Teil der Großhirnrinde führen.

De Kleijn und Magnus (1924) vertraten die Auffassung, dass das vestibuläre System funktionell untrennbar mit dem propriozeptiven, dem visuellen und dem motorischen System verbunden ist, wenn es um die Herausbildung entwicklungsbezogener Reflexe und um die posturale Kontrolle geht. Zusammen mit dem Kleinhirn ist es an der Aufrechterhaltung des Gleichgewichts, der Blicksteuerung und der Aufrechterhaltung einer von der Kopfposition abhängigen Blickachse beteiligt. Diese Funktionen werden erreicht, indem das vestibuläre System den zugrunde liegenden Muskeltonus und die neuromuskulären Reflexe verändert. Ein Missverhältnis zwischen dem vestibulären, dem visuellen und dem propriozeptiven System kann zu Schwindelgefühlen, Reiseübelkeit und Halluzinationen in Bezug auf Lage- und Bewegungsempfinden führen, die dann wiederum Angstzustände zur Folge haben.[15]

Vestibuläre Funktionstüchtigkeit ist die Grundlage für die Erhaltung des inneren Gleichgewichts und des Selbstvertrauens und bildet nach Hubbard (1971) die Grundlage für »die Beziehung zwischen Körperbild und Bewegung, die unablässig Veränderungen im sozialen, moralischen, beruflichen und persönlichen Leben eines Individuums widerspiegelt«. Paul Schilder (1933) vertrat die Ansicht, dass »organische Veränderungen des Vestibularapparats in der Ätiologie bestimmter Neurosen und Psychosen von großer Bedeutung sein könnten«, ein Konzept, das später von Blythe und McGlown (1979), Levinson (1989) und Blythe (1990) aufgegriffen wurde. Während Levinson die Symptome vestibulär-zerebellärer Dysfunktionen mit Medikamenten gegen Reiseübelkeit behandelte, entwickelte Blythe Programme zur Förderung des Gleichgewichts und zur Hemmung von Reflexen, um die Symptome von Agoraphobie und Panikstörungen bei Erwachsenen zu behandeln. Dabei wurden Gleichgewichtsprobleme und Unreife in den Funktionen des Zentralnervensystems mithilfe einer Reihe von Tests festgestellt, die die grobmotorische Koordination und das Gleichgewicht, primitive Reflexe und posturale Reaktionen, Okulomotorik und visuelle Wahrnehmung überprüften.

Ein adäquater vestibulärer Input ist unerlässlich für die automatische Kontrolle des Gleichgewichts, eine gute Körperhaltung und für die Steuerung der Willkürmotorik. Shaskan und Roller (1985) vermuteten, dass »die Körperspannung eines Neugeborenen, seine Angst vor dem Fallen, der Moro-Reflex und der Halsstellreflex allesamt Ausdruck der sequenziellen Entwicklung des Zentralen Nervensystems und seiner relativen Normalität oder Pathologie sein könnten«.

Die Signale zum und vom vestibulären System im Innenohr passieren vier Kerne – die Vestibulariskerne – im Pons des Hirnstamms.

Die Vestibulariskerne dienen als Knotenpunkte für Botschaften, die zwischen dem Gleichgewichtsmechanismus und dem Körper über das vestibulo-spinale System übermittelt werden, sowie für Signale, die entlang des vestibulo-okularen Reflexbogens (VOR) zwischen dem Gleichgewichtsmechanismus und den Augen weitergegeben werden. Eine weitere Verbindung vernetzt beide Systeme mit dem Kleinhirn, dessen Aufgabe darin besteht, die Kommunikation zwischen all diesen Zentren zu modulieren und zu regulieren, damit die Bewegungen harmonisch und präzise ablaufen.

Die Beziehung zwischen dem vestibulären, visuellen und somatosensorischen System und ihre Verbindung zu Wachheit und Aufmerksamkeit wurden von Allan Hobson in ›The Dreaming Brain‹ *(Das träumende Gehirn)* wunderbar beschrieben:

> *Der zwischen Rückenmark und Kortex liegende Hirnstamm dient nicht nur als Durchgangsstation für die Weiterleitung von Reflexinformationen vom Rückenmark zum Kortex (und umgekehrt), sondern auch als Betriebsart-Selektor für beide Strukturen, der das Verhältnis zwischen stimulierter und spontaner neuronaler Informationsverarbeitung bestimmt.*
> *Im Verlauf der Evolution war der Hirnstamm eine der ersten Strukturen, die dem rein segmental aufgebauten Rückenmark hinzugefügt wurden. Bei vielen primitiven Tieren war der Hirnstamm alles, was es gab. Er ermöglichte es den Organismen, spezielle Sinnesorgane wie die Augen zu steuern und die zunehmende Zahl motorischer Aktivitäten zu koordinieren, die sich mit der zunehmenden Spezialisierung der Tiere in Bezug auf die Funktionen der Extremitäten entwickelten. So befinden sich im Hirnstamm die Neuronen, die die Augen bewegen, sowie Neuronen, die diese Augenbewegungen mit der Position des Kopfes und des Körpers koordinieren können. Die komplexe Orchestrierung von Kopf-, Augen- und Körperposition wird von den okulo-motorischen, retikulären und vestibulären Systemen des Gehirns gesteuert. (Hobson 1988)*

Hobson führte weiter aus, dass Aufmerksamkeit und Wachheit eine präzise Steuerung der Augen- und Kopfposition erfordern:

> *Lorento de No (1933) zeigte, dass jede Änderung der Kopfposition vom vestibulären System sofort und präzise in eine entsprechende Änderung der Augenstellung umgesetzt wird. An dieser neuronalen Berechnung sind auch das Kleinhirn und die retikuläre Formation beteiligt. Wir wissen, dass der Lorento-de-No-Schaltkreis im REM-Schlaf (Rapid Eye Movement) oder im Traum spontan aktiviert wird, sodass Signale für die Kopf-, Augen- und Körperposition intern erzeugt werden. So hat man im Traum, obwohl man unbeweglich im Bett liegt, das Gefühl zu laufen, sich zu drehen und sogar zu fliegen.* (Hobson 1988)

Berthoz (2000) erklärte, dass selbst unsere Gedanken und Träume eine verinnerlichte Simulation von Handlungen sind. Mit anderen Worten: Bewegungserfahrungen und Handlungen bilden eine Art physisches Lexikon im Gehirn, mit dessen Hilfe wir uns Szenarien vorstellen (visualisieren) können, auch wenn wir nicht bei vollem Bewusstsein sind und keine physische Interaktion in Echtzeit stattfindet. Die Visualisierung basiert zum Teil auf früheren physischen Mustern von Bewegungserfahrungen.

Oosterveldt (1991) zufolge ist Gleichgewicht nicht etwas, das wir haben, sondern etwas, das wir tun. Es ist ein ständiger Anpassungsprozess, um ein Hinfallen zu verhindern. Selbst der Prozess des Gehens – etwas, das wir für selbstverständlich halten, bis eine Verletzung oder Degeneration dazwischenkommt – ist ein Prozess, bei dem wir von Stabilität zu Instabilität wechseln (zwei Füße zu einem) und dann den vorderen Fuß auf den Boden setzen, um wieder Stabilität zu erlangen. Das vestibuläre und das Reflexsystem wirken auf einer unbewussten Ebene als voneinander abhängige Systeme bei der Steuerung von Körperhaltung und Bewegung. Eine vestibuläre Dysfunktion kann das Ausmaß der Reflexreaktion verändern, und unreife Reflexreaktionen können die Funktionsfähigkeit des vestibulären Systems beeinträchtigen.

Das vestibuläre System hat Verbindungen zu...

- dem autonomen Nervensystem (Verdauung, usw.)
- dem visuellen System (90 Prozent der Zellen im visuellen System reagieren auf vestibuläre Stimulation)
- den Schlaf- und Wachzyklen
- den REM-Traumschlafphasen
- der Gewichtswahrnehmung (King und Schrager 1999)

Fehlerhafte vestibuläre Signale können primitive Reflexe auslösen, umgekehrt kann aber auch aberrante Reflexaktivität die Funktion des vestibulären Systems behindern. Damit ein Kind die von seinen Sinnen gelieferten Informationen effektiv nutzen kann, müssen diese gut aufeinander abgestimmt und kongruent sein.

Zu den Anzeichen, die auf eine vestibuläre Dysfunktion hindeuten, gehören:

- Gleichgewichtsprobleme
- Verzögertes Erreichen motorischer und posturaler Meilensteine wie Kopfkontrolle, Sitzen, Krabbeln und Laufen
- Geringer Muskeltonus
- Reiseübelkeit über das Pubertätsalter hinaus
- Abneigung gegen Höhen, Schaukeln, Karussells, Rolltreppen und Aufzüge (hypersensibel) oder umgekehrt keinerlei Höhenangst, Suche nach körperlichem Nervenkitzel (hyposensibel)
- Schneller Orientierungsverlust, schlechte Richtungsvorstellung
- Ungeschicklichkeit
- Schwierigkeiten, still zu sitzen (Tendenz zu vestibulärer Selbststimulation durch Aktivitäten wie exzessives Schaukeln oder Drehen)
- Schlechte räumliche Wahrnehmung
- Schlechte organisatorische Fähigkeiten, Zerstreutheit
- Schechtes Vorstellungsvermögen, wie bestimmte Tätigkeiten ausgeführt werden sollen, z.B. Drücken/Ziehen.
- Müdigkeit, Lethargie
- Unfähigkeit, Objekte im Raum mental zu drehen oder auch Prozeduren umzukehren. Das kann z.B. die Fähigkeit beeinträchtigen, eine analoge Uhr zu lesen, eine räumliche Fähigkeit – oder zu

verstehen, dass Multiplikation und Division dieselben Prozesse in der Umkehrung sind.

Der Tastsinn

Obwohl das vestibuläre System das erste ist, das vollständig entwickelt und myelinisiert ist, ist es der Tastsinn, der die ersten beobachtbaren Anzeichen einer Reaktion des Embryos auf äußere Reize liefert. Die erste Reaktion auf taktile Reize tritt etwa fünf Wochen nach der Konzeption auf, wenn sich die kutanen Massenreflexe (Rückzugsreflexe) herausbilden.[16] Eine sanfte Stimulation der Oberlippe führt dazu, dass sich der gesamte Organismus sofort von der Kontaktquelle zurückzieht. Der berührungsempfindliche Bereich breitet sich in den nächsten vier Wochen rasch auf den Mundbereich, dann auf die Handflächen und die Fußsohlen aus, bis schließlich die gesamte Körperoberfläche auf Berührung reagiert. Die früheste primitive Reaktion auf Berührung ist jedoch eine defensive, die durch Rückzug gekennzeichnet ist.

Im zweiten und letzten Schwangerschaftstrimester sollte das taktile Wahrnehmungsvermögen weiter reifen, um die Entwicklung der Greifreflexe (Palmar, Plantar, Such, Saug, Moro usw.) zu ermöglichen, sodass das Baby zum Zeitpunkt der Geburt Berührungen mit Sicherheit, Nahrungsaufnahme, Geborgenheit und schließlich Erkundung der Umwelt verbindet. Der Tastsinn ist noch vor dem Hören und Sehen der primäre Lernkanal für das Baby. Berührungsrezeptoren bedecken die gesamte Körperoberfläche.

Das Areal im Gehirn, das Berührungen wahrnimmt, dehnt sich wie ein Stirnband aus und wird als ›somatosensorischer Kortex‹ bezeichnet. Er ist in der Lage, Wärme, Kälte, Druck, Schmerz und Körperposition zu registrieren. Die empfindlichsten Bereiche des Körpers haben eine entsprechend große Repräsentationsfläche im somatosensorischen Kortex. So nehmen die Lippen, Hände und Genitalien einen großen Teil dieser somatosensorischen Landkarte ein. Sogar an den Ansätzen der Haarfollikel befinden sich Berührungsrezeptoren. Deshalb ist auch der Tastsinn an Gleichgewicht, Orientierung und Bewegung beteiligt, da der Vestibularapparat seine Informationen durch die Bewegung von Flüssigkeit über Haarzellen erhält.

Ayres (1989) unterteilte das taktile System in ein schützendes und ein unterscheidendes Teilsystem. Die schützenden Rezeptoren befinden sich rings um die Haarfollikel und reagieren auf subtile Reize wie Schall- und Luftwellen (Vibrationen), die sich über den Körper bewegen. »Sie sagen uns buchstäblich, wo unser Körper endet und wo der Raum beginnt«. (Pyfer und Johnson 1981)

Die diskriminierenden Rezeptoren befinden sich in der Dermis (Lederhaut) und reagieren, wenn wir mit etwas in Kontakt kommen – entweder aktiv oder passiv. Beide Teilsysteme sollten sich gegenseitig ausschließen, d. h. das eine schaltet sich ab, wenn das andere in Aktion tritt. Das Schutzsystem bleibt so lange eingeschaltet, bis wir berührt werden. Ist die Berührung harmlos, tritt das diskriminierende System in Aktion, sobald die Berührung stattfindet.

Ein Kind mit einem überaktiven Schutzsystem kann dann ›taktil defensiv‹ sein. Wenn dies der Fall ist, kann Berührung weder eine sofortige Quelle des Trostes noch ein zuverlässiger Lieferant von Informationen sein, da Abwehrreflexe leichter ausgelöst werden können und den Rückzug von der Quelle der Berührung bewirken, bevor diskriminierende Rezeptoren ins Spiel kommen können und eine Gefahr ausschließen. Das ›hypertaktile‹ Kind kann eine abnorm erhöhte Wahrnehmung einiger oder aller Reize haben, die im Bereich des Kortex als Berührungen registriert werden. Es hat oft eine niedrige Toleranzschwelle und/oder eine geringe Anpassungsfähigkeit in Bezug auf Hitze und Kälte. Seine Schmerzschwelle ist ebenfalls oft niedrig, vor allem bei bestimmten Arten von Schmerzen (z.B. Abschürfungen oder Einstiche in die Haut). Paradoxerweise ist die Toleranz gegenüber inneren Schmerzen jedoch hoch.

Dies kann das Kind sein, das bei Spritzen, Hautabschürfungen und kleinen Schnittwunden überreagiert, aber nicht bemerkt, dass seine Beine mit blauen Flecken übersät sind. Es mag jede Form von Körperkontakt ablehnen und hat daher Schwierigkeiten, körperliche

Zuneigung anzunehmen oder zu zeigen. Das macht es der Mutter (und dem Vater) nicht leicht, eine liebevolle Beziehung zum eigenen Kind aufzubauen. Es kann sehr eigen mit seiner Kleidung (Etiketten, Stoffart, Bündchen usw.) und mit der Art und Weise sein, wie es Dinge tut. Kontaktsportarten werden eher gemieden, und oft fehlt es dem Kind an einem guten Körperbild und einem ausgeprägten Gefühl für seine Position im Raum.

In extremen Fällen kann Hypersensitivität eine signifikante Rolle bei der Verzerrung des Körperbildes spielen, die für Anorexia nervosa charakteristisch ist. Magersüchtige empfinden sich selbst als dick und glauben, dass der eigene Körper viel mehr Raum einnimmt, als er es tatsächlich tut. Trotz aller Versuche, innerlich zu schrumpfen, ändert keine noch so große Gewichtsabnahme etwas an diesem Gefühl, da die gleiche Hautoberfläche und damit die gleiche Anzahl von Rezeptoren mit der Außenwelt in Kontakt bleiben. Da eine solche Empfindung über den Hirnstamm vermittelt wird, setzt sich das Missbefinden über jede vom Kortex auferlegte Logik hinweg, und kein noch so großer Beweis des Gegenteils wird die Selbstwahrnehmung der Magersüchtigen ändern.

Das taktile Unterscheidungsvermögen sollte uns eine reichhaltige Informationsquelle über die Umwelt erschließen sowie ein Mittel zur (nonverbalen) Kommunikation und zum Zeigen von Zuneigung sein. Sogar die Funktionsfähigkeit des Immunsystems kann dadurch beeinflusst werden. Studien mit Ratten haben gezeigt, dass Rattenbabys, die im Labor gestreichelt wurden, ein besseres Immunsystem haben und schneller an Gewicht zunehmen. Berührungserfahrungen von Anfang an reduzieren den Level an Stresshormonen, da sie eine dauerhafte Sensibilisierung des Teils des Gehirns zur Folge haben, der die Stressreaktion steuert. Studien über Frühgeborene haben gezeigt, dass Babys, die dreimal täglich fünfzehn Minuten lang massiert werden, 45 Prozent mehr an Gewicht zunahmen im Vergleich zu anderen Kindern, die nicht massiert wurden.

Ohne Berührung werden kleine Kinder schnell unruhig und versuchen häufig, sich durch Selbststimulation mit notwendigen sensorischen Informationen aus anderen Sinnessystem zu versorgen. Ein Beispiel dafür sind die stereotypen Bewegungsmuster (Schaukelbewegungen), die bei einigen Waisenhauskindern zu beobachten waren, deren Betreuungsqualität völlig unzureichend war. Das repetitive Schaukeln bei institutionalisierten Patienten gilt als Zeichen geistiger Retardierung, kann aber auch bei Kindern auftreten, die versuchen, sich selbst mit den so elementaren vestibulären, taktilen und propriozeptiven Informationen zu versorgen, wenn keine ausreichende physische Stimulation und Betreuung vorhanden ist. Sich selbst vestibulär zu stimulieren kann auch beruhigend sein. Dies wird manchmal nach einem Trauma, extremer Verzweiflung oder Vernachlässigung beobachtet. Wie Blythe in seinen Lehrveranstaltungen immer wieder betonte, können wir nicht davon ausgehen, dass ein spezifisches Verhalten das Ergebnis nur einer spezifischen Ursache ist; vielmehr muss ein guter Therapeut herauszufinden versuchen, welchen Zweck dieses Verhalten für den Patienten hat. Der Versuch, das Verhalten zu ändern, ohne die Ursache zu verstehen, wird nur begrenzte Erfolge erzielen.

Die frühesten Berührungserfahrungen sammelt ein Kind vor allem durch seine Eltern während des Stillens, Wickelns und Spielens. Nach Allan Schore (1994) ist es vor allem die Mutter, die in den ersten Monaten die Verbindungen zwischen den verschiedenen Ebenen des Gehirns ermöglicht und damit die Grundlagen nicht nur für die spätere Lernfähigkeit, sondern auch für die emotionale Regulation und die Immunabwehr schafft.

Mit ausgewogenen sozial-emotionalen Angeboten fördere die Mutter mit ihrem Verhalten das Wachstum von Verbindungen zwischen kortikalen, limbischen und subkortikalen limbischen Strukturen, die neurobiologisch betrachtet die Selbstregulierung steuern. Der Wesenskern des Selbst liegt in Mustern der Affektregulierung, die das Selbstbild über verschiedene Erregungszustände hinweg integrieren und so eine Kontinuität von inneren Erfahrungen ermöglichen.

Das frühe Handling ist ein wichtiger Teil dieses Prozesses. Diamond et al. (1963) bescheinigen der Mutter, dass sie »die Rolle höherer Gehirnstrukturen spielt: Sie ist der Zusatzkortex des Kindes«. Die sensorischen und emotionalen Erfahrungen, die sich aus dem Handling und der Zuwendung ergeben, spielen eine wichtige Rolle in diesem Prozess.

Berührungen sind wichtig für die Entwicklung des Körperbildes eines Kindes. Es wird manchmal auch als ›mentales Bild‹ oder ›Landkarte‹ des Körpers bezeichnet. Eine taktile Überempfindlichkeit kann sich bekanntlich auf die spätere Entwicklung von Körperdysmorphien (*Körperbildstörung*; Anm. Übers.) auswirken, die häufig bei Essstörungen auftreten. Aber auch viele Kinder mit einer entwicklungsbedingten Koordinationsstörung haben ein gestörtes Körperbild, Schwierigkeiten, einzelne ihrer Körperteile ohne visuelle Hinweise zu lokalisieren, und ein unzureichendes Gespür für komplette Körperregionen. Dies kann sowohl auf eine schlechte taktile als auch propriozeptive Wahrnehmung zurückzuführen sein. Wenn ein solches Kind ein Bild einer menschlichen Figur zeichnet, ist der Kopf oft unverhältnismäßig groß und hat keinen oder nur einen kleinen Hals (ein häufiges Merkmal von Kinderzeichnungen, bei denen die Kopfstellreaktionen unterentwickelt sind). Die Darstellung von übergroßen Händen und seltsamen Gliedmaßen oder ungewöhnlichen Körperhaltungen sind ebenfalls Anzeichen für eine Störung des Körperbildes und der räumlichen Wahrnehmung (vestibulär, propriozeptiv und taktil). Das Fehlen der Hände oder Finger oder deren anomal große Darstellung kann zuweilen mit dem Fortbestehen von Restreaktionen primitiver taktiler Reflexe wie Palmar- und Babkin-Reflex zusammenhängen.

Abbildung 4.1 a ist die Zeichnung eines achtjährigen Jungen, bevor er mit einem Programm zur Ausreifung und Hemmung von Reflexen begann. Bei diesem Jungen wurde Legasthenie diagnostiziert, und seine Lehrerin hatte gegenüber seiner Mutter angedeutet, dass er wohl auch Merkmale des Asperger-Syndroms aufweise. Man beachte den großen Kopf (der Junge selbst besaß einen ungewöhnlich großen Kopf) und die Tatsache, dass er keinen Versuch unternommen hatte, den Körper zu zeichnen. Abbildung 4.1 b ist die Zeichnung desselben Jungen, nachdem er neun Monate an einem

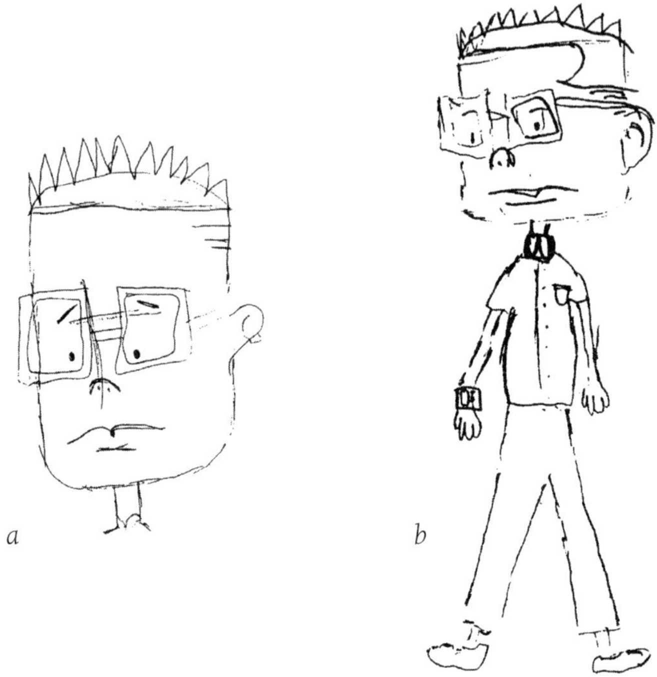

Abbildung 4.1: Menschzeichnung eines achtjährigen Jungen:
a) Vor Beginn eines Programms zur Ausreifung und Hemmung von Reflexen
b) Nach neunmonatiger Teilnahme an einem Programm zur Ausreifung und Hemmung von Reflexen

Programm zur Ausreifung und Hemmung von Reflexen teilgenommen hatte. Obwohl der Kopf immer noch unverhältnismäßig groß gezeichnet ist, ist nun auch der Rest des Körpers gezeichnet.

Ein neunjähriges Mädchen, das im Alter von dreieinhalb Jahren aus einem der ehemaligen Ostblockländer adoptiert worden war, hatte die ersten drei Jahre seines Lebens in einem Kinderbettchen verbracht, in dem seine Bewegungsmöglichkeiten extrem eingeschränkt waren und es kaum Gelegenheiten hatte, seine Beine zu benutzen. Im Alter von zwölf Jahren zeichnete es die menschliche Figur immer ohne Beine. Nach Teilnahme an einem mehrmonatigen Programm zur Ausreifung und Hemmung von Reflexen, bei dem es unter anderem Übungen in Rückenlage ausführte und dabei seine Beine mit geschlossenen Augen in Zeitlupe durch die Luft bewegte (was ein propriozeptives Feedback von den Muskeln, Sehnen und Gelenken in den Beinen lieferte), begann es, die menschliche Figur auch mit Beinen zu zeichnen.

Ein Test auf neurologische soft Signs ist der ›Tandemgang‹: Das Kind wird aufgefordert, langsam vorwärtszugehen und dabei einen Fuß vor den anderen zu setzen, wobei die Ferse jeweils die Zehen des anderen Fußes berührt. Kinder mit Reflexproblemen zeigen hier oft Schwierigkeiten, ihre Füße ohne hinzusehen zu lokalisieren oder sie präzise zu platzieren. Oft lassen sie eine Lücke, treten sich auf die Zehen oder schieben einen Fuß, bis er an den anderen stößt. Dies kann ein Zeichen für eine schwach ausgeprägte propriozeptive Wahrnehmung sein. Sie wissen nicht, wo sich ihre einzelnen Körperteile im Raum befinden und verlassen sich zu sehr auf die Unterstützung durch das visuelle System.

In den ersten Lebensmonaten ist es der Mund, der dem Säugling die allerersten taktilen Informationen liefert – wenn er die Brust sucht, an ihr saugt und mit den Lippen und der Zunge alles erkundet. Auch die Hände sind beteiligt – anfänglich sind es Bewegungen im Zusammenhang mit dem Palmar- und dem Babkin-Reflex, später ist es ein interaktives Zusammenspiel von Hand und Mund, wobei der Mund der primäre Schauplatz für Entdeckungen ist. Dies ist die sogenannte ›orale‹ Phase der Entwicklung. Wie in der pränatalen Entwicklung beginnt auch die postnatale Entwicklung der taktilen Wahrnehmung beim Mund und breitet sich auf die Hände, die Füße und schließlich den ganzen Körper aus. Wenn sowohl Rückzugs- als auch Greifreflexe über ihre normale Waltezeit (vorgesehene Zeit) hinaus aktiv bleiben, können sie die empfindliche Balance zwischen schützenden und diskriminierenden taktilen Reaktionen in den Körperregionen stören, in denen der Reflex im Säuglingsalter von Natur aus ausgelöst wird.

Wenn Kinder älter werden, nimmt der körperliche Kontakt zu den Eltern ab. In der Pubertät suchen Jugendliche mit dem Aufkeimen sexueller Empfindungen erneut nach taktilen Reizen. Die Suche nach Kontakt setzt sich also ein Leben lang fort. Es ist vielleicht die Altersgruppe der Acht- bis Sechzehnjährigen, die am meisten unter nicht erkannten Problemen mit Berührungen leidet, denn dies ist das Alter, in dem sie selbst nach taktilen Informationen suchen müssen, da Eltern und Lehrkräfte diese nicht mehr so freigiebig und reichhaltig wie in der frühen Kindheit verteilen.[17]

Symptome für Hyperaktilität

- Hypersensitivität
- Abneigung gegen Berührungen oder auch zwanghaftes Berühren von Personen und Gegenständen
- Allergische Hautreaktionen
- Schlechte Temperaturkontrolle
- Niedrige äußere Schmerzgrenze
- Körperdysmorphie
- Abneigung gegen Kontaktsportarten
- Tendenz, sich auf sensorische Signale statt auf verbale Sprache zu verlassen

Symptome für Hypotaktilität

- Unterempfindlichkeit gegenüber Berührungen
- Hohe Schmerzschwelle
- Verlangen nach intensivem propriozeptivem Feedback, Freude an Kontaktsportarten
- Provoziert Raufereien oder Kämpfe
- Zwanghaftes Berühren
- Körperdysmorphie
- ›Elefant im Porzellanladen‹

Hören

Der Hörsinn ist ebenso wie der Gleichgewichtssinn und der Tastsinn das Ergebnis der Aufnahme und Übertragung von Energie durch Bewegung und Schwingung.

Das menschliche Ohr ist das Ergebnis einer komplexen Entwicklung, die sich in der zweiten Hälfte der Embryonalzeit (vierte bis achte Schwangerschaftswoche) vollzieht. Während sich die Gehörknöchelchen des Mittelohrs entwickeln, werden Verbindungen des Zentralen Nervensystems zur Cochlea und zu den vestibulären Strukturen hergestellt (→Abbildung 4.2). Die Myelinisierung der Hörnervenfasern findet zwischen der 24. und 28. Schwangerschaftswoche statt. Ab diesem Zeitpunkt entwickelt sich dann auch allmählich die auditive Wahrnehmung. Noch ist die Hörfähigkeit in diesem Stadium auf einen relativ engen Frequenzbereich von Tönen begrenzt und speziell abgestimmt auf die im Mutterleib zu hörenden Geräusche, die je nach Gestationsalter von 83 Hz bis 3000 Hz (Johansson et al. 1964) oder von 250 Hz bis 5000 Hz (Lecanuet et al. 1988) reichen. Der Fötus reagiert aber auch schon auf einige externe akustische Reize. Die Bandbreite der Frequenzen, auf die der Fötus reagiert, erweitert sich im weiteren Verlauf der Schwangerschaft. Mit zunehmender Reife des Fötus nimmt die Intensität der Geräusche ab, die erforderlich sind, um eine Reaktion bei ihm hervorzurufen.

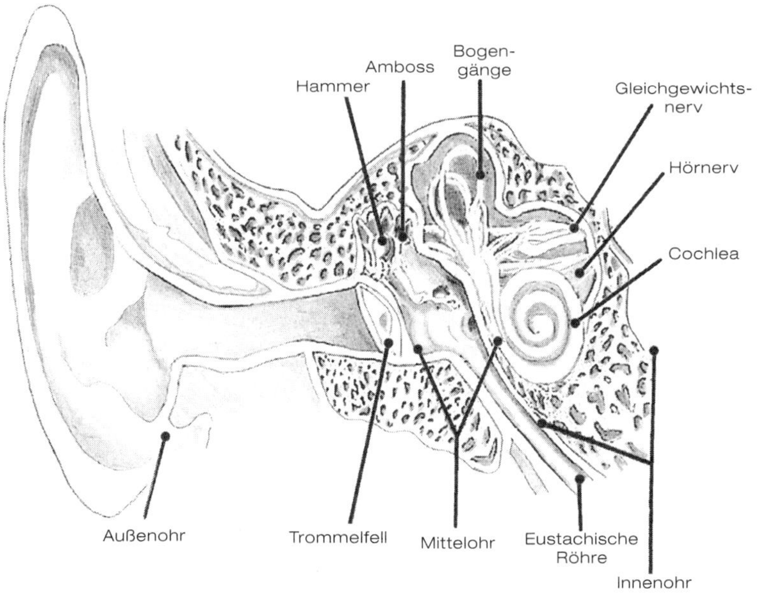

Abbildung 4.2: Das Ohr

Wenn die Schallintensität extrauterin gemessen wird, reagiert der Fötus am stärksten auf Töne von 500 Hz und darunter. Bei einer intrauterinen Messung zeigt sich der Fötus dagegen empfindsamer für Töne von 500 Hz und darüber. Die Ergebnisse deuten darauf hin, dass die Reaktion des Fötus auf Schall in den unteren Bereichen des Frequenzbereichs von Erwachsenen beginnt und sich im Laufe der Reifung des Fötus zunehmend erweitert. (Hepper and Shahidullah 1994)

Um die gesamte Bandbreite des menschlichen Frequenzbereiches in einen Zusammenhang zu bringen: Kurz nach der Geburt liegt der normale Hörbereich bei etwa 20 Hz bis 20.000 Hz (20 kHz), wobei die größte Empfindlichkeit im Bereich von 2.000 bis 4.000 Hz liegt. Der normale Bereich der menschlichen Stimme liegt bei etwa 500 Hz bis 2.000 Hz, wobei Vokale und Basstöne in den unteren Frequenzbereich und Konsonanten in den oberen Frequenzbereich fallen (→ Abbildung 4.3). Töne werden oft als nieder-, mittel- oder hochfrequent eingestuft.

Der Niedrigfrequenzbereich liegt zwischen 10 Hz und 200 Hz. Der Mensch kann Töne ab 20 Hz aufwärts hören, jedoch kann das taktile System auch schon den Bereich zwischen 10 Hz und 20 Hz als Vibration, wenn auch nicht als Ton wahrnehmen. Diese sensorische Verknüpfung von Tast- und Hörsinn kann die psychischen Stimmungen des Menschen beeinflussen. Tiefe Töne können eine starke emotionale Wirkung haben, Sicherheit und Vertrauen erwecken, aber auch Macht und Stärke ausdrücken. Die männliche Stimme ist in der Lage, in den Bereich von 100 Hz zu fallen, und eine große Anzahl von Musikinstrumenten kann Töne in diesem niederfrequenten Bereich erzeugen.

Der mittlere Frequenzbereich beginnt bei 200 Hz und reicht bis zu 2.400 Hz. Im Laufe der menschlichen Evolution begann das Gehör, diesen Frequenzbereich zu erschließen, der weitgehend dem Bereich der menschlichen Sprache entspricht. Die stimmlichen Fähigkeiten von Männern und Frauen sowie eine große Anzahl von Musikinstrumenten fallen in diesen Bereich, darunter Gitarre, Klavier, Keyboard und Blasinstrumente.

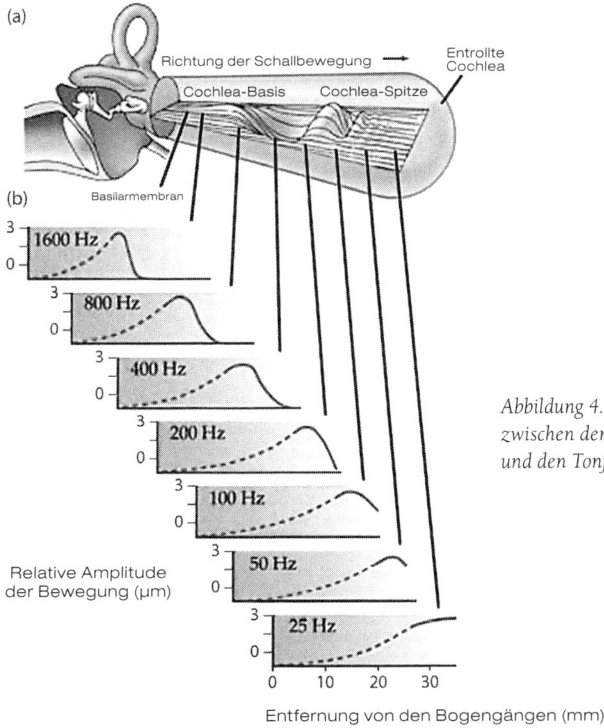

Abbildung 4.3: Das Verhältnis zwischen dem menschlichen Ohr und den Tonfrequenzen

Der Hochfrequenzbereich beginnt bei 2.400 Hz und reicht bis hinauf zu 20.000 Hz (20kHz), doch kann es hier individuelle Unterschiede geben, wie weit dieser Bereich bei einzelnen Menschen reicht. Ein durchschnittlicher Mensch kann zum Beispiel keinen Ton über 20 kHz hören, aber es gibt hochsensible Menschen, die bis zu 30 kHz hören können.

Wissenschaftler in New York fanden mithilfe eines supraleitenden Quanteninterferenzgeräts (SQID) bei musikhörenden Probanden heraus, dass eine nahezu unheimliche Entsprechung der schwarzen und weißen Tasten eines Klaviers im Gehirn abgebildet wurde, die jeweils auf die gehörten Noten reagierten (→ Abbildung 4.4). Mit dem SQID werden extrem schwache Signale gemessen, wie z.B. subtile Veränderungen im elektromagnetischen Energiefeld des menschlichen Körpers. Eine der vielversprechendsten Anwendungen des

Geräts ist die Magnetoenzephalografie (MEG), ein nicht-invasives Verfahren zur Messung der magnetischen Aktivität des Gehirns.

»Das Gehirn hört laute Töne an einer ganz anderen Stelle als leise Töne, aber die Bereiche, die Töne registrieren, sind wie eine Tastatur aufgebaut« (S. Williamson, zitiert in Begley 1992). Es ist möglich, dass die fehlende Registrierung bestimmter Laute in kritischen Phasen des Spracherwerbs dazu führt, dass ein Teil der mentalen Tastatur oder der Klangkarte ausgelassen wird oder nicht mehr ansprechbar ist (→ Abbildung 4.4).

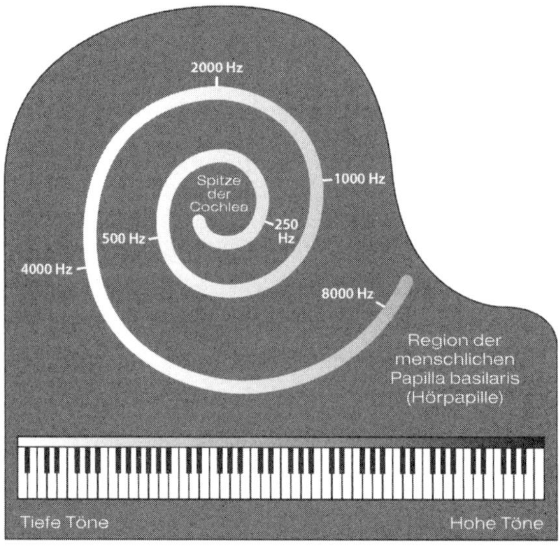

Abbildung 4.4: Beziehung zwischen Tonfrequenzen und Musiktönen

Mit zunehmendem Alter verschlechtert sich das Hörvermögen, was zu einer Verengung des Frequenzbereichs führt, den eine Person hören kann, sowie zur Zunahme der erforderlichen Lautstärke, um eine Reaktion hervorzurufen. Auch bestimmte Verhaltensweisen verändern sich bei beidseitigem, einseitigem oder frequenzspezifischem Hörverlust. Eine Schädigung des Gehörs kann zu jedem Zeitpunkt des Lebens durch laute Geräusche, Infektionen, neurologische Erkrankungen, Sauerstoffmangel und physische Traumata auftreten.

Zuhören lernen

In den ersten Tagen nach der Geburt sind die Ohren des Neugeborenen noch mit überschüssiger Flüssigkeit gefüllt (ähnlich wie das Wasser in den Ohren nach dem Schwimmen oder Baden), sodass sich der Säugling in einem akustischen Niemandsland zwischen uterinen und extrauterinen Tönen befindet. Sobald diese Flüssigkeit abgeflossen ist, werden die Ohren des Neugeborenen für ein breites Spektrum von Tonfrequenzen empfänglich, etwa im Bereich von 0 bis 20.000 Hz und darüber hinaus.

In den ersten drei Lebensjahren muss das Kind lernen, seine Ohren und sein Gehirn gemeinsam zu benutzen, um sich auf die spezifischen Frequenzen seiner Muttersprache einzustellen, ganz so, wie man ein Radio auf bestimmte Sender einstellt. Dies ist das Stadium, in dem das Kind jede Sprache erlernen kann, vorausgesetzt, es ist den Lauten dieser Sprache über einen längeren Zeitraum ausgesetzt, unabhängig davon, welche Sprache die Mutter spricht. Nach dem sechsten Lebensjahr, nachdem diese ersten Feineinstellungen erfolgt sein sollten, wird es sehr viel schwieriger, eine neue Sprache zu erlernen und akzentfrei zu sprechen.

Bei häufigen HNO-Infektionen oder Infektionen der oberen Atemwege in den ersten drei Lebensjahren kann das Hörvermögen nicht nur während der akuten Infektion, sondern bis zu acht Wochen danach beeinträchtigt sein. Wenn ein Kind zwei oder drei solcher Infektionen pro Jahr erleidet, kann dies bedeuten, dass es innerhalb eines Jahres sechs Monate lang mit Unterbrechungen schlechter hört.

Ein Hörtest, der nach Abklingen der Infektion durchgeführt wird, kann durchaus normal ausfallen. Die zeitweiligen Beeinträchtigungen des Hörvermögens während dieser kritischen Phase, in der das Kind lernt, die einzelnen Sprachlaute zu unterscheiden, kann sich jedoch längerfristig auf die auditiven Unterscheidungs- und Verarbeitungsfähigkeiten des Kindes auswirken, was wiederum Auswirkungen auf das spätere schulische Lernen hat.

Seit Langem ist bekannt, dass Schwerhörigkeit in sprachlicher, pädagogischer und sozialer Hinsicht ein großes Handicap darstellt. Weit weniger Aufmerksamkeit wurde bis vor Kurzem den Problemen der Lautdiskriminierung bei Kindern mit Lernschwierigkeiten oder Sprachstörungen gewidmet. Die Sprache mag sich zum richtigen Zeitpunkt entwickelt haben, aber die präzise Analyse von Lauten, die für das Lesen und die Rechtschreibung unerlässlich ist, kann darunter leiden. Ein Kind ist dann nicht in der Lage, die Unterschiede zwischen ähnlich klingenden Lauten oder Mischlauten wie ›ch‹ und ›sch‹, ›th‹ und ›f‹ oder ›p‹ und ›b‹ zu hören. Wenn sich die Buchstaben für das Kind gleich anhören, geht es davon aus, dass sie auch gleich geschrieben werden müssen.

Nach Storr (1993) sind zwei wesentliche Komponenten am Lesen beteiligt: Sehen und Hören. Er beschreibt den ›auditiven Leser‹ als jemand, der nicht nur phonetisch lesen kann, sondern der in der Lage ist, still zu lesen, indem er eine ›innere Stimme‹ benutzt, die es ihm ermöglicht, die Wörter in seinem Kopf zu sehen und zu hören, als ob er sie auf einer Seite sehen und laut lesen würde. Eine unzureichende auditive Diskriminierungsfähigkeit kann die Entwicklung dieses Prozesses beeinträchtigen.

Zusätzlich zu zeitweiligen Hörminderungen in der frühen Kindheit kann eine unzureichende auditive Stimulation in Form von sozialen Kontakten (Gesprächen) mit anderen Menschen die Entwicklung der Sprech- und Sprachfähigkeiten eines Kindes hemmen. Die erste Sprache eines Säuglings besteht aus Gesten, Bewegungen, Melodien und Rhythmen. Wir sind in der Lage, die Stimmung und viele der Bedürfnisse eines Kindes anhand von Veränderungen der Körperhaltung, des Gesichtsausdrucks sowie der Geschwindigkeit und Qualität seiner Bewegungen zu verstehen. Dies sind Elemente der nonverbalen Sprache, auf die wir uns das ganze Leben lang verlassen. Eine Mutter lernt schnell zu erkennen, wann ihr Kind hungrig ist, wenn sie die zunehmende Aktivität seines Suchreflexes beobachtet. Ein gestresster Säugling neigt dazu, den Kopf nach hinten zu werfen und den Tonus der Streckmuskeln zu erhöhen, während ein zufriedener Säugling in einem entspannten Zustand ballettartige

Bewegungen mit seinen Armen und Beinen macht und so versucht, dass man sich mit ihm beschäftigt. Auch das Gurren und Brabbeln eines Säuglings ist im Wesentlichen musikalischer Natur.

Mütter verwenden von Natur aus eine besondere Form der Sprache, wenn sie mit ihren Babys kommunizieren, die als ›Motherese‹ (Mutterisch) bezeichnet wird. Dabei sprechen Mütter übertrieben intoniert, langsamer und mit längeren Pausen, begleitet von lebhafter Mimik und Gestik. Diese Verlangsamung des Sprechens und die verstärkte Intonation erleichtern es dem Säugling, Sprachlaute zu unterscheiden, und die längeren Pausen geben ihm Zeit, das Gesprochene zu verarbeiten und stimmlich und motorisch darauf zu reagieren. Säuglinge sind von Natur aus eher auf den Klang der mütterlichen Stimme eingestellt als auf andere Stimmen, da ihnen die Töne, der Rhythmus und die Kadenz ihrer Sprache aus der Zeit im Mutterleib vertraut sind.[18]

In einer Studie der Universität Edinburgh wurden die frühen Interaktionen zwischen Mutter und Kind untersucht. Die Forscher fanden heraus, dass, wenn die Mutter kurze Sätze mit übertriebener Intonation sagte und dann einige Sekunden lang eine Pause einlegte, das Baby eine ›Antwort‹ in vergleichbarer Intonation, Sprachmelodie und Rhythmus gab. Dieser musikalische Dialog konnte mehrere Sekunden lang fortgesetzt werden, sofern die Mutter jedes Mal eine Pause einlegte. Wenn ein anderer Erwachsener den Raum betrat und anfing, mit dem Baby zu sprechen, ihm aber keine Zeit zum Reagieren ließ, gab der Säugling einfach den Versuch auf, sich an der ›Unterhaltung‹ zu beteiligen, als wollte er sagen: »Wie unhöflich! Weißt du nicht, wie man ein gutes Gespräch führt?« Mit anderen Worten: Die frühe Interaktion mit einem aufmerksamen, verständnisvollen Zuhörer, der dem Kind Zeit lässt zu reagieren, fördert die Entwicklung der vorsprachlichen Kommunikation.

Wenn ein Kind in jungen Jahren zu wenig oder inadäquate auditive Stimulation erfährt oder in einer Umgebung lebt, in der es ständig einer Kakophonie von Hintergrundgeräuschen ausgesetzt ist, kann dies ebenfalls das Zuhörenlernen erschweren: Von klein auf lernt es, bestimmte Geräusche auszublenden und zu ignorieren. Auch elektronische Spiele haben einen ähnlichen Effekt und sind nicht vergleichbar mit der direkten Eins-zu-eins-Begegnung mit einem anderen Menschen in der realen Welt.

CDs mit Schlafliedern und Kinderreimen mögen zwar nützlich sein, um ein Baby zu unterhalten oder es in den Schlaf zu wiegen, aber sie fördern nicht den Dialog. Fertige CDs oder Kassetten sind voreingestellt. Sie haben kein Interesse an dem, was das Kind eventuell zu sagen hat. Sie warten daher nicht auf seine Antwort und lassen sich nicht von der Antwort des Kindes inspirieren.

Zu viel zu hören oder eine ›auditive Hypersensitivität‹ kann ein ebenso großes Problem darstellen wie ein Hördefizit. Die Unfähigkeit, irrelevante Geräusche zu filtern oder auszublenden, deutet auf eine mangelhaft entwickelte Fähigkeit des Zuhörens hin und kann tiefgreifende Auswirkungen auf späteres Lernen, Sprachverständnis, Kommunikation und Verhalten haben. In den letzten 40 Jahren hat sich die Forschung zunehmend auf Probleme des Zuhörens fokussiert und nicht mehr so sehr auf Probleme des Hörens. Alfred Tomatis in Frankreich und Christian Volf in Dänemark leisteten unabhängig voneinander Pionierarbeit auf diesem Gebiet. Seitdem wurden verschiedene Verfahren entwickelt, um das Hörverstehen von Menschen mit so unterschiedlichen Problemen wie Autismus, Hyperaktivität, Legasthenie, Depression und – bei Musikern – unzureichender Tonhöhenunterscheidung zu untersuchen und zu trainieren.

Wie Tomatis außerdem gezeigt hat, werden die Töne auf unterschiedliche Weise an das Sprachverarbeitungszentrum im Gehirn weitergeleitet, je nachdem, welches Ohr als dominantes Ohr verwendet wird. Bei den meisten Menschen, bei denen das Hauptzentrum für die Sprachdekodierung in der linken Gehirnhälfte liegt, ist das rechte Ohr das leistungsfähigere von beiden, wenn es darum geht, Sprachlaute zu empfangen und weiterzuleiten. Kinder mit dominantem linkem Ohr, bei denen sich das Hauptsprachzentrum ebenfalls auf der linken Seite befindet, sind hier möglicherweise im

Nachteil. Töne, die über das rechte Ohr gehört werden, gelangen direkt zum Hauptsprachzentrum in der linken Hemisphäre (→ Abbildung 4.5a). Über das linke Ohr gehörte Töne gelangen zunächst zum Subsprachzentrum in der rechten Hemisphäre und müssen dann zur Dekodierung über das Corpus callosum in die linke Hemisphäre gelangen (→ Abbildung 4.5b).

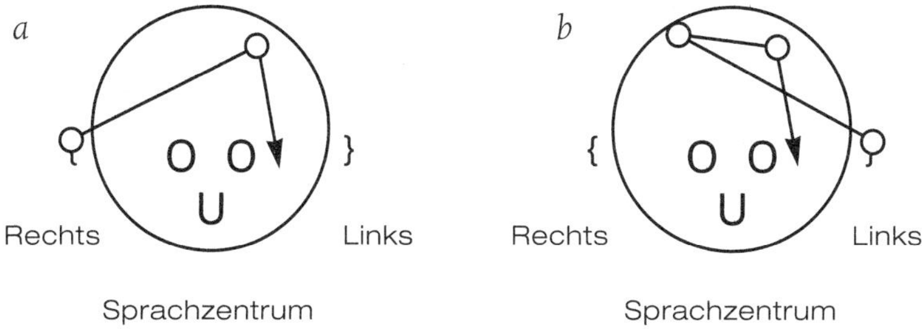

Abbildung 4.5: Hauptrouten für die Schallweiterleitung zum Gehirn
a) rechtes Ohr
b) linkes Ohr

Dieser längere Weg führt zu einer Verzögerung, die nur wenige Millisekunden beträgt und in etwa der Verzögerung entspricht, die bei einem Telefonat nach Übersee auftritt, während die Töne zum Satelliten und wieder zurück gelangen. Diese kleine zeitliche Verzögerung reicht schon aus, um den Ton zu verändern, den das Gehirn tatsächlich hört, denn der Unterschied, ob das Gehirn einen Ton als ›d‹ oder ›t‹ wahrnimmt, ist ein Unterschied von etwa 40 bis 60 Millisekunden zwischen dem Beginn und dem Ende des ersten und zweiten Tonimpulses. Ein Kind, das primär mit dem linken Ohr hört, kann auch Schwierigkeiten haben, eine Reihe mündlicher Anweisungen zu erfassen und sich zu merken, da es noch mit dem Dekodieren der ersten beiden Anweisungen beschäftigt ist, während bereits die dritte gegeben wird. Das Kind, das unter einer verlangsamten Hörverarbeitung leidet, wirkt oft auch verlangsamt oder unaufmerksam, wenn es angesprochen wird.

Eine fehlende Ohrpräferenz kann die Situation weiter verkomplizieren und dazu führen, dass die Laute das Gehirn in einer anderen

Reihenfolge erreichen, als sie phonetisch in einem Wort angeordnet sind.[19] So kann ein Kind, das die Ohrpräferenz während des Hörens oder Aussprechens eines Wortes wechselt, den Eindruck gewinnen, dass die über das linke Ohr verarbeiteten Laute einen Bruchteil später ankommen als die über das rechte Ohr verarbeiteten, unabhängig von ihrer eigentlichen Reihenfolge. Wird beispielsweise die erste Silbe des Wortes ›phon/et/isch‹ mit dem linken Ohr und die letzten beiden Silben mit dem rechten Ohr gehört, könnte das Wort im Gehirn als ›etischphon‹ oder sogar ›etphonisch‹ ankommen. Ungereimtheiten in der Rechtschreibung, einschließlich Buchstaben-, Silben- und Wortdreher sind eine häufige Folge.

Ein dichotischer Hörtest mit dänischen Silben, durchgeführt mit englischsprachigen Kindern, zeigt diesen Effekt. Wenn man sie auffordert, die Silben zu wiederholen, die nacheinander zunächst dem einen und dann dem anderen Ohr vorgespielt werden, schneiden Kinder mit einer fehlenden Ohrpräferenz mit jedem Ohr recht gut ab (siehe auch die beiden obersten Ergebnisse in Tabelle 4.2). Werden ihnen jedoch zwei unterschiedliche Silben nacheinander vorgespielt und sie aufgefordert, nur die z.B. im rechten Ohr gehörte Silbe zu wiederholen, beginnen sie, Silben zu vermischen oder zu verwechseln. Tabelle 4.1 zeigt ein Beispiel für eine solche Konfusion. In diesem speziellen Beispiel gab es überdies eine deutliche Verschlechterung in der Anzahl der korrekten Antworten, wenn die Silben nicht nacheinander, sondern gleichzeitig an beide Ohren gesendet wurden.

Bei dem betreffenden Kind traten in den ersten Lebensjahren häufig Ohrinfektionen auf (mindestens sechs Infektionen pro Jahr), bis ihm im Alter von vier Jahren Röhrchen eingesetzt wurden. Achtzehn Monate später mussten zwei weitere Röhrchen eingesetzt und die Mandeln entfernt werden. Im Alter von zwölf Jahren wurde sein Hörvermögen als Teil einer Untersuchung geprüft, um herauszufinden, ob auditive Verarbeitungsschwierigkeiten zu einem unausgewogenen Profil im Rahmen einer schulpsychologischen Untersuchung beitrugen, die ergab, dass die Werte für das Sprachverständnis im oberen Bereich lagen, während die Leistungen im

Bereich des logischen Denkens durchschnittlich waren und die Verarbeitungsgeschwindigkeit und die Gedächtnisleistungen im unteren Bereich lagen. Die audiometrische Untersuchung ergab für beide Ohren Hörschwellen zwischen 25 dB und 45 dB über den gesamten Frequenzbereich (→ Abbildung 4.7) – gut genug, um das Kind nicht zu weiteren medizinischen Untersuchungen zu überweisen, aber, wie die Ergebnisse des oben erwähnten dichotischen Hörtests zeigten (→ Tabellen 4.1 und 4.2), eindeutig nicht ausreichend, um eine leistungsfähige auditive Diskriminierung und präzise Verarbeitung zu gewährleisten.

Linkes Ohr	Rechtes Ohr	Gehörte Silbe
Fak	Bat	Mut
Gep	Ris	Gris
Kit	Nur	Nut
Bat	Gep	Net

(Quelle: Adaptiert von Ganong (1997) und Galley and Forster (1987)

Tabelle 4.1: Ergebnisse eines dichotischen Hörtests, bei dem dem linken und dem rechten Ohr zwei unterschiedliche Silben nacheinander präsentiert wurden

Ohr	Anzahl korrekter Antworten
Rechtes Ohr	16/20
Linkes Ohr	19/20
Rechtes Ohr, den Input des linken Ohres ignorierend	12/20
Linkes Ohr, den Input des rechten Ohres ignorierend	4/20
Den Input vom rechten und linken Ohr nacheinander wiedergeben	4/20

Tabelle 4.2: Anzahl korrekter Antworten auf 20 Aufgaben im Rahmen eines dichotischen Hörtests

Monaurale Audiometrie

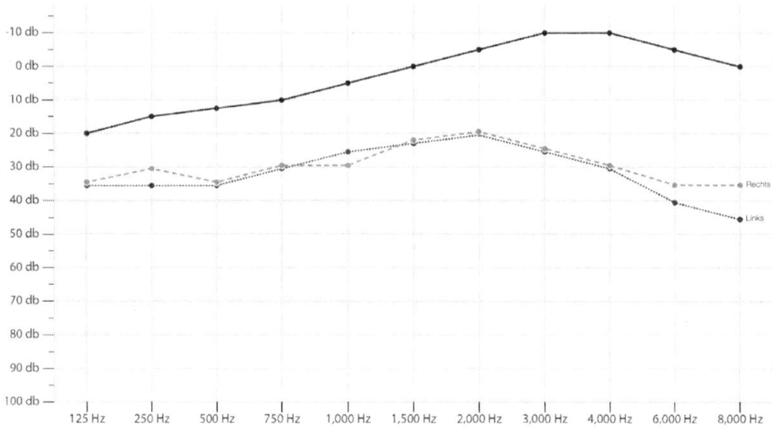

Abbildung 4.6:
Das Audiogramm des Kindes im Vergleich zur optimalen Hörkurve für die englische Sprache

Um Wörter hören, dann in einzelne Silben trennen und die darin enthaltenen Phoneme und Formanten* unterscheiden zu können, muss ein Kind über ein exzellentes Gehör im gesamten Frequenzbereich von 125 Hz bis 8.000 Hz verfügen. Jede Sprache hat ihr eigenes Frequenzspektrum, in das alle in dieser Sprache verwendeten Laute fallen – mit unterschiedlichen Sensibilitätsschwellen. Schlüsselphasen oder Zeitfenster für das Lernen sind wohlbekannt. Wenn eine Schlüsselphase verpasst wird, verringern sich die Chancen auf eine spätere Entwicklung der Fähigkeiten in diesem Bereich erheblich. Das Fenster für die vorsprachliche Entwicklung öffnet sich in den ersten drei Lebensjahren, wenn das Kind lernt, nicht benötigte Laute herauszufiltern und sich auf die Laute seiner Muttersprache einzustellen, damit es beginnen kann, genau die für das Sprechen und später für die Schriftsprache erforderlichen Laute zu hören und zu reproduzieren.

* Phonem: die kleinste bedeutungsunterscheidende Einheit einer Sprache; Formant: ein Teilaspekt eines Phonems im Bereich des Klangspektrums. *(Anm. Übers.)*

Bei einem Standard-Hörtest gilt eine Hörschwelle von 20 dB oder mehr als normal. Erfolgt eine Reaktion erst bei einer Lautstärke von 40 bis 60 dB, gilt dies als mittelschwerer Hörverlust, während bei 60 dB und mehr von einem starken Hörverlust gesprochen wird. Eine Lautstärke von 40 dB wird von den meisten Schulärzten oder Audiologen, deren Hauptaufgabe darin besteht, Hörprobleme festzustellen, als angemessen angesehen – wiewohl nicht als ideal für ein Kind, das in der lauten Geräuschkulisse eines Klassenzimmers zurechtkommen muss. Deshalb wird ein Kind, dessen Hörschwelle zwischen 20 dB und 40 dB liegt, nicht als ausreichend gefährdet angesehen, um weitere Untersuchungen oder Behandlungen zu rechtfertigen. Dennoch kann diese Ausprägung des Hörvermögens tiefgreifende Auswirkungen auf die Fähigkeit des Kindes haben, zwischen ähnlichen, aber dennoch unterschiedlichen Lauten zu unterscheiden.

Das Schaubild in Abbildung 4.7 zeigt die optimale Kurve für die englische Sprache. Diese Kurve veranschaulicht die typischen Hörschwellen (in db), um bestimmte Sprachlaute zu erkennen. Die auf

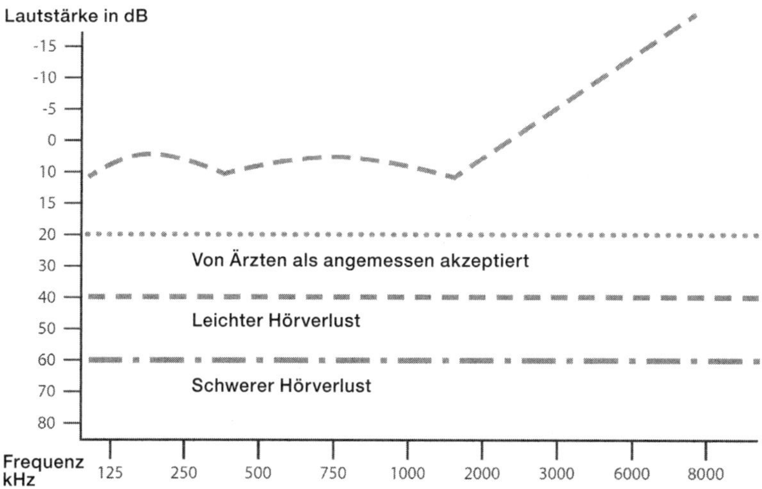

Abbildung 4.7: Standardaudiogramm einer optimalen Hörkurve für die englische Sprache und Schweregrade von Hörverlust

die englische Sprache ausgerichtete Kurve erfordert im Hochfrequenzbereich eine höhere Sensitivität bei niedrigeren Hörschwellen (< 20 db), um bestimmte Laute wie ›f‹, ›s‹, ›sh‹, ›ch‹ und ›th‹ wahrzunehmen, die nicht von den Lippen abgelesen werden können.

Vokal- und Konsonantenlaute verteilen sich über das gesamte Frequenzspektrum, sodass geringfügige Abweichungen von der Sprachkurve spezifische Sprach- und Rechtschreibprobleme verursachen können.

Der Unterschied zwischen ›b‹, ›d‹, ›p‹ und ›q‹ auf einem Blatt Papier ist zwar auch eine Frage der Ausrichtung, aber die Entscheidung, in welche Richtung das Symbol zeigen soll, beruht auf der Tatsache, dass jeder Buchstabe anders klingt. Wenn ein Kind Schwierigkeiten hat, einen Unterschied zwischen den Klängen dieser Buchstaben zu hören (›b‹ und ›p‹ liegen in der Häufigkeit nahe beieinander und sind auf den Lippen schwer zu unterscheiden), dann ergibt die Entscheidung, einen Buchstaben in die eine oder andere Richtung zu schreiben, keinen Sinn. In ähnlicher Weise sind die englischen Laute ›f‹, ›th‹, ›sh‹ und ›ch‹ bei einer Hörschwäche im Hochfrequenzbereich schwer zu unterscheiden. Es handelt sich dabei um Buchstaben und Buchstabenverbindungen, die von Kindern mit Rechtschreibschwierigkeiten und Legasthenie häufig falsch verwendet werden.

Einige Kinder leiden unter Hyperakusis. Da dies jedoch in den herkömmlichen Hörtests nicht gemessen wird, wird dies häufig gar nicht als Problem erkannt. Zu viel oder auch zu gut zu hören kann zu enormen Konzentrationsschwierigkeiten, Sprachschwierigkeiten, Überladung in lauter Umgebung und Problemen im sozialen Zusammenleben führen. Nach Tomatis sind hochfrequente Töne ›energetisierend‹, während tiefe Töne eher beruhigend und entspannend wirken. Klinische Tests am INPP bei Kindern mit ADHS oder mit der Diagnose Autismus haben gezeigt, dass sie im Hochfrequenzbereich hypersensitiv waren und in einigen Fällen sogar noch Töne zwischen 2.000 Hz und 6.000 Hz bei einer Lautstärke von bis zu 10 dB und darunter wahrnahmen. Ein Junge mit

Hypersensitivität im Niedrigfrequenzbereich war sogar davon überzeugt, dass er übersinnliche Wahrnehmungen hätte, da er lange vor allen anderen ein Auto hören konnte, bevor es tatsächlich um die Ecke kam.

Kjeld Johansen, ehemaliger Gründer des Dyslexia Research Laboratory in Gudhjem, Dänemark, entwickelte ein System zur Überprüfung und Behandlung von Problemen der auditiven Diskriminierung und der auditiven Verarbeitung. In über 40 Jahren unabhängiger Forschung hat er auf der Grundlage der ursprünglichen Ideen von Christian Volf einen therapeutischen Ansatz entwickelt, dessen Wirksamkeit statistisch erwiesen ist. Mithilfe audiometrischer Tests werden hierbei die monauralen Hörschwellen gemessen und die Hörleistung im gesamten Hörbereich bestimmt. Außerdem wird ein dichotischer Hörtest durchgeführt, um festzustellen, welches das bevorzugte Ohr ist. Nach Auswertung der Tests bekommen die Kinder Tonträger mit frequenzspezifischer Musik, die sie zehn Minuten pro Tag hören sollen. Dabei werden alle Töne mit Ausnahme der Frequenzen, die sie nicht so gut hören können, herausgefiltert. Auch die Lautstärke spezifischer Frequenzen wird entsprechend den Abweichungen in der individuellen Hörkurve angepasst, und die Töne werden – falls erforderlich – auf ein Ohr, zumeist das rechte Ohr, ausgerichtet. Durch das Hören reiner Frequenzen, die nicht durch Nebengeräusche überlagert werden, können die Kinder beginnen, die Töne zu hören, die sie zuvor vor dem Hintergrund eines frequenzreichen Geräuschteppichs nicht wahrnehmen konnten. Sowohl der Frequenzbereich als auch die Anpassungen werden in Abständen von sechs bis acht Wochen geändert. Auch das Hörvermögen wird alle paar Monate erneut überprüft, um sicherzustellen, dass sich Verbesserungen einstellen. Mit der Verbesserung der Hörfähigkeiten der Kinder gehen auch Fortschritte in den Bereichen Lesen, Schreiben, Kurzzeitgedächtnis, Sprachgebrauch und Verhalten einher.

Zwar gibt es anscheinend weniger direkte Verbindungen zwischen primitiven Reflexen und dem Hören, als zwischen diesen und dem Sehen, doch können primitive Reflexe (insbesondere der

Moro-Reflex) und posturale Reaktionen ebenfalls mit Hörproblemen in Verbindung gebracht werden. Während viele der Reflexe durch die Stimulation nur eines spezifischen sensorischen Systems ausgelöst werden – der Such- und Saugreflex etwa reagiert auf taktile Stimuli, der TLR auf Stimulationen des labyrinthischen Teils des Vestibularapparats im Innenohr – reagiert der Moro-Reflex potenziell auf multisensorische Reize. Hier kann eine fortgesetzte Beziehung in beide Richtungen auftreten: Wenn der Moro-Reflex aktiv bleibt, können einerseits Übererregung und erhöhte Wachsamkeit den Säugling gegenüber auditiven Reizen empfindlicher machen. Wenn andererseits in den ersten Lebensjahren häufige Infektionen der Ohren, der Nase, des Rachens oder der Atemwege aufgetreten sind, die zu einer vorübergehenden Schallleitungsschwerhörigkeit geführt haben, kann der natürliche Abwehrmechanismus zum Schutz des Ohrs vor lauten oder unerwünschten Geräuschen (der akustische Stapediusreflex) unterentwickelt sein. Dann kann, wenn das Hörvermögen wieder hergestellt ist, der Moro-Reflex weiterhin als Reaktion auf plötzliche oder laute Geräusche oder bestimmte Tonfrequenzen ausgelöst werden. Auch eine emotionale Verbindung zwischen diesen Systemen kann bestehen, wenn bestimmte Geräusche mit einem traumatischen Ereignis verbunden sind.

Die von Butler Hall (1998) durchgeführten Studien weisen auf einen möglichen Zusammenhang zwischen dem Hören und dem spinalen Galant-Reflex hin. Bestehende Restreaktionen eines ATNR können zudem die Entwicklung der Ohrpräferenz beeinflussen. Man geht davon aus, dass die Ausbildung eines dominanten Ohres notwendig ist, um selektives Hören (Ausblenden von Hintergrundgeräuschen) zu entwickeln. Wichtig für die Entwicklung des selektiven Hörens ist zudem die Fähigkeit, sich an der Schallquelle zu orientieren. Mit der Lokalisierung der Schallquelle wird es nämlich möglich zu entscheiden, ob sie Aufmerksamkeit erfordert oder ignoriert werden kann. In diesem Zusammenhang könnten Restreaktionen primitiver Reflexe, die Auswirkungen auf das Orientierungsvermögen haben, gewisse Aspekte der Hörverarbeitung beeinträchtigen. Dies könnte ein Grund dafür sein, dass ein Programm zur Ausreifung und Hemmung frühkindlicher Reflexe mitunter die Hörverarbeitung verbessern kann, ohne dass ein spezielles Hörtrainingsprogramm durchgeführt werden muss.

Umgekehrt nutzen wir das Gehör auch zur Unterstützung unserer räumlichen Wahrnehmung. Während Gleichgewicht und posturale Kontrolle uns ein Gefühl für unser inneres Zentrum im Raum vermitteln und das Sehen Informationen darüber liefert, was sich vor uns abspielt, informiert uns das Hören darüber, was in der Umwelt jenseits und hinter unserem Blickfeld geschieht. Indem wir den Ort und die Entfernung von Geräuschen zwischen unseren beiden Ohren vergleichen, sollten wir in der Lage sein, die Quelle von Geräuschen zu lokalisieren, die wir nicht sehen können. Manchmal kann allein schon die Durchführung eines Hörtrainingsprogramms hemmende Auswirkungen auf aberrante (falsch verlaufende) Reflexe im Zusammenhang mit Hören und räumlicher Wahrnehmung haben.

Livemusik

Seit Langem weiß man um die hohe Bedeutung, die Musik für das Lernen hat. Doch aufgrund finanzieller Kürzungen und veränderter Unterrichtsmethoden ist die Musik in den frühen Lernjahren vieler Kinder in den Hintergrund geraten. Im Bereich der elektronischen Tontechnik wurden enorme Verbesserungen erzielt. Weil sie so preiswert und leicht erhältlich ist, wird ein Großteil der Musik heute über Streamingdienste gehört. Dabei wird die Musik von Tontechnikern verändert, die subtile Modifizierungen im Frequenzspektrum und an den Taktfrequenzen vornehmen. Beim Hören von gestreamter Musik entfällt auch die Vibrationswirkung, die man bei Livemusik erlebt.

Leider ist Livemusik heute für viele Kinder ein seltenes Erlebnis. Frühere Generationen von Kindern haben täglich gesungen, auch in der Schule: das Einmaleins, das Alphabet und lateinische Verben wurden zu Melodien gelernt. Das Verständnis für das Gelernte kam erst später, aber die Melodie und der Rhythmus erleichterten das Erinnern. Die meisten Menschen können sich noch an alle Strophen eines in der frühen Kindheit gelernten Liedes erinnern – zumindest, wenn jemand die ersten Töne der Melodie für sie singt.

Ohne die Musik können sie sich nicht an die Worte erinnern. So kann Musik nicht nur als Schlüssel zum Speichern von Informationen dienen, sondern auch zum Öffnen eines Speichers, der mit Informationen gefüllt wurde.

Der Chorleiter einer englischen Kathedrale berichtete, dass sich das Lesealter aller seiner Chorknaben innerhalb von sechs Monaten nach Eintritt in den Chor um zwölf Monate verbessert hatte. Dies galt unabhängig davon, ob sie zum Zeitpunkt ihres Eintritts gute oder schlechte Leser waren. Man könnte sagen, dass die Menge der täglich zu singenden Liedtexte zu diesem Ergebnis geführt hat, aber es könnte auch sein, dass die dualen Prozesse des Zuhörens, des Verlängerns von Vokallauten zur Anpassung von Wörtern an die Musik, des Vokalisierens und des Erfassens von Tonhöhe und Rhythmus sich auch auf weitere Fähigkeiten auswirkten. Audrey Wisbey (1977) konnte in Cambridge ähnliche Verbesserungen bei der Lesefähigkeit feststellen. Kathedralen und andere große, alte öffentliche Gebäude haben eine Akustik, die reich an hohen Frequenzen und Tönen ist, die durch Widerhall und Echos noch verstärkt werden – Eigenschaften, die in den niedrigen, mit Teppichen und Kissen ausgelegten Gebäuden unserer Zeit verloren gegangen sind.

»Töne sind nicht gleich Töne« (Steinbach 1994). Töne sind Schwingungen, Bewegung und Energie. Wenn wir keinen Ton hören, wittern wir Gefahr, denn eine völlig stille Welt wirkt bedrohlich. Töne durchziehen alle Ebenen des Gehirns und wirken nicht nur auf das Ohr und das Gleichgewichtssystem, sondern über die Knochenleitung auch auf unseren Körper. Die Bedeutung von Musik für das Lernen ist unermesslich.

Symptome auditiver Probleme

- Kurze Aufmerksamkeitsspanne
- Ablenkbarkeit
- Hypersensitivität gegenüber Geräuschen
- Missverstehen von Fragen
- Verwechslung ähnlich klingender Wörter, häufiges Verlangen nach Wiederholung eines Wortes

- Unfähigkeit, mehrere Anweisungen nacheinander zu befolgen
- Flache und monotone Stimme
- Stockendes Sprechen
- Geringer Wortschatz
- Fehlerhafter Satzbau
- Unfähigkeit, beim Singen die Melodie zu treffen
- Verwechslung oder Verdrehung von Buchstaben
- Schlechtes Leseverständnis
- Schlechtes lautes Lesen
- Schlechte Rechtschreibung
- Verlangsamte auditive Verarbeitung

Sehen

Für schulisches Lernen ist das Sehvermögen zweifellos von grundlegender Bedeutung. Lesen, Schreiben, Rechtschreibung und Rechnen hängen alle von der Fähigkeit ab, geschriebene Symbole zu erkennen. Bei Lernproblemen ist das Sehvermögen oft der erste Bereich, der überprüft wird. Wenn das Kind einen einfachen Sehtest besteht, bei dem nur die Fernsicht überprüft wird, finden zusätzliche Tests zu möglichen weiteren visuellen Problemen zumeist nicht statt. Dabei ist die Fernsicht nur eine Komponente des komplexen Sehsinns. Die Art und Weise, wie wir sehen, wie wir unsere Augen benutzen und wie wir die Welt durch das Sehen wahrnehmen, ist das Ergebnis einer komplexen Reihe von Verbindungen und neuronalen Entwicklungen, die in den ersten Lebensjahren entstehen und von einer adäquaten Reifung des Zentralen Nervensystems abhängig sind.

Jedes Auge einzeln sieht ein unterschiedliches Bild. Die Aufgabe des Gehirns ist es dann, die beiden Bilder zu einem Ganzen zu verschmelzen. Dazu müssen beide Augen als Team arbeiten, sodass jedes Auge auf denselben Fixationspunkt – zum Beispiel auf einer Buchseite – gerichtet ist, ähnlich wie zwei Scheinwerfer, die einen Tänzer in der Mitte der Bühne anstrahlen. Diese Art der Zusammenarbeit beider Augen wird als ›Konvergenz‹ bezeichnet und muss vollständig entwickelt sein, damit das Gehirn ein eindeutiges

Bild wahrnehmen kann (→Abbildung 4.8). Als Team können die Augen dann eine Buchstabenzeile der Reihe nach erfassen und so eine klare Abfolge von Bildern an das Gehirn senden.

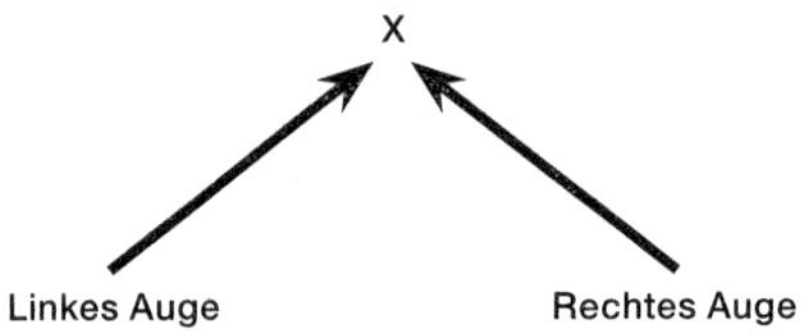

Abbildung 4.8: Visuelle Konvergenz

Abbildung 4.9a zeigt die Zeichnungen eines dreizehnjährigen Jungen, bei dem Legasthenie diagnostiziert worden war. Seine Augen hatten nie gelernt zu konvergieren, was dazu führte, dass er nicht nur ein Bild, sondern auch ein zweites Bild oder eine Spiegelung auf der Seite sah. Abbildung 4.9b zeigt die Vorlage, die er abzeichnen sollte. Wen wundert es, dass er bei sämtlichen schriftlichen Arbeiten enorme Schwierigkeiten hatte.

a

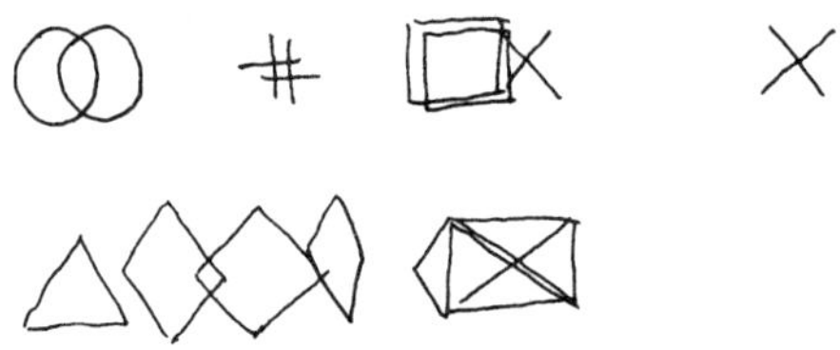

b

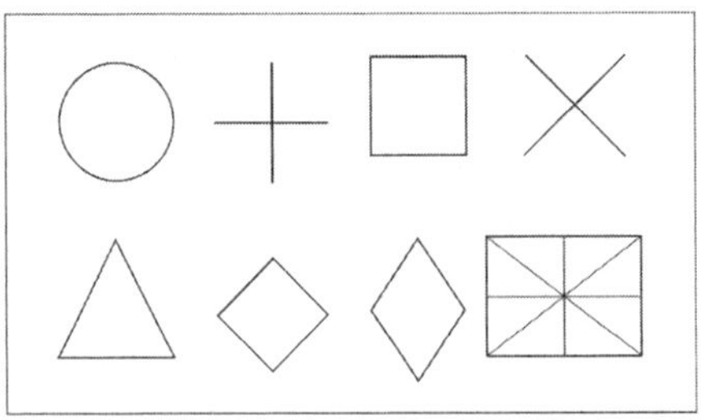

Abbildung 4.9a: Folge einer mangelnden Nahpunktkonvergenz: Doppelbilder
4.9b: Tansley Standard Figuren

Abbildung 4.10a zeigt die Zeichnung eines Jungen, der ebenfalls große Konvergenzschwierigkeiten hatte, wie sich bei der ersten Überprüfung herausstellte. Beim Versuch, das Bild eines Jaguar-Sportwagens zu kopieren, entstand nur ein wirres Gekritzel. Kurze Zeit später forderte ihn die ihn untersuchende Kinderpsychologin auf, einen zweiten Versuch zu machen. Doch diesmal wurde ihm ein Auge abgedeckt. Abbildung 4.10b war das Ergebnis. Auf die Frage, warum er das Auto nun so ganz anders gezeichnet habe, sagte der Junge: »Ich dachte, dass jeder das so sieht wie auf meiner ersten Zeichnung, aber es dann irgendwie schafft, es umzuwandeln wie auf meiner zweiten Zeichnung.« Da seine beiden Augen nicht als Team zusammenarbeiteten, war das Bild, das er sah, fragmentiert und unregelmäßig. Erst als die Konfusion durch die Abdeckung eines Auges aufgehoben war, ergab das Bild, das er vor sich sah, einen Sinn, und er konnte es bemerkenswert gut wiedergeben. Dies soll jedoch keinesfalls eine Empfehlung für das Abkleben eines Auges sein. Beide Augen müssen erst lernen, zusammenzuarbeiten. Durch das Tragen von Augenklappen wird die Fähigkeit zur Zusammenarbeit nicht entwickelt. Dieses Beispiel soll lediglich die verheerenden Auswirkungen einer Kombination aus Konvergenzschwierigkeiten und mangelnder synchronisierter Zusammenarbeit beider Augen auf die visuelle Funktionsfähigkeit aufzeigen.

Darüber hinaus muss das Bild, das von jedem Auge gesehen wird, scharf und klar fokussiert sein. Die Scharfstellung muss blitzschnell von einer Entfernung zur anderen oder einem Winkel zum anderen erfolgen. Dazu müssen die Augen bei einer bestimmten Sehdistanz konvergieren und dann gleich wieder divergieren, um bei der nächsten Sehdistanz erneut zu konvergieren. Diese Fähigkeit wird als ›Akkommodation‹ bezeichnet. Schwierigkeiten mit Konvergenz oder Divergenz können die Akkommodationsgeschwindigkeit beeinträchtigen. Eine unzureichende visuelle Akkommodation kann dazu führen, dass ein Kind nur langsam abschreibt oder Probleme hat, einen Ball zu fangen.

Um mühelos lesen zu können, ist es darüber hinaus erforderlich, eine Textzeile fließend und gleichmäßig überfliegen zu können,

a

b

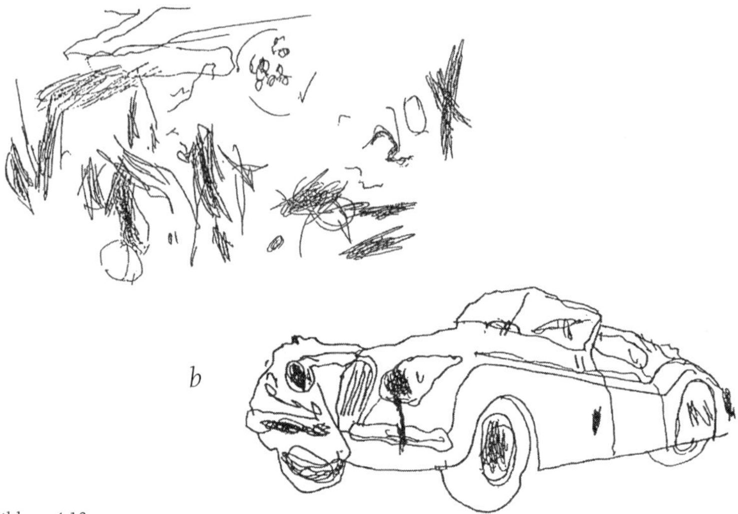

Abbildung 4.10:
a) Erste Zeichnung (mit beiden Augen gesehen)
b) Zweite Zeichnung (mit einem Auge gesehen)

damit das Gehirn den Strom aufeinanderfolgender Informationen in korrekter Reihenfolge aufnehmen kann. Gute Folgebewegungen der Augen sind unerlässlich, um in geordneter Weise von einem Wort zum nächsten oder von einer Zeile zur nächsten zu gelangen, ohne den Überblick zu verlieren. Neben Konvergenz, Akkommodation und guten Augenfolgebewegungen sowie der Fähigkeit, den Unterschied zwischen ähnlichen Lauten zu hören, muss ein Kind auch eine gute Richtungswahrnehmung haben, um ähnliche, aber verschieden ausgerichtete Symbole wie ›p‹/›q‹, ›b‹/›d‹, ›ein‹/›nie‹, ›als‹/›las‹ usw. auseinanderhalten zu können.[20]

Der Richtungssinn basiert zum Teil auf den vestibulären Fähigkeiten. Levinson (1984) beschrieb das vestibuläre System als einen inneren Kompass, der ein physisches Gefühl für unser ›inneres Zentrum‹ bereitstellt, von dem aus wir automatisch zwischen oben und unten, links und rechts, vorne und hinten usw. unterscheiden können. Die Entwicklung der zerebralen Dominanz im Alter von sieben bis acht Jahren verfestigt dieses Wissen. Dennoch können Probleme mit der Richtungswahrnehmung auch nach der Entwicklung der zerebralen Dominanz bestehen bleiben, wenn vestibuläre Funktionsstörungen vorliegen. Ist dies bei einem Kind der Fall, dann kann es sein, dass es sich in fremden Umgebungen leicht verirrt, Schwierigkeiten hat, die Zeit auf einer analogen Uhr abzulesen, dass es schlecht organisiert ist und Schwierigkeiten hat, den Unterschied zwischen ähnlichen Symbolen wie ›b‹ und ›d‹ oder ›2‹ und ›5‹ zu erkennen.

Skeffington et al. (1947-50) vertraten die Theorie, dass die Konzentration auf Aktivitäten im visuellen Nahbereich Stress erzeugt und zu kompensatorischen Anpassungen führen kann, wenn die oben genannten oder weitere unterstützende Grundfähigkeiten nicht ausreichend entwickelt sind. Skeffington entwickelte ein Modell, um zu erklären, warum er das Sehen als eine Funktion ansah, die sich aus vier zugrunde liegenden Prozessen ergibt: Antigravitation, Zentrierung, Identifizierung und Sprachverständnis.

> *Das Sehen sollte nicht in erster Linie unter dem Gesichtspunkt der Optik oder des Verhältnisses zwischen Akkommodation und Konvergenz verstanden werden, sondern vielmehr als ein organismischer (wie ein Organismus beschaffener;* Anm. Übers.*) Prozess, der mit Bewegung, Orientierung und Lokalisierung im Raum, Sprache und Informationsverarbeitung zu tun hat.* (Birnbaum 1994)

Gemäß der Theorie des visuellen Stresses im Nahbereich ist die Tendenz, der Konvergenzfähigkeit einen höheren Stellenwert zuzuschreiben als der Akkommodation, den kulturellen Anforderungen von Gesellschaften geschuldet, die in hohem Maße von der Verwendung der Schriftsprache abhängig sind. Diese kulturell bedingten Anforderungen an das Sehen im Nahbereich »lösen eine biologische Stressreaktion im visuellen System aus«. (Birnbaum 1994)

Dieses Modell zum Verständnis der Grundlagen der visuellen Funktionsfähigkeit im Allgemeinen deckt sich mit den langjährigen Beobachtungen von Anwendern der INPP-Methode. Sobald die posturale Kontrolle sicher etabliert ist, primitive Reflexe gehemmt und die Kopfstellreaktionen vorhanden sind, wird die Steuerung der spezifischen Augenbewegungen effizienter, die für das Lesen und Schreiben erforderlich sind. Mit anderen Worten: Posturale Stabilität und Gleichgewicht, sich gegenseitig bedingend, bilden die stabile Grundlage für die höheren Zentren, die an der Steuerung von Augenbewegungen beteiligt sind, die für die Arbeit im Nahbereich und den Wechsel zwischen verschiedenen Entfernungen erforderlich ist.

Auch für den Zeitpunkt der ›Lesebereitschaft‹ ist dies von Bedeutung. Sowohl Rudolf Steiner als auch Maria Montessori sahen einen Zusammenhang zwischen der Lesebereitschaft und der kindlichen Entwicklung. Während Steiner dafür den Zeitpunkt des ersten Zahnwechsels (in der Regel im Alter von sechs Jahren) anführte, war für Maria Montessori die Voraussetzung, lesen zu lernen, der Stand der Entwicklung physischer Fähigkeiten. Zu diesen Fähigkeiten zählen das Erlernen von Lauten und Buchstaben durch das Singen von Kinderreimen und Volksliedern, die von Bewegungen begleitet werden, praktische Aktivitäten wie das Bauen von Höhlen und Brotbacken, das Berühren und Erkennen von Materialien in verschiedenen Größen und das Abzeichnen von Formen. Aber auch geistige Fähigkeiten, die dem Stand der sprachlichen Entwicklung entsprechen, wie auch soziale Kompetenzen, die das Kind im Kontext seiner Einbindung in Interaktionen mit Familienmitgliedern und Altersgefährten erworben hat, spielen bei ihr eine Rolle. Während das chronologische Alter als primäre Determinante für den Zeitpunkt des Schuleintritts und der Einstufung in die Jahrgangsstufe verwendet wird, ist das Entwicklungsalter individueller. Die Überprüfung auf primitive Reflexe und posturale Reaktionen in Schlüsselphasen der kindlichen Entwicklung ist eine Möglichkeit, das Entwicklungsalter eines Kindes in Bezug auf seine neuromotorischen Fähigkeiten zu beurteilen.

Leseschwierigkeiten sind dabei nur die Spitze des Eisbergs, wenn es sich um visuelle Probleme handelt. Handschrift und Rechtschreibung sind ebenfalls stark beeinträchtigt, ebenso wie die Koordination, da visuomotorische Probleme das Raumgefühl, die Körperwahrnehmung und die Hand-Augen-Koordination beeinträchtigen können. Ein Kind mit diesen Problemen kann viele Sport- und

Freizeitaktivitäten nur mit großer Anstrengung ausüben. Sein erreichtes Leistungsniveau steht dann in der Regel in keinem Verhältnis zu der Energie und dem Enthusiasmus, die es anfangs für die Aufgabe aufbrachte. In der Folge ist es schnell frustriert und beginnt vielleicht bald, Aktivitäten zu meiden, die anderen Kindern Spaß machen, was sein Gefühl von Ausgrenzung noch verstärkt.

Da unzureichende visuelle Informationen das Erkennen und Abrufen von Buchstabengruppen entweder als Einheit oder als Bild (visuell-räumliches Vorstellungsvermögen) beeinträchtigen können, kann auch die Rechtschreibung betroffen sein. Visuelle Vorstellungskraft oder Visualisierung ist für die Rechtschreibung unerlässlich, da sie es dem Kind ermöglicht, vor seinem inneren Auge Vorlagen oder ein visuelles Gedächtnis für Wörter zu bilden. Diese werden dann mit dem geschriebenen Wort abgeglichen, um zu beurteilen, ob das Wort richtig aussieht, d. h., ob es ein Element im Wort gibt, das nicht mit dem erinnerten visuellen Bild des Wortes übereinstimmt. Da sich unser Gehör im Laufe der Jahre allmählich verschlechtert, nutzen wir unser auditives Gedächtnis für Wörter, um diese weiterhin richtig auszusprechen. Und in gleicher Weise brauchen wir ein visuelles Gedächtnis, um Wörter richtig schreiben zu können.

Die Auswirkung von Restreaktionen primitiver Reflexe auf die okulo-motorischen Funktionen wurde bereits in Kapitel 1: *Primitive Reflexe: Wie sie das Leben und das Lernen beeinflussen* (→ Seite 25ff.) erläutert: So wirkt sich der ATNR in Kombination mit unterentwickelten Kopfstellreaktionen negativ auf die Augenfolgebewegungen aus, der TLR auf die Konvergenz, der Moro-Reflex in Bezug auf visuelle Stimulusgebundenheit und der STNR auf die Akkommodationsgeschwindigkeit. Eine Störung in diesen Bereichen führt unweigerlich zu visuellen Wahrnehmungsproblemen. Es ist daher überaus wichtig, in einer Untersuchung herauszufinden, was ein Kind tatsächlich sieht und wie seine Augen zusammenarbeiten.

Im Folgenden sind zwei Beispiele für gravierende visuelle Wahrnehmungsschwierigkeiten aufgeführt. Beide Kinder besuchten eine Regelschule und hatten große Schwierigkeiten, die schulischen

Anforderungen zu erfüllen. Sie wurden gebeten, eine abgeänderte Version der *Bender Visual Gestalt Figures* (→Abbildung 4.11a) und der *Tansley Standard Figures* (→Abbildung 4.12a) zu kopieren. Trotz einer Vorgeschichte von Lese-, Schreib- und Rechtschreibschwierigkeiten waren die visuell-perzeptiven und visuo-motorischen Fähigkeiten dieser Kinder zuvor nie untersucht worden. Kind A und Kind B wiesen darüber hinaus Restreaktionen mehrerer primitiver Reflexe auf.

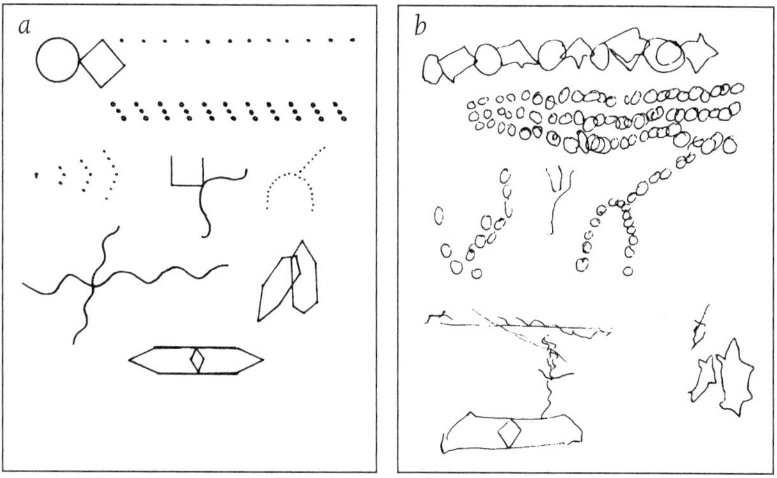

Abbildung 4.11:
a) Die Figuren des Bender-Visual-Gestalt-Tests
b) Erster Zeichenversuch von Kind A, 12 Jahre alt, mit der Diagnose einer minimalen Schädigung des Frontalhirns
c) Zweiter Zeichenversuch von Kind A nach fünfmonatiger Teilnahme an einem Programm zur Ausreifung und Hemmung von Reflexen

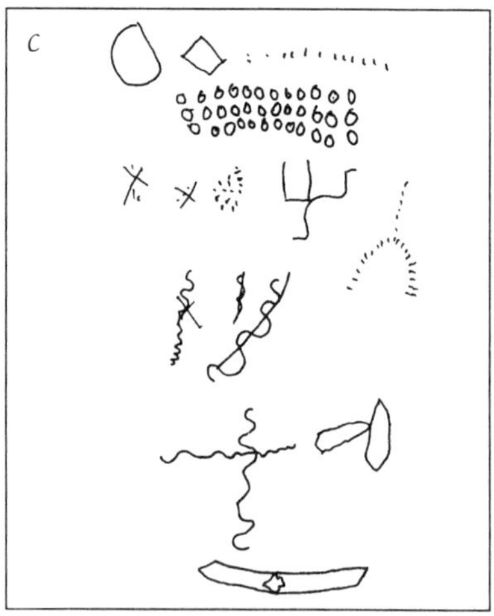

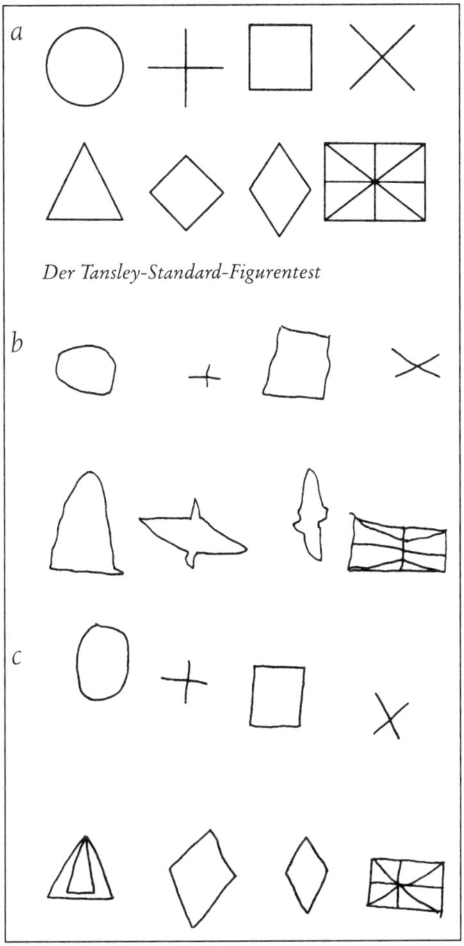

Abbildung 4.12:
a) Die Figuren des Tansley-Standard-Tests
b) Erster Zeichenversuch von Kind B im Alter von sieben Jahren, keine Diagnose, aber unterdurchschnittliche Leistungen in Mathematik, Handschrift und Sportunterricht
c) Zweiter Zeichenversuch von Kind B nach dreimonatiger Teilnahme an einem Programm zur Ausreifung und Hemmung von Reflexen

Erinnern wir uns: Das Auge dient uns lediglich als Werkzeug zum Sehen. Um das, was die Augen sehen, effektiv nutzen zu können, muss das Kind auch andere sensorische Informationsquellen nutzen. Die Grundlagen für diese Verknüpfungen werden im ersten Lebensjahr gelegt, wenn sich die Nervenbahnen zwischen den Augen, dem Gehirn und dem Körper bilden. Dabei sind insbesondere zwei dieser Bahnen für das Sehen von Bedeutung: der vestibulo-spinale Schaltkreis, der für die Stabilität der Körperhaltung sorgt, und der VOR (Vestibulo-Okulärer-Reflexbogen, siehe Abbildung 4.13).

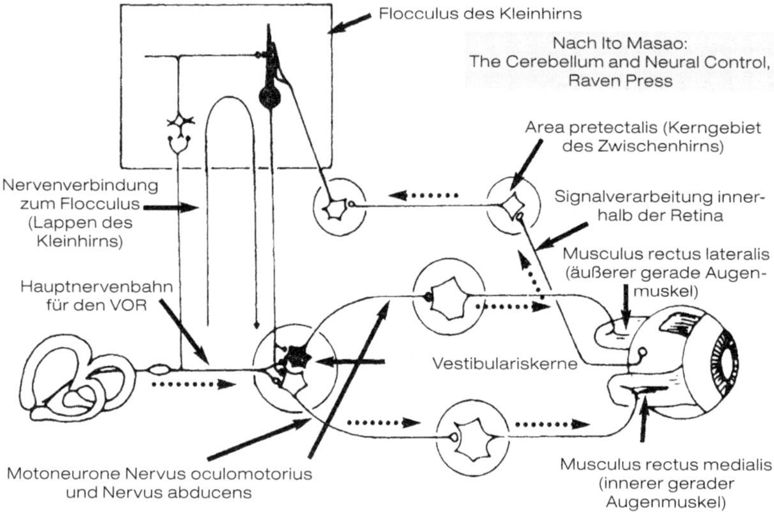

Abbildung 4.13: Feedback-Schleifen, die am VOR-Schaltkreis beteiligt sind

Die Interaktion zwischen den einzelnen Komponenten des VOR bestimmt die Effizienz des visuellen Systems im späteren Leben, d. h. den raschen Informationsaustausch zwischen dem Vestibularapparat, den Augen und der Stärke der Reflexantwort auf eintreffende Reize. Jede Störung in einem dieser Bereiche kann das reibungslose Funktionieren des gesamten Systems beeinträchtigen.

Symptome, die auf visuellen Stress schließen lassen

- Fehlerhaftes Lesen von Wörtern
- Auslassen oder Wiederholen von Wörtern oder Zeilen
- Langsames Lesetempo
- Beim Lesen wird ein Finger zu Hilfe genommen
- Unfähigkeit, sich an das Gelesene zu erinnern
- Geringe Konzentration
- Das Kind gibt an, dass sich die Buchstaben ›bewegen‹, ›springen‹ oder unscharf sind
- Lesen in sehr geringem Abstand
- Lesen mit einem abgedeckten Auge oder in schräger Körperhaltung
- Ablenkbarkeit (Stimulusgebundenheit)
- Schlechte Körperhaltung beim Lesen oder Schreiben

- Kopf zu einer Seite geneigt
- Schlechte räumliche Aufteilung der Heftseite
- Krakelige oder in verschiedene Richtungen geneigte Handschrift, ungleichmäßig proportionierte Buchstaben

Propriozeption

Eng mit den anderen Sinnen verbunden und mit ihnen in wechselseitiger Abhängigkeit stehend ist die Propriozeption, ein aus mehreren Komponenten bestehender Sinn. Sie ist zwar das Ergebnis multisensorischer Informationen, bildet aber auch einen eigenen Informationskanal, der interozeptive und exterozeptive Erfahrungen in Bezug auf das Körperbewusstsein und das Erkennen der eigenen Position im Raum miteinander verbindet.

Die Propriozeption oder Kinästhetik ermöglicht es uns, jederzeit zu wissen, wo sich die Teile unseres Körpers befinden, und die entsprechenden Haltungsanpassungen vorzunehmen. Dieser innere Sinn für unser körperliches Selbst befähigt uns, präzise Bewegungsabläufe auszuführen, ohne dass wir sie bewusst wahrnehmen und ohne auf andere sensorische Hinweise angewiesen zu sein.

Propriozeptoren befinden sich überall im Körper: in den Gelenken, Sehnen, Muskeln usw. Ihre Informationen werden hauptsächlich von der Columna dorsale (*der dorsale Teil der grauen Substanz des Rückenmarks;* Anm. Übers.) und zum Teil vom spinozervikalen Trakt verarbeitet. Aber auch Informationen aus dem vestibulären System werden mit einbezogen, um interne Informationen über die Position des Körpers und seiner Einzelteile im Raum zu liefern. Die von den Propriozeptoren stammenden Informationen werden darüber hinaus mit Informationen aus allen anderen sensorischen Quellen koordiniert, um die Bewegungen des Körpers zu steuern und Korrekturen bei der feinmotorischen Koordination vorzunehmen. Es versteht sich von selbst, dass fehlerhafte Informationen aus jeder dieser Quellen sich auch auf die mithilfe der Propriozeptoren gewonnene Wahrnehmung auswirken können.

Bei Kindern mit Lernschwierigkeiten findet man häufig eine eingeschränkte propriozeptive Wahrnehmung. Paradoxerweise gibt es eine kleine Anzahl von Kindern, die sich bei der Ausführung bestimmter Aufgaben zu sehr auf ihre Propriozeption oder Kinästhetik verlassen. Unter Propriozeption versteht man die Wahrnehmung von Körperhaltung, Bewegung und Veränderungen des Gleichgewichts sowie die Kenntnis der Position, des Gewichts und des Widerstands von Gegenständen in Bezug auf den eigenen Körper. Kinästhetik hingegen ist die Fähigkeit, das Ausmaß, die Richtung oder das Gewicht einer Bewegung wahrzunehmen. Dazu ein Beispiel: Ein siebenjähriger Junge sollte ein Bohnensäckchen aus einer Entfernung von drei Metern in eine Sandkiste werfen. Bei den ersten vier Versuchen verfehlte er das Ziel, doch beim fünften Versuch fiel das Säckchen in die Kiste. Jeder weitere Wurf war erfolgreich, bis die Kiste 30 cm näher an ihn herangerückt wurde. Theoretisch hätte dies für ihn nun einfacher sein müssen, aber bei den nächsten fünf Würfen schoss er über das Ziel hinaus. Seine Entfernungs- oder Tiefenwahrnehmung war schlecht entwickelt, weshalb er sich auf sein propriozeptives Gedächtnis verließ, um die Kraft seines Wurfs zu dosieren. Nachdem er einmal erfolgreich gewesen war, kannte er das Gefühl für die Wurfkraft, die nötig war, um das Ziel zu treffen. Das gleiche Gefühl half ihm jedoch nicht, als das Ziel verschoben wurde.

Viele Kinder, bei denen einzelne sensorische Wahrnehmungskanäle beeinträchtigt sind, versuchen, anstelle des eigentlich sinnvollen Kanals für das Erlernen einer speziellen Fähigkeit die Propriozeption zu nutzen. Das ist in etwa so, als würde man mit einem riesigen Netz versuchen, einen einzelnen Fisch zu fangen. Lernen kann nur dann dauerhaft erfolgreich sein, wenn auch Augen, Ohren und Gleichgewichtssystem genaue Informationen über sich verändernde Umstände liefern. Das Kind, das versucht, die Propriozeption zu nutzen, um eine Schwäche in einem anderen sensorischen Kanal zu kompensieren, kann das Kind sein, für das ›Übung nur manchmal den Meister macht‹. Es mag durchaus zuweilen hervorragende Ergebnisse erzielen, doch insgesamt in seinen Leistungen inkonstant sein.

Propriozeptive Schwierigkeiten können in Bezug auf Ursache und Diagnose fehlinterpretiert werden. Zwei Beispiele sollen dies verdeutlichen.

Im ersten Fall ging es um einen Mann um die siebzig, der wegen einer Knochenkrebserkrankung Chemotherapie erhielt. Eine der Nebenwirkungen der Medikamente war die Entwicklung einer chronischen peripheren Neuropathie. Eine periphere Neuropathie tritt auf, wenn periphere Nerven geschädigt sind, was zu Empfindungsstörungen in den betroffenen sensorischen, motorischen oder autonomen Nerven führt. Im Fall dieses Mannes waren die sensorischen Nerven in den Füßen stark geschädigt. Dies bewirkte ein Taubheitsgefühl bei Berührung und Druck sowie ein vermindertes Lageempfinden (vom Fuß aufwärts). Wenn er eine Treppe hinauf- oder hinabging, zögerte er oft, weil er anscheinend nicht wusste, wie er den ersten Fuß aufsetzen sollte, um dann mit dem zweiten nachzusetzen. Für den zufälligen Beobachter sah es so aus, als hätte er ein großes Problem mit der motorischen Planung – nämlich genau zu wissen, wie die motorischen Nerven zu steuern sind, um die erforderliche Abfolge von Bewegungen auszuführen. Tatsächlich war das Problem mit der motorischen Planung eine sekundäre Folge unzureichender propriozeptiver Signale von den Füßen zu anderen Bereichen im Gehirn, die an der Wahrnehmung der Stellung der Füße beteiligt sind.

Das zweite Beispiel stammt aus einem Experiment, bei dem die Funktion eines Sinnessystems künstlich gestört wird, um die Auswirkungen auf andere Sinnessysteme zu beobachten. In diesem Experiment wird die Versuchsperson gebeten, in langsamem Tempo über eine Strecke von drei oder vier Metern zu gehen und dabei einen Fuß vor den anderen zu setzen, wobei die Ferse jeweils die Zehen berührt, während der Blick geradeaus nach vorn gerichtet ist (Tandemgang). Der Test wird einmal vorwärts und einmal rückwärts durchgeführt. Beobachtet werden das Gleichgewicht, die Genauigkeit der Fußplatzierung (abhängig von der Propriozeption) sowie auch alle zusätzlichen ›Overflow‹-Bewegungen, an denen andere Körperteile beteiligt sind, die normalerweise nicht für die

Ausführung der Aufgabe erforderlich sind. Die Leistung wird anschließend nach einem Punktesystem bewertet.

Die Versuchsperson erhält dann eine Brille, die die visuelle Wahrnehmung verzerrt, und wird gebeten, die Aufgabe zu wiederholen. In vielen Fällen führt das Tragen einer solchen Brille zu einer sofortigen Veränderung der Körperhaltung, zu einer Beeinträchtigung des Gleichgewichts, zu Schwierigkeiten, die Füße zu platzieren, und in einigen Fällen zu einem Gefühl von Übelkeit. Würden die Symptome beim Tragen der Brille als bare Münze genommen, würden der Versuchspersonen wahrscheinlich Probleme mit dem Gleichgewicht, der Propriozeption, der motorischen Planung und der Koordination attestiert. Doch in dem Experiment ist das Auftreten dieser Symptome sekundär und darauf zurückzuführen, dass die normale Beziehung zwischen Sehen, Gleichgewicht und Propriozeption durch die verzerrende Brille gestört wurde.

Das Sehen hat auch die Fähigkeit, Informationen aus anderen Kanälen außer Kraft zu setzen. In einem ähnlichen Experiment erweckt eine Verzerrbrille den Eindruck, dass ebene Flächen konkav sind. Wird die Fläche berührt, während die Versuchsperson die Brille trägt, fühlt sich die Fläche auch tatsächlich so an, als wäre sie gewölbt. Mit anderen Worten: Die visuelle Verzerrung ist stark genug, um die Wahrnehmung durch den haptischen Sinn zu überlagern. Diese Experimente zeigen, dass für eine kohärente Wahrnehmung die funktionelle Beziehung zwischen den einzelnen Sinnessystemen ebenso wichtig ist wie deren jeweilige Funktionsfähigkeit im Einzelnen.

Vestibuläre und propriozeptive Funktionen liefern wichtige interne Informationen über die Position des Körpers und seiner Teile im Verhältnis zueinander, die dann mit Informationen über die äußere Umgebung kombiniert werden, die aus dem Seh-, Hör- und Tastsinn stammen. Wenn die internen Systeme unzureichend sind, die Informationen über die Position liefern, müssen die Systeme, die für die Verarbeitung externer Informationen zuständig sind, härter arbeiten, um dies zu kompensieren. Anzeichen für eine Kompensation in die eine oder andere Richtung lassen sich bei einer Reihe von Tests auf neurologische sogenannte ›soft Signs‹ (*diskrete neurologische Normabweichungen;* Anm. Red.) beobachten, bei denen man sowohl vorwärts als auch rückwärts gehen oder die Tests mit offenen und geschlossenen Augen durchführen muss. Wenn die Leistung über eine Reihe von Tests hinweg durchweg besser ist, wenn die Aufgabe mit offenen Augen oder beim Vorwärtsgehen ausgeführt wird, deutet dies darauf hin, dass der Sehsinn härter arbeiten muss, um eine unzureichende vestibuläre und/oder propriozeptive Funktionsfähigkeit zu kompensieren. Wenn die Leistung bei geschlossenen Augen oder beim Rückwärtsgehen durchweg besser ist, kann es sein, dass die visuellen Informationen nicht mit der vestibulären und/oder propriozeptiven Wahrnehmung in Einklang stehen.

Die propriozeptive Wahrnehmung spielt auch eine wichtige Rolle bei der Ausbildung des Körperschemas, das in Zeichnungen der menschlichen Figur von Kindern unter dreizehn Jahren zum Ausdruck kommt. Kinder, die ein schlechtes Gefühl dafür haben, wo sich bestimmte Körperteile befinden, lassen sie entweder weg oder stellen sie bei der Mensch-Zeichnung nicht maßstabsgetreu dar. Nach einem täglichen Bewegungsprogramm, das mit geschlossenen Augen durchgeführt wird, werden Proportionen und Details in Zeichnungen der menschlichen Figur altersentsprechender.

Die Abbildungen 4.14a und 4.14c wurden von zwei Kindern gezeichnet, bevor sie ein tägliches entwicklungsbezogenes Bewegungsprogramm in der Schule begannen (INPP-Neuromotorische Schulreifeprogramm). Die Abbildungen 4.14b und 4.14d wurden von denselben beiden Kindern erstellt, nachdem sie das Bewegungsprogramm abgeschlossen hatten.

Das Zeichnen der menschlichen Figur kann mit einem standardisierten Punktesystem bewertet werden, um die nonverbale kognitive Leistung zu messen. Diese Messung sollte nicht mit dem Intelligenzquotienten (IQ) verwechselt werden, der eine Gesamtbewertung liefert, die von einer Reihe standardisierter Tests und Untertests abgeleitet wird. Die Ergebnisse des ›Mann-Zeichen-Tests‹

a

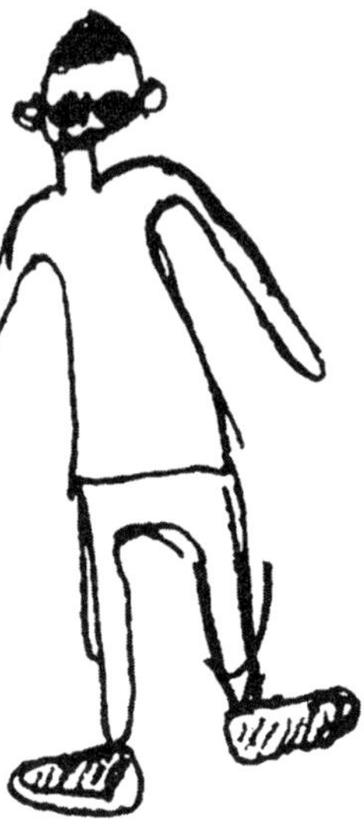

b

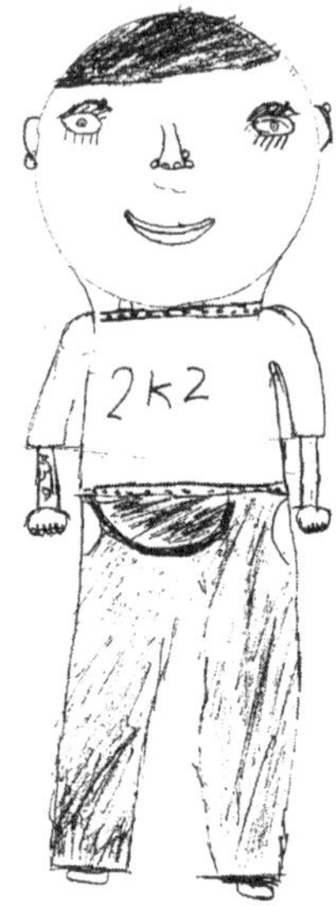

c

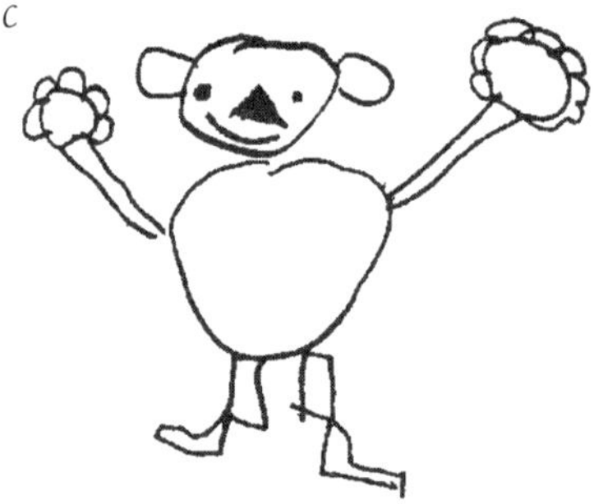

d

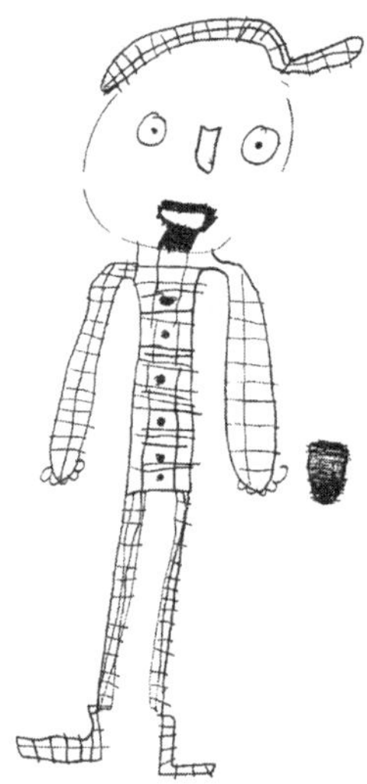

Abbildung 4.14:
a) Kind 1, erste Zeichnung
b) Kind 2, zweite Zeichnung
c) Kind 2, erste Zeichnung
d) Kind 2, zweite Zeichnung

am INPP haben über viele Jahre hinweg gezeigt, dass Kinder mit neuromotorischer Unreife (NMU) immer wieder Körperteile auslassen, die ihnen Probleme bereiten, oder die sie in ihren Proportionen nicht richtig darstellen. Die Abbildungen 4.14a bis 4.14d sind

Beispiele dafür. Die erste Zeichnung von Kind 1 (→ 4.14a) zeigt eine Figur mit einem instabilen Raumgefühl und unsicherem Gleichgewicht. Die Darstellung des Körpers ist asymmetrisch, die Hände sind weggelassen, und der Kopf ist unverhältnismäßig klein. Die zweite Zeichnung (→ 4.14b) zeigt eine Person, die an körperlichem Selbstvertrauen gewonnen hat, deren Füße sicher und fast symmetrisch auf dem Boden stehen. Es wurden zahlreiche Details hinzugefügt, darunter Hände, Ohren und Mund. Der Kopf ist zwar in den Proportionen nun etwas zu groß, und es fehlt ein Hals, der den Kopf mit dem Körper verbindet, was auf weiterhin bestehende Probleme hindeutet. Aber die Punktezahl ist in Bezug auf einen Indikator für nonverbale kognitive Leistungen innerhalb von neun Monaten vom 14. auf den 77. Prozentrang gestiegen.

Die erste Zeichnung (→ 4.14c) von Kind 2 (chronologisches Alter acht Jahre) wurde als entwicklungsmäßig vergleichbar mit der eines fünfjährigen Kindes eingestuft: Kopf, Hände und Körper sind unverhältnismäßig groß, die Hände sind wie Paddel gezeichnet. Füße und Beine fallen in Bezug auf Form, Länge und Symmetrie auf. Auch sah das Kind davon ab, seinen Menschen auch noch zu bekleiden. Die zweite Zeichnung (→ 4.14d) zeigt eine deutliche Verbesserung des Körperbewusstseins und der Proportionen, obwohl die fehlende Differenzierung der Finger auf weiterhin bestehende feinmotorische Probleme hinweist. Die Punktzahl stieg innerhalb von neun Monaten vom vierten auf den 68. Prozentrang.

Weder diese Kinder noch andere in ihrer Klasse hatten in dem betreffenden Zeitraum zusätzlichen Unterricht im Zeichnen erhalten. Stattdessen hatten sie ein Schuljahr lang am INPP Neuromotorischen Schulreifeprogramm (Goddard Blythe 1996) teilgenommen, einem Bewegungsprogramm, das täglich zehn Minuten lang unter Aufsicht eines Pädagogen durchgeführt wird. Die in der gesamten Klasse erzielten Veränderungen deuten darauf hin, dass es einen Zusammenhang zwischen körperlicher Wahrnehmung und Körperkontrolle und Aspekten der nonverbalen kognitiven Leistung gibt, wobei sich die verbesserte propriozeptive Wahrnehmung in Verbesserungen bei der Darstellung der menschlichen Figur widerspiegelt.

Symptome für eine schlecht entwickelte Propriozeption

- Schlechte Körperhaltung
- Ständiges Zappeln oder Bewegungsunruhe
- Übermäßiger Wunsch nach körperlicher Nähe
- Kind provoziert möglicherweise Prügeleien, um sensorischen Input zu erhalten
- Kann visuelle Probleme haben
- Ist sich nicht darüber im Klaren, wo sich seine verschiedenen Körperteile im Raum befinden
- Ungeschicklichkeit
- Versteht das Prinzip des persönlichen Raums nicht richtig und neigt dazu, in den persönlichen Raum anderer einzudringen

Schmecken und Riechen

Die Bedeutung von Geschmack und Geruch für das Lernen konzentriert sich vielleicht am stärksten auf die ersten Lebensjahre eines Kindes, wenn der Mund als primäre Quelle für Information, Erkundung, Ausdruck und Befriedigung dient. Wie schmeckt es? Ist es weich? Kann ich es kauen? Wie groß ist es? Alle Entdeckungen in der frühen Kindheit werden mit dem Mund gemacht.

Ein Großteil des Geschmackempfindens hängt vom Geruchssinn ab, wie wir nur zu gut wissen, wenn wir eine Erkältung haben und höchstens noch salzig, bitter, süß und sauer schmecken können. Von allen Sinnen ist es der Geruchssinn, der vielleicht am stärksten Erinnerungen und Empfindungen aus der Vergangenheit hervorrufen kann. Manchmal kann er uns über Jahrzehnte hinweg an einen bestimmten Ort, eine Person oder ein Ereignis erinnern. Anstatt – wie andere sensorische Informationen – über den Thalamus geleitet zu werden, senden die Nerven in den Nasengängen Botschaften direkt an die Riechkolben des Gehirns, die die Impulse dann an diejenigen Regionen des Gehirns weiterleiten, in denen Erinnerungen gespeichert sind. So erinnert uns ein bestimmtes Parfüm an unsere Mutter, als wir ein kleines Kind waren und sie sich für den Abend herausgeputzt hatte, oder die typischen Klänge und Gerüche eines Landes rufen die Erinnerung an den Ausstieg aus einem Flugzeug oder an die Restaurants dort hervor, in denen wir gegessen hatten. Ebenso kann der Geruch aber auch unangenehme Erinnerungen hervorrufen: Der Geruch der Schule wird leicht mit Stress assoziiert, der Geruch eines Krankenhauses mit Schmerzen. Ein Geruch kann unmittelbar eine Vielzahl von Bildern hervorrufen. Er kann auch die Produktion von Hormonen auslösen, die an der Steuerung des Appetits, der Temperatur und der Sexualität beteiligt sind – ebenso wie an der Reaktion auf Angst. Dies findet in derselben Hirnregion statt, die auch vom Moro-Reflex beeinflusst wird: im Hypothalamus.

Geschmack und Geruch liefern uns wichtige Informationen über eine sich ständig verändernde Umwelt. In gemäßigten Klimazonen kann man riechen, wenn sich die Jahreszeit ändert oder wenn zum Beispiel Regen aufzieht. Der Geruchssinn kündigt uns somit Veränderungen an, bevor es andere Sinnessysteme tun. Obwohl die unmittelbare Bedeutung von Geschmack und Geruch für das Lernen in der Schule weniger offensichtlich ist als die der visuellen oder auditiven Verarbeitung, ist das Lernen doch dann am effektivsten, wenn wir auf irgendeine Weise eine physische und emotionale Beziehung dazu herstellen können. Da sowohl Geschmack als auch Geruch Erinnerungen an frühere Erlebnisse hervorrufen, können sie die Fähigkeit eines Kindes verbessern, neue Informationen mit früheren Erfahrungen zu verknüpfen und neue Informationen im Gedächtnis zu speichern.

Auch bei Geschmack und Geruch kann es zu Über- oder Unterempfindlichkeit kommen. Beispiele hierfür – und für das sogenannte paradoxe Verhalten, das sich daraus ergeben kann – wurden erstmals von Carl Delacato (1974) in Bezug auf autistische Kinder beschrieben. Ein Kind, das hypersensitiv auf Gerüche reagiert, mag vielleicht bestimmte Orte nicht oder vermeidet die Nähe von Menschen, deren Atem oder Körpergeruch schlecht riecht. Häufig ist es auch sehr pingelig, wenn es um bestimmte Lebensmittel geht. So fragte zum Beispiel ein Kind: »Hast du schon einmal gekochten Rosenkohl gerochen? Und dann wird von dir erwartet, dass du ihn erst unter die Nase und dann in den Mund steckst! Warum sollte jemand das tun?« Auch ein unterempfindliches Kind kann ein wählerischer Esser sein. Dies kann auf eine verstopfte Nase und/oder vergrößerte Mandeln oder Polypen zurückzuführen sein, die den Geschmackssinn, zu dem auch der Geruchssinn gehört, beeinträchtigen können. Dies wirkt sich wiederum auf das Beiß-, Kau- und Schluckmuster aus und führt dazu, dass das Kind nur eine kleine Auswahl an Lebensmitteln isst, die fade schmecken und leicht zu schlucken sind. Der Ernährungszustand des Kindes kann natürlich auch mit weiteren biochemischen Faktoren zusammenhängen, die den Geschmackssinn verstärken oder abschwächen. Zinkmangel ist ein Beispiel dafür.

Symptome für Probleme mit Geschmack oder Geruch

Überempfindlichkeit:

- Kind vermeidet möglicherweise den Gang zur Schultoilette, weil es den Geruch der dort verwendeten Reinigungsmittel nicht erträgt, und läuft Gefahr, sich in die Hose zu machen
- Meidet die Schulcafeteria, weil es dort nach abgestandenem Essen riecht
- Meidet unter Umständen die Umkleideräume der Schule
- Meidet vielleicht andere Kinder, insbesondere solche, die mit schmutziger oder unangenehm riechender Kleidung in die Schule kommen
- Kann sich nach Exposition spezifischer Reinigungsprodukte auffallend benehmen
- Mag keine zu enge Nähe zu anderen Personen

Unterempfindlichkeit:

- Kind stopft wahllos alles in sich hineinkann und läuft Gefahr, Substanzen mit der Aufschrift ›Für Kinder unzugänglich aufbewahren‹ zu verzehren.

Zusammenfassung

Gelegentlich führt eine sensorische Unausgewogenheit bei einigen Menschen zur Entfaltung besonderer Fähigkeiten. Das gilt zum Beispiel für einen Musiker, der in einem bestimmten Frequenzbereich über ein hochsensibles und hochentwickeltes Gehör verfügt, oder auch für eine Kunstmalerin, die mit ihrer leicht verzerrten visuellen Wahrnehmung ein einzigartiges Bild von der Welt erschafft. Auch die Schriftstellerin zählt dazu, die mit ihren Worten, gespeist aus ihren Gefühlen, Erfahrungen und ihrer Vorstellungskraft, Bilder malt und eine Vielfalt an Charakteren und Ereignissen erschafft, oder der Schauspieler, der sich buchstäblich in eine andere Person hineinversetzen kann. Diese Menschen sind in der Lage, aufgrund ihrer eigenen besonderen sensorischen Erfahrungen einzigartige Einsichten zu gewinnen. Zudem verfügen sie über Fähigkeiten, die es ihnen ermöglichen, ihre außergewöhnlichen Talente zu ihrem Vorteil zu nutzen. Ganz anders ist dies bei Kindern, die von klein auf Misserfolge erleben oder denen es an der Fähigkeit mangelt, von ihrem eigenen besonderen Blick auf die Welt zu profitieren. Unsere Sinnesrezeptoren bieten uns allen solche Fenster auf die Welt, durch die wir sie spüren, wahrnehmen, mit ihr in Kontakt bleiben oder ihr ausweichen.

Schon der Verlust eines einzigen Sinnes hat tiefgreifende Auswirkungen auf den Menschen, ebenso wie jede Störung der Informationsübertragung über einen der Sinneskanäle. Art, Intensität und Dauer der Empfindung sind ebenfalls von größter Bedeutung, da die Art und das Ausmaß des sensorischen Inputs das Ausmaß der darauf erfolgenden Reaktion direkt beeinflussen. Eine zu schwache Empfindung kann zu einem Ausbleiben der Reaktion führen. Zu starke Empfindungen können zu einer Überreaktion oder zu einem stark erhöhten Stresslevel führen, wenn die Person versucht, ihre Reaktion unter Kontrolle zu bringen. Eine verzerrte oder verschwommene Wahrnehmung kann zu Irritationen und unangemessenen Reaktionen führen.

Letztlich muss ein Gleichgewicht zwischen den verschiedenen sensorischen Kanälen herrschen, sodass ein wechselseitiger

Informationsaustausch zwischen ihnen stattfinden kann. Nur so kann der Einzelne seine Umwelt mit allen Sinnen erfahren und seine Reaktionen dann entsprechend anpassen. Dies wird ›sensorische Integration‹ genannt.

Bei der Überprüfung eines Kindes mit Lern-, Sprach- oder Verhaltensschwierigkeiten reicht es nicht aus, lediglich eine Hör-, Lese- oder Koordinationsstörung festzustellen. Es ist notwendig, genauer hinzuschauen und zu fragen:

- Was genau hört das Kind?
- Wie sieht es?
- In welchen spezifischen Situationen ist sein Gleichgewicht gestört?
- Verfügt es über eine ausgereifte Bewegungskoordination, die zum Lesen, Schreiben und Sprechen erforderlich ist?

Wenn ein Kind nicht so sieht, hört oder sich so bewegt, wie man es in seinem Alter idealerweise erwarten würde, dann fehlen ihm vermutlich die physischen Grundlagen des Lernens, auf denen die kognitiven Fähigkeiten aufbauen.

5

Reflexe testen

Ausgewählte Tests

- Moro-Reflex (Standardtest)
- Palmar-Reflex
- Asymmetrisch tonischer Nackenreflex (Hoff-Schilder-Test)
- Rooting- (Such-) Reflex
- Tonischer Labyrinthreflex (Aufrechttest)
- Symmetrisch tonischer Nackenreflex
- Landau-Reaktion
- Amphibienreaktion (Bauch- und Rückenlage)
- Augen-Kopfstellreaktion
- Labyrinth-Kopfstellreaktion

Die folgenden Testverfahren, die sich auf die im Text dargestellten Reflexe beziehen, sollten lediglich als Anhaltspunkte dienen. Es handelt sich hierbei nur um einige ausgewählte Tests aus einem Teilgebiet einer umfassenden Befunderhebung auf Anzeichen von neuromotorischer Unreife (NMU). Sie sollten nicht isoliert eingesetzt werden, um damit womöglich eine Diagnose zu stellen. Ein Programm zur Ausreifung und Hemmung von Reflexen sollte nur nach einer vollständigen Untersuchung und unter Aufsicht einer dafür qualifizierten therapeutischen Fachkraft durchgeführt werden.

Bewertung

Primitive Reflexe

0 = Keine beobachtbaren Auffälligkeiten
1 = Zu 25 Prozent erkennbar
2 = Zu 50 Prozent erkennbar

3 = Zu 75 Prozent erkennbar
4 = Vollständig präsent (100 Prozent)

Posturale Reaktionen

0 = Keine beobachtbaren Auffälligkeiten
1 = Zu 25 Prozent unterentwickelt
2 = Zu 50 Prozent unterentwickelt
3 = Zu 75 Prozent unterentwickelt
4 = Nicht präsent (100 Prozent)

Je höher die Punktzahl in der Bewertung, desto höher ist der Grad der Dysfunktion oder der Unreife.

Die folgenden Tests, die auch im Rahmen der INPP-Neuromotorischen Entwicklungsförderung eingesetzt werden, sind für Kinder ab sieben Jahren geeignet. Sie dienen lediglich als Beispiele dafür, wie man einen Reflex testen kann. In der Regel gibt es pro Reflex mehrere Tests.

Moro-Reflex

Herausbildung:	9. bis 32. Schwangerschaftswoche
Geburt:	Vollständig präsent
Hemmung:	2. bis 4. Lebensmonat

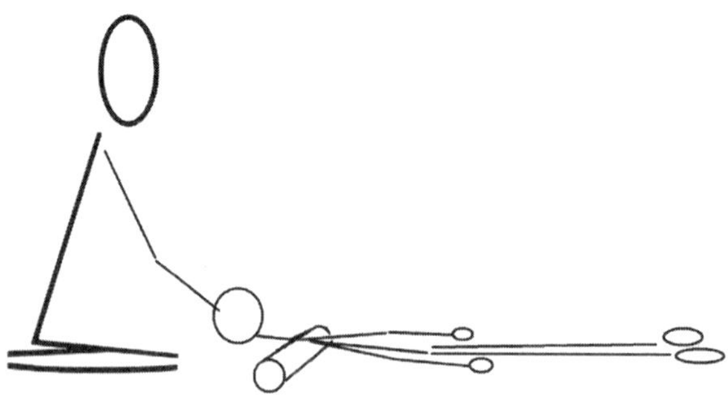

Abbildung 5.1: Testposition für den Moro-Reflex (Rückenlage)

Bitte beachten Sie, dass dieser Test nur einer aus einer Reihe von Tests ist, die im Rahmen einer INPP-Untersuchung zum Nachweis eines Moro-Reflexes durchgeführt werden.

Standardtest für einen vestibulär ausgelösten Moro-Reflex

Testposition

In Rückenlage mit leicht angewinkelten Armen, die Hände ruhen auf dem Boden (→ Abbildung 5.1). Mit einem kleinen Kissen werden die Schultern angehoben, die Testperson hält den Kopf des Kindes in ihren Händen und hebt ihn circa 5 cm über die Ebene der Wirbelsäule an.

Testdurchführung

Nach wenigen Augenblicken lässt die Testperson den Kopf des Kindes etwa fünf bis sieben Zentimeter fallen – knapp unter das Niveau der Wirbelsäule, jedoch sollte er nicht den Boden berühren. Zuvor wurde die Anweisung gegeben: »Wenn du spürst, dass dein Kopf nach unten fällt, musst du so schnell wie möglich deine Hände vor der Brust zusammenfalten.«

Beobachtungen

Jede Bewegung der Arme nach außen vom Körper weg, Unfähigkeit, die Arme vor der Brust zu verschränken oder verzögerte Reaktion. Desorientiertheit oder Unbehagen als Folge des Testvorgangs.

Bewertung

0 Sofortiges Falten der Hände und keine negative Reaktion
1 Leicht verzögerte Reaktion
2 Verzögerte Reaktion, unvollständige Hand-/Armbewegung oder Anhalten des Atems
3 Keine Armbewegung, veränderte Atmung und erkennbare Abneigung gegen die Testprozedur
4 Auswärtsbewegung der Arme weg vom Körper, Beinstreckung und/oder verstört durch die Testprozedur

Achten Sie auch auf eine Rötung der Haut oder Blässe unmittelbar nach dem Test.

Palmar-Reflex

Herausbildung: 11. Schwangerschaftswoche
Geburt: Präsent
Hemmung: 2. bis 3. Lebensmonat

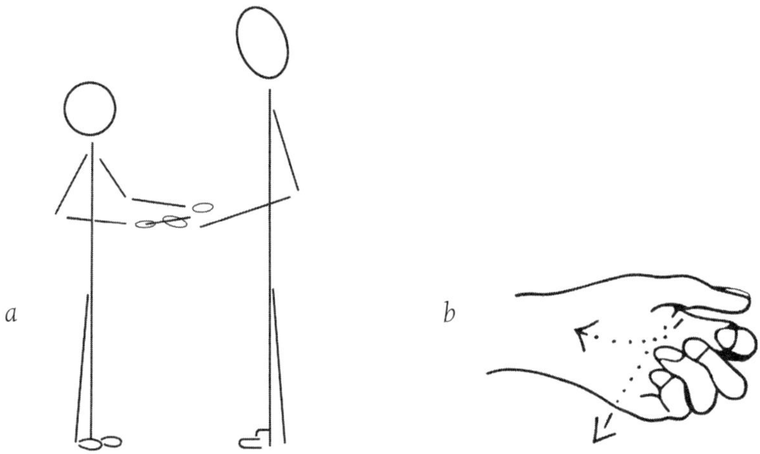

Abbildung 5.2: Palmar-Reflex-Test
a) Testposition und b) Testareal

Testposition

Stehend, Füße aneinandergestellt, die Arme sind angewinkelt, und die leicht gebeugten und entspannten Handflächen weisen nach oben, die Ellbogen sind etwas vom Körper entfernt (→ Abbildung 5.2a).

Testdurchführung

Streichen Sie mit einem weichen Pinsel sanft über die gekennzeichneten Falten der Handfläche (→ Abbildung 5.2b). Zweimal wiederholen.

Beobachtungen

Jegliche Bewegung der Finger oder des Daumens einwärts in Richtung des Reizes oder extreme Empfindlichkeit in der Handinnenfläche.

Bewertung

1 Keine Reaktion
2 Leichte Bewegung der Finger oder des Daumens einwärts
3 Deutliche Bewegung des Daumens oder der Finger einwärts; die Testperson beschreibt die Berührung als kitzlig oder schmerzhaft
4 Bewegung des Daumens und/oder der Finger einwärts, als wolle Testperson die Reizquelle ergreifen; Reiben der Hände unmittelbar nach dem Test
5 Daumen und Finger schließen sich nahezu zur Faust. Dies kann von gleichzeitigen Bewegungen der Lippen begleitet sein

Asymmetrisch tonischer Nackenreflex (Hoff-Schilder-Test)

Herausbildung:	18. Schwangerschaftswoche
Geburt:	Präsent
Hemmung:	4. bis 6. Lebensmonat

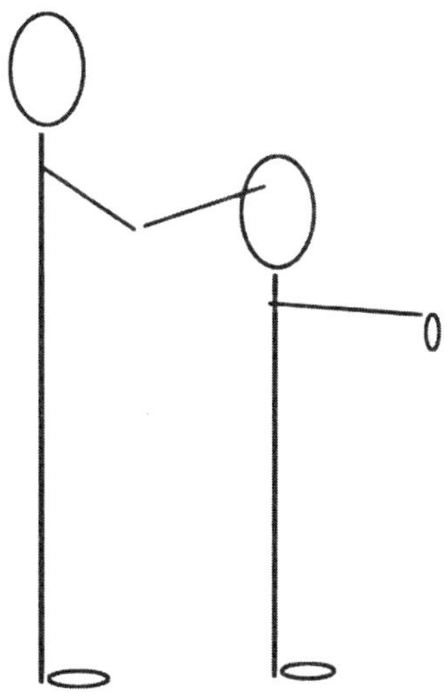

Abbildung 5.3: Asymmetrisch tonischer Nackenreflex (Hoff-Schilder-Test)

Dieser Test ist nur ein Test aus einer Reihe von Tests für den ATNR, die im Rahmen einer vollständigen Überprüfung durchgeführt werden.

Geeignet für Kinder ab sieben Jahren.

Testposition

Stehend, die Füße eng nebeneinander, die Arme in Schulterhöhe nach vorne ausgestreckt, die Hände hängen locker herunter.

Testdurchführung

Die Testperson steht hinter dem Kind und gibt folgende Anweisung: »Wenn ich deinen Kopf drehe, möchte ich, dass du deine Arme gerade nach vorne ausgestreckt lässt. Das bedeutet, dass deine Arme in der gleichen Position bleiben und sich nur dein Kopf bewegt.« Die Testperson dreht dann langsam den Kopf des Kindes zur Seite, bis sich das Kinn parallel zur Schulter befindet. Nach zehn Sekunden in dieser Position dreht sie den Kopf zurück zur Mittellinie. Wieder zehn Sekunden pausieren. Dann dreht sie den Kopf zur anderen Seite und pausiert erneut für zehn Sekunden. Der Vorgang wird bis zu viermal wiederholt.

Beobachtungen

Bewegen sich Hand und Arm auf der Seite, zu der der Kopf gedreht wird, d. h., folgen die Arme automatisch der Bewegung des Kopfes?

Bewertung

0 Keine Reaktion
1 Leichte Bewegung der Arme in die Richtung, in die der Kopf gedreht wird
2 Mitbewegung der Arme in Richtung der Kopfdrehung (bis 45°)
3 Mitbewegung des Armes bis 60° oder Beugung des Armes auf der anderen Seite
4 Drehung der Arme bis 90° und/oder Verlust des Gleichgewichts infolge der Kopfdrehung

Rooting-Reflex (Suchreflex)

Herausbildung: 24. bis 28. Schwangerschaftswoche
Geburt: Präsent
Hemmung: 3. bis 4. Lebensmonat

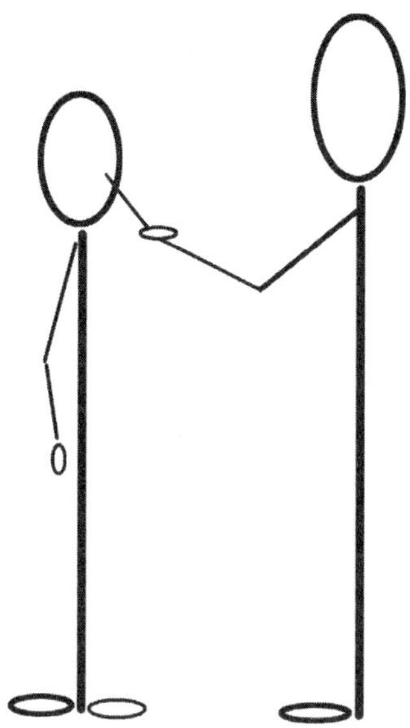

Abbildung 5.4: Testposition für den Rooting-Reflex

Testposition

Stehend (→ Abbildung 5.4)

Testdurchführung

Streichen Sie mit einem kleinen Pinsel von der äußeren Nasenwurzel über den Mundwinkel hinaus sanft nach unten. Wiederholen Sie den Vorgang zwei- bis dreimal auf jeder Seite.

Beobachtungen

Achten Sie auf jede Bewegung oder jedes Zucken des Mundes als Reaktion auf den Stimulus oder auf ein Zurückweichen vom Reiz. Achten Sie auch auf jede begleitende unwillkürliche Bewegung der Hände.

Bewertung

0 Keine Reaktion
1 Leichtes Zucken des Mundes
2 Deutliche Bewegung des Mundes und/oder Abneigung gegen das dadurch ausgelöste Gefühl
3 Bewegen und Öffnen des Mundes und/oder Reiben der stimulierten Stelle
4 Kind verzieht den Mund, als wolle es lächeln; es öffnet den Mund und dreht den Kopf in die Richtung des Reizes

Tonischer Labyrinthreflex (Aufrechttest)

Herausbildung: 12. Schwangerschaftswoche (in Beugung); 12. bis 40. Schwangerschaftswoche (in Streckung)
Geburt: Präsent
Hemmung: 2. bis 3. Lebensmonat in Bauchlage; 2. bis 4. Lebensmonat in Rückenlage, kann aber in abgeschwächter Form bis zum Alter von drei Jahren noch präsent sein.

Wohlgemerkt: Dieser Test ist nur einer aus einer Reihe von Tests für den TLR,

Testposition

Stehend, Füße eng nebeneinander, Arme hängen entspannt neben dem Körper.

Testdurchführung

Bitten Sie das Kind, seinen Kopf langsam nach hinten in den Nacken zu legen und dann die Augen zu schließen. (Stellen Sie sich hinter das Kind, um es zu halten, falls es das Gleichgewicht verliert.) Nach zehn Sekunden bitten Sie es, den Kopf langsam nach vorne zu bewegen, so als ob es auf seine Zehen schauen wolle. Auch diese Position soll es zehn Sekunden beibehalten. Wiederholen Sie die Übungsabfolge sechsmal.

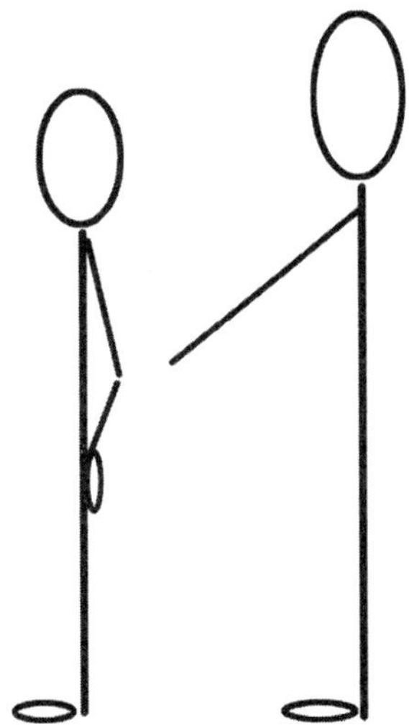

Abbildung 5.5: Testposition für den TLR (aufrecht)

Beobachtungen

Achten Sie auf jeden Gleichgewichtsverlust oder jede Veränderung des Gleichgewichts als Folge der Kopfposition oder als Folge der Kopfbewegung nach hinten und nach vorne. Beachten Sie auch jede kompensatorische Veränderung des Muskeltonus in den Kniekehlen oder Greifbewegungen mit den Zehen als Folge der Kopfbewegung.

Fragen Sie das Kind unmittelbar nach dem Test nach seinem Befinden und notieren Sie etwaige Aussagen über Schwindel oder Übelkeit. Beides deutet auf eine Störung der vestibulären Funktionsfähigkeit und/oder auf noch präsente Restreaktionen eines TLR hin.

Bewertung

0 Keine Reaktion
1 Leichte Veränderung des Gleichgewichts aufgrund von Kopfhaltung oder Kopfbewegung
2 Störung des Gleichgewichts während des Tests und/oder Veränderung des Muskeltonus in den Kniekehlen
3 Beinahe-Verlust des Gleichgewichts, Veränderung des Muskeltonus und/oder Desorientierung als Folge des Testvorgangs
4 Verlust des Gleichgewichts und/oder massive Veränderung des Muskeltonus beim Versuch, das Gleichgewicht zu halten. Dies kann von Schwindel oder Übelkeit und bei Erwachsenen von Panikgefühlen begleitet sein.

Symmetrisch tonischer Nackenreflex

Herausbildung:	6. bis 8. Lebensmonat
Hemmung:	9. bis 11. Lebensmonat

Testposition

Vierfüßlerstand (›Tisch-Position‹)

Testdurchführung

Das Kind wird aufgefordert, die Testposition beizubehalten, aber den Kopf langsam nach unten zu bewegen, »als ob du zwischen deine Oberschenkel nach hinten schauen wolltest« (→ Abbildung 5.6a). »Halte diese Position fünf Sekunden lang und bewege dann

a

b

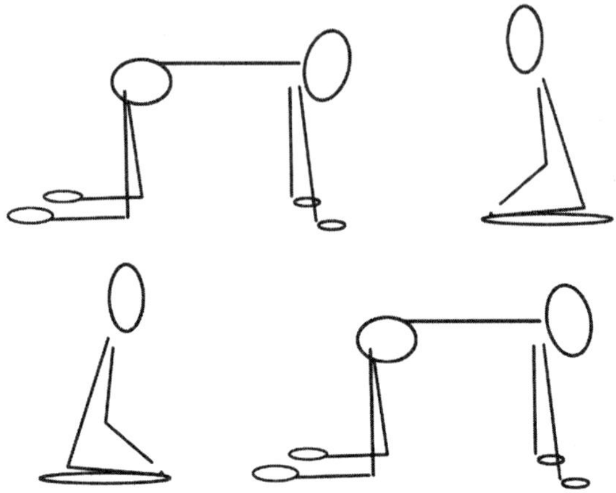

Abbildung 5.6: Testposition für den STNR (Testperson und Kind)
a) Beugung
b) Streckung

den Kopf langsam nach oben, als ob du zur Decke schauen wolltest« (→ Abbildung 5.6b). Dieser Vorgang wird bis zu sechsmal wiederholt.

Beobachtungen

Jegliches Beugen der Arme als Folge der Kopfbeugung und/oder jegliches Anheben der Füße.
Streckung der Arme und Beugung der Knie als Folge des Kopfhebens.

Bewertung

0 Keine Reaktion
1 Zittern in einem oder beiden Armen oder leichte Hüftbewegung
2 Leichte Beugung beider Ellbogen und/oder erkennbare Bewegung in den Hüften oder Kind macht ›Katzenbuckel‹
3 Deutliche und zunehmende Beugung der Arme als Folge der Kopfbeugung oder deutliche Bewegung des Rumpfes nach hinten als Folge der Kopfstreckung
4 Beide Arme beugen sich bei Kopfbeugung zum Boden hin, oder das Hinterteil sinkt bei Kopfstreckung vollständig auf die Fersen (›Katzenposition‹)

Landau-Reaktion

Herausbildung: 2. bis 4. Lebensmonat
Hemmung: Etwa im Alter von drei Jahren

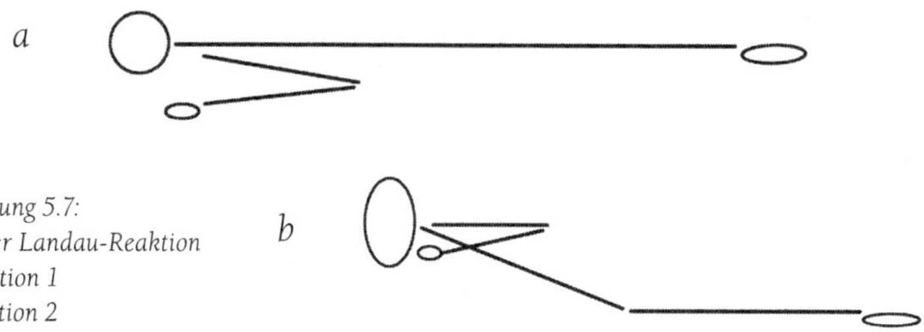

Abbildung 5.7:
Test der Landau-Reaktion
a) Position 1
b) Position 2

Testposition

Bauchlage, die Arme liegen im rechten Winkel zu den Schultern (→ Abbildung 5.7 a).

Testdurchführung

Das Kind wird aufgefordert, den Oberkörper, die Arme und die Hände vom Boden anzuheben, jedoch die Füße in Kontakt mit dem Boden zu lassen. Diese angehobene Position soll es bis zu fünf Sekunden halten (→ Abbildung 5.7 b). Dies kann zweimal wiederholt werden.

Beobachtungen

Unwillkürliches Anheben der Füße oder Unterschenkel als Folge des Anhebens des Oberkörpers.

Bewertung

0 Keine Reaktion
1 Leichtes Anheben eines oder beider Füße, was sofort korrigiert wird
2 Eindeutiges Anheben eines Fußes oder beider Füße
3 Anheben beider Füße vom Boden weg
4 Anheben beider Füße um mehrere Zentimeter und erhöhte Streckspannung im gesamten Körper

Amphibienreaktion

Herausbildung: 4. bis 6. Lebensmonat
Posturale Reaktion – sollte zum entwicklungsgemäßen Zeitpunkt auftreten und lebenslang aktiv bleiben (d. h. nicht gehemmt werden)

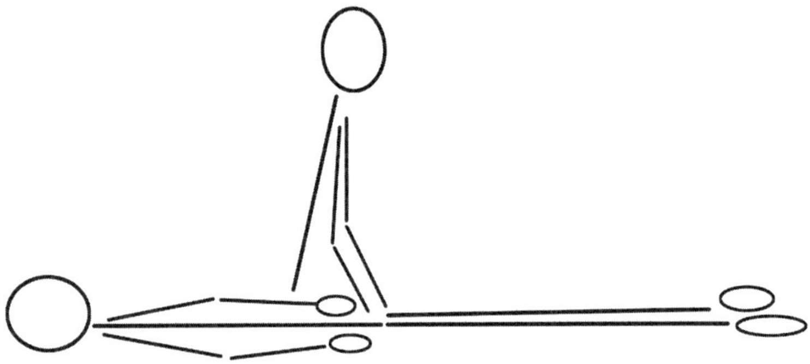

Abbildung 5.8: Testposition für die Amphibienreaktion (in Bauch- und Rückenlage)

Testposition

Zuerst in Rückenlage, dann in Bauchlage

Testdurchführung

Stellen Sie sicher, dass das Kind völlig entspannt ist. Sein Kopf liegt in der Mittellinie. Die Testperson platziert ihre Hände unter die Hüfte und hebt sie bis zu einem Winkel von 45° an.

Beobachtungen

Während die Hüfte angehoben wird, sollte sich das Knie auf derselben Seite sowohl in Rückenlage als auch in Bauchlage beugen.

Bewertung

0 Das Knie beugt sich auf der Seite der angehobenen Hüfte
1 Keine sichtbare Beugung des Knies, aber das Bein bleibt entspannt
2 Das Bein versteift sich
3 Das Bein ist so steif, dass es sich zu heben beginnt
4 Der ganze Körper beginnt sich wie ein Baumstamm zu drehen

Augen-Kopfstellreaktion

Herausbildung: 2. bis 3. Lebensmonat
Posturale Reaktion – bleibt lebenslang aktiv

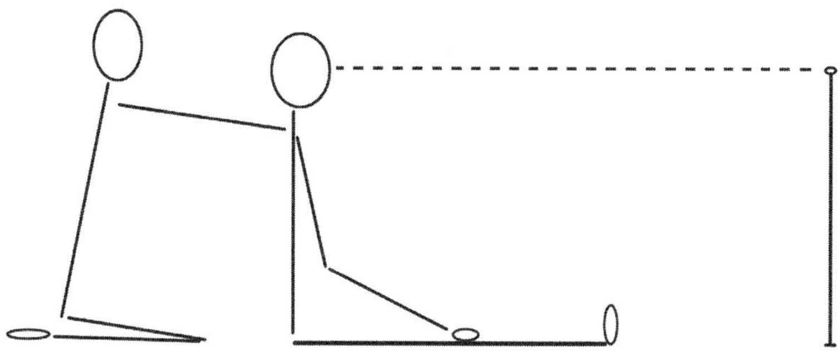

Abbildung 5.9: Testposition für die Augen-Kopfstellreaktion

Testposition

Das Kind sitzt auf dem Boden, die Beine sind gerade ausgestreckt, die Arme ruhen auf den Oberschenkeln.

Testdurchführung

- Das Kind fixiert seinen Blick auf einen Gegenstand in Augenhöhe.
- Die Testperson sitzt hinter dem Kind, umfasst seine Schultern und kippt es langsam in drei Stufen nach links, wobei sie in jeder Stufe zwei oder drei Sekunden lang pausiert. Die Pausen werden bei 15°, 30° und 45° eingelegt. Beachten Sie die Kopfhaltung des Kindes bei jedem Neigungsgrad.
- Bringen Sie das Kind in denselben drei Schritten wieder zurück in die aufrechte Sitzposition.
- Wiederholen Sie den Vorgang nach rechts.
- Kehren Sie zur Mittellinie zurück und wiederholen Sie dann den Vorgang nach hinten und nach vorne. Achten Sie darauf, dass das Kind dabei den Gegenstand in Augenhöhe durchgehend fixiert.

Beobachtungen

Der Kopf sollte sich bei jedem der vier Kippwinkel automatisch zur Mittellinie (senkrecht zum Boden) korrigieren. Ein Absinken des Kopfes oder eine Überkompensation in die entgegengesetzte Richtung bei der Rückkehr zur Mittellinie deutet auf eine fehlende oder unterentwickelte Augen-Kopfstellreaktion hin. Achten Sie auch auf eine Streckung des Beins auf der Seite, auf die die Person gekippt wird. Dies kann ein Hinweis auf eine Restreaktion des ATNR in den Beinen sein.

Bewertung

0 Der Kopf korrigiert sich durchgängig in die vertikale Mittellinie
1 Der Kopf weicht leicht von der Senkrechten ab
2 Der Kopf folgt der Richtung des Kippwinkels in einer Linie mit dem Körper
3 Der Kopf sinkt unter die Linie des Körpers
4 Der Kopf sackt in Richtung des Neigungswinkels ab

Eine fehlende Kopfstellreaktion vorwärts/rückwärts kann ein Hinweis auf Restreaktionen eines tonischen Labyrinthreflexes sein.

Labyrinth-Kopfstellreaktion

Herausbildung: 2. bis 3. Lebensmonat
Posturale Reaktion – bleibt lebenslang aktiv

Testposition

Wie bei der Augen-Kopfstellreaktion (→ Abbildung 5.9), jedoch wird der Test dieses Mal mit geschlossenen Augen durchgeführt.

Testdurchführung

Das Kind wird aufgefordert, die Augen auf ein Objekt in Augenhöhe zu fixieren, dann die Augen zu schließen und sich dann vorzustellen, den Gegenstand während des gesamten Testverfahrens weiterhin zu fixieren. Dann wird das gleiche Testverfahren wie bei der Augen-Kopfstellreaktion durchgeführt.

Beobachtungen

Achten Sie auf die Haltung des Kopfes in allen vier Quadranten, aber auch darauf, wohin die geschlossenen Augen des Kindes gerichtet zu sein scheinen. (Viele Kinder können dies kompensieren, wenn die Augen geöffnet sind, verlieren aber schnell das Gefühl dafür, wo sie sich im Raum befinden, sobald die Augen geschlossen sind.)

Bewertung

0 Der Kopf korrigiert sich durchgängig in die vertikale Mittellinie
1 Der Kopf weicht leicht von der Senkrechten ab
2 Der Kopf folgt der Richtung des Kippwinkel in einer Linie mit dem Körper
3 Der Kopf sinkt unter die Linie des Körpers
4 Der Kopf sackt in Richtung des Neigungswinkels ab – keine Stellreaktion vorhanden

Achten Sie auch auf eine kompensatorische Drehung des Kopfes. Dies ist nicht dasselbe wie ein automatisches Aufrichten.

Die obigen Tests dienen als Beispiele für Testverfahren, die bei einer INPP-Überprüfung eingesetzt werden. Eine solche vom dafür qualifizierten Fachpersonal durchgeführte Untersuchung würde zusätzliche Tests für viele der in den Kapiteln 1: Primitive Reflexe: *Wie sie das Leben und das Lernen beeinflussen* (→ Seite 25ff.) und 2: *Vom primitiven Reflex zur posturalen Kontrolle* (→ Seite 79ff.) beschriebenen Reflexe sowie Tests zur Überprüfung von grobmotorischer Koordination und des Gleichgewichts, Dysdiadochokinese, Kleinhirnbeteiligung, Lateralität (ab einem Alter von acht Jahren), Okulomotorik, visuelle Wahrnehmung und – falls aufgrund der vorliegenden Symptome und der Entwicklungsgeschichte angezeigt – audiometrische und dichotische Hörtests umfassen. Auf der Grundlage der Testergebnisse aller dieser Tests würde dann ein Übungsprogramm zur Förderung der neuromotorischen Reife empfohlen.

6

Was kann man tun?

Primitive Reflexe und posturale Reaktionen im Kontext der Fördermaßnahmen verstehen

Es ist nicht mein Ziel, Sie als Leser dieses Buches zu Therapeuten zu machen. Vielmehr soll es Ihnen ein Verständnis dafür vermitteln, wie eine Unreife in der Funktionsweise des Zentralen Nervensystems die Leistungen eines Kindes bei einer Reihe von Aufgaben beeinträchtigen kann und welche Fördermaßnahmen hilfreich sein könnten. Das Profil eines jeden Kindes ist einzigartig. Doch für die Interpretation des individuellen Reflexprofils sind die Fähigkeiten und die Ausbildung eines qualifizierten Therapeuten gefragt.

Die Überprüfung der primitiven Reflexe und posturalen Reaktionen kann dazu dienen:

- Festzustellen, ob NMU (Neuromotorische Unreife) ein Faktor bei vorliegenden Problemen ist
- Hinweise auf die geeignete Methode und Ebene der Intervention zu liefern
- Fortschritte bei den Testergebnissen, die beim ersten Screening sowie während und nach der Intervention durchgeführt werden, zu messen und zu evaluieren

Die Behandlung hängt nicht nur von der Art und Schwere des Problems ab, sondern auch von den verfügbaren Ressourcen – räumliche Gegebenheiten, sonderpädagogische Fachkräfte und Förderprogramme.

Wie in Kapitel 5: *Reflexe testen* (→ Seite 203ff.) beschrieben, kann jeder Test, wenn er in einem professionellen Setting durchgeführt wird, eine mögliche Punktzahl zwischen 0 und 4 ergeben, wobei eine Punktzahl von 0 bedeutet, dass dieser Test ohne Befund war.

Bei der Beurteilung der primitiven Reflexe bei älteren Kindern zeigt ein Wert von 4 an, dass der Reflex vollständig erhalten ist, und die Werte 1, 2 und 3 geben die relative Stärke der Restreaktionen des Reflexes an. Bei der Beurteilung der posturalen Reaktionen zeigt ein Wert von 1 bis 4 an, dass die Reaktion unterentwickelt (1 bis 3) oder nicht präsent ist (4).

Zwar können einzelne Reflexe mit spezifischen Problemen in Verbindung gebracht werden – der ATNR ist beispielsweise häufig ein Faktor bei spezifischen grafomotorischen Problemen –, doch den Ausgangspunkt für die Empfehlung von Fördermaßnahmen bildet ein Gesamtcluster an aberranten Reflexen/Reaktionen in Kombination mit anderen Anzeichen wie Schwierigkeiten bei der grobmotorischen Koordination und dem Gleichgewicht, okulomotorischen Störungen und visuellen Wahrnehmungsschwierigkeiten, d. h., die Gesamtpunktzahl des umfassenden Testverfahrens und der unterschiedlichen Reflexe.

Langjährige klinische Praxiserfahrungen und die aus dem INPP-Neuromotorischen-Schulreifeprogramm gewonnenen Forschungsergebnisse haben gezeigt, dass ein individuelles, von einer geschulten therapeutischen Fachkraft betreutes Programm empfohlen wird, wenn ein Kind bei den Tests für ATNR, STNR und TLR zusammen einen Wert von 50 Prozent überschreitet. Dieses Programm ist auf das individuelle Reflexprofil und andere Aspekte zugeschnitten, die in einer detaillierten Überprüfung durch eine geschulte Fachkraft ermittelt wurden. Auch Personen mit einem Wert von 25 bis 50 Prozent können von einem individuellen Programm profitieren.

Wenn ein Kind bei mehr als drei primitiven Reflexen eine Punktzahl von 25 Prozent überschreitet, kann das INPP-Neuromotorische-Schulreifeprogramm mit ausgewählten Gruppen in der Kita oder in einer ganzen Schulklasse eingesetzt werden. Dieses 1996 entwickelte Programm umfasst einige zentrale Tests aus den umfassenden INPP-Testverfahren, die von pädagogischen Fachkräften als erstes Screening-Instrument verwendet werden können, um Kinder zu identifizieren, bei denen Anzeichen von NMU vorliegen und die voraussichtlich von einem allgemeinen täglichen Übungsprogramm profitieren würden. Das entwicklungsbezogene Bewegungsübungsprogramm ist so konzipiert, dass es im Laufe eines Schuljahres täglich unter Aufsicht einer Lehrkraft durchgeführt wird. (*Goddard Blythe 1996; 2012, für die deutschen Auflagen: 2013, 2018 und 2021;* Anm. Übers.)

Sowohl das individuelle Förderprogramm des INPP als auch das Neuromotorische Schulreifeprogramm sind vorrangig für Kinder ab sieben Jahren konzipiert.

Warum bis zum siebten Lebensjahr warten, bevor man mit einem regulären INPP-Programm beginnt?

Es gibt mehrere Gründe, warum die INPP-Programme in ihrer jetzigen Form nicht generell für jüngere Kinder empfohlen werden:

1 Die INPP-Übungen sind so konzipiert, dass sie langsam und präzise ausgeführt werden. Für Kinder unter sieben Jahren kann dies schwierig sein.

2 Die Systeme des Gleichgewichts, der Haltung, der Motorik und des Sehens sind noch dabei zu lernen, effizient zusammenzuarbeiten. Im Alter von sechseinhalb bis acht Jahren durchläuft das sich entwickelnde Nervensystem eine wichtige Phase des neuronalen Prunings und der Myelinisierung.

Neuronales Pruning ist ein natürlicher Prozess, der in verschiedenen Entwicklungsstadien auftritt. Dabei werden Neuronen entfernt, die nicht mehr gebraucht werden oder für das Gehirn nicht mehr nützlich sind – ähnlich wie beim Entrümpeln eines Schranks von nicht mehr benötigten Gegenständen, um den Raum besser nutzen zu können. Unter Myelinisierung versteht man den Prozess, bei dem die Nervenfasern mit Myelin umhüllt werden, einer fetthaltigen Schutzhülle, die die Weiterleitung von Impulsen entlang der Nervenfasern beschleunigt. Durch die Myelinisierung können Signale effizienter weitergeleitet werden, da Störungen durch benachbarte Bahnen reduziert werden. Obwohl diese beiden Prozesse während des gesamten Lebens ablaufen, gibt es in der Entwicklung Schlüsselphasen, in denen das neurologische Äquivalent eines ›Frühjahrsputzes‹ und einer ›Renovierung‹ stattfindet.

> *Die kognitive Entwicklung im Kindesalter ist mit der strukturellen Reifung des Gehirns verknüpft. Die Reifung der weißen Substanz (Myelin) nimmt in der Kindheit stetig zu. Da die Bildung der Myelinscheide, die die neuronalen Axone umgibt, die Weiterleitung von Nervenimpulsen beschleunigt, trägt sie wahrscheinlich wesentlich zur Verarbeitungsgeschwindigkeit bei. Tatsächlich steht die zunehmende Verarbeitungsgeschwindigkeit mit der Intaktheit der weißen Substanz in der mittleren Kindheit und im Jugendalter in Zusammenhang. In ähnlicher Weise steht die Mikrostruktur der weißen Substanz in Zusammenhang mit den kognitiven Fähigkeiten von Kindern im weiteren Entwicklungsverlauf in Bezug auf Inhibition, räumliches Arbeitsgedächtnis, arithmetische Fähigkeiten und Lesen.* (Chevalier et al. 2015)

Die wichtigsten Phasen der Myelinisierung finden in den ersten beiden Lebensjahren, zwischen sechseinhalb und siebeneinhalb Jahren, während der Teenagerjahre und erneut in den frühen Zwanzigern statt. Der Zeitraum zwischen sechseinhalb und siebeneinhalb Jahren ist in diesem Zusammenhang von besonderer Bedeutung, da in dieser Zeit die Myelinisierung der Verbindungen zwischen dem vestibulären System (Gleichgewicht), dem Kleinhirn (Feinabstimmung der motorischen Leistung) und dem Corpus callosum (Kommunikation und Hemmung von Informationen zwischen den beiden Gehirnhälften) stattfindet. Alle diese Verbindungen sind an der Koordination des Gleichgewichts, der Körperhaltung, der Augenbewegungen und der Kommunikation zwischen den beiden Seiten des Kortex beteiligt.

Langjährige klinische Erfahrungen haben gezeigt, dass das kindliche System während dieser dynamischen Entwicklungsphase weniger gut auf die spezifischen Bewegungsübungsprogramme des INPP anspricht, sowohl in der Einzel- wie in der Gruppenförderung, wenn es zu früh mit einem Programm beginnt. Ein Kind, das im Alter von sieben Jahren oder älter mit einem INPP-Programm beginnt, kann mit einer durchschnittlichen Dauer von zwölf Monaten rechnen, während ein sechsjähriges Kind möglicherweise achtzehn Monate benötigt, um die gleichen Ergebnisse zu erzielen.

3 Auch Compliance kann bei jüngeren Kindern zu einem Problem werden: Wenn sie Schwierigkeiten haben, die Bewegungen langsam und präzise auszuführen, kann es zu Widerständen bei der Durchführung der Übungen kommen. Sie werden eventuell nur unregelmäßig gemacht und erzielen schlechtere Ergebnisse. Das soll nicht heißen, dass nicht auch mit jüngeren Kindern gearbeitet werden kann. Dann sollte das Programm jedoch an das Alter des Kindes angepasst werden. Wir werden später in diesem Kapitel darauf zurückkommen.

Intervention

Jede dieser Interventionen kann verschiedene Ebenen beinhalten.

Therapeutische Programme

Bewegungsprogramme

Level 1

Individualisiertes Programm zur Ausreifung und Hemmung von Reflexen: Erreicht ein Kind beispielsweise bei den Tests auf primitive Reflexe in der Gesamtwertung einen Wert von über 25 Prozent, ist ein auf seine jeweiligen Testergebnisse zugeschnittenes Übungsprogramm angezeigt. Ein solches maßgeschneidertes Programm sollte nur nach einer Überprüfung durch eine in der INPP-Methode weitergebildete qualifizierte Fachkraft durchgeführt werden.

Grundlage für die Gestaltung des individualisierten Übungsprogramms ist das Reflexprofil des jeweiligen Kindes. Die Fortschritte im Verlauf des Programms sollten in sechs- bis achtwöchigen Abständen überprüft und die vergebenen Übungen entsprechend angepasst werden. Die INPP-Methode basiert auf der Theorie der Replikation, die besagt, dass es möglich sei, bestimmte Stadien der frühen Entwicklung durch die erneute Ausführung von Bewegungsmustern zu wiederholen, die natürlicherweise während der frühen Entwicklung gemacht werden. Die Bewegungen zur Reflexausreifung und -hemmung basieren auf sehr frühen, primitiven Bewegungen, die ein älteres Kind normalerweise nicht mehr machen würde. Auf diese Weise erhält das Gehirn eine zweite Chance, Input aus den Entwicklungsphasen zu bekommen, die im ersten Lebensjahr ausgelassen wurden oder unzulänglich waren. Doch gerade diese Phasen sind für die Vorbereitung des Organismus auf späteres Lernen von grundlegender Bedeutung. Ihre Wiederholung kann dazu beitragen, neuronale Verbindungen herzustellen und die neuronale Uhr neu zu starten.

Während dieses Prozesses können manche Kinder für kurze Zeit emotional wieder unreifer werden (regredieren). Deshalb ist es wichtig, dass das Programm, auch wenn es zu Hause stattfindet, nur unter sorgfältiger Anleitung und qualifizierter Aufsicht durchgeführt wird.

Ein individualisiertes Programm zur Ausreifung und Hemmung der Reflexe ist im Vergleich zu einem allgemeinen Übungsprogramm wie ein Rezept aus der Apotheke im Vergleich zu rezeptfreien Medikamenten. Mit Reflexen zu experimentieren, ohne dafür qualifiziert zu sein, kann mehr schaden als nützen. Deshalb werden in diesem Buch auch keine Patentlösungen präsentiert.

Level 2

INPP-entwicklungsbezogenes Bewegungsprogramm für den Einsatz in Schulen: Eine kombinierte Punktzahl von mehr als 25 Prozent bei den Tests der primitiven Reflexe und der posturalen Reaktionen würde alternativ zur Anwendung eines individualisierten Programms auch auf das INPP-entwicklungsbezogene Bewegungsprogramm für den Einsatz in Schulen hinweisen.

Das INPP-Neuromotorische- (Vor-)Schulreifeprogramm wurde 1996 mit dem Ziel entwickelt, Fachkräften in pädagogischen Einrichtungen (Kita und Schule) zwei kurze Screening-Tests zur Verfügung zu stellen (für die Altersgruppe vier bis sieben Jahre und für die Altersgruppe ab sieben Jahren), um sie in die Lage zu versetzen, Kinder in den ihnen anvertrauten Gruppen zu identifizieren, die als sekundäre Folge ihrer unreifen neuromotorischen Fähigkeiten im Vergleich mit Gleichaltrigen unterdurchschnittliche Leistungen erbringen.

Das entwicklungsbezogene Bewegungsübungsprogramm selbst ist so konzipiert, dass es vorrangig mit Kindern ab sieben Jahren in einem schulischen Setting eingesetzt wird.

Obwohl der Screening-Test die Kinder mit dem größten Bedarf ermittelt, können alle Kinder unter Aufsicht der Lehrer an den täglichen Bewegungsübungen teilnehmen. (Die einzigen Ausnahmen sind Kinder mit körperlichen Grunderkrankungen und Kinder, die derzeit an anderen therapeutischen Maßnahmen teilnehmen. In solchen Fällen sollte der Rat der beteiligten Therapeuten eingeholt werden.)

Dieses Programm war Gegenstand einer Reihe unabhängiger Pilotprojekte, die in Schulen durchgeführt wurden (Goddard Blythe 2005), sowie einer vom nordirischen Bildungsministerium in Auftrag gegebenen Studie (North Eastern Education and Library Board [NEELB] 2004).

Mit dem Schulreifeprogramm werden die Kinder auf eine Entwicklungsreise mitgenommen, auf der sie viele der Bewegungen noch einmal ausführen, die sie im ersten Lebensjahr vielleicht nicht oder nicht gut genug gemacht haben. Während das individualisierte Programm die Übungen entsprechend den Testergebnissen des jeweiligen Kindes personalisiert, folgt das Schulprogramm einem Entwicklungsverlauf, den alle Kinder über ein Schuljahr hinweg in aufeinander aufbauenden Stufen durchlaufen. Die Theorie hinter beiden Programmen ist dieselbe: Die Wiederholung früherer Bewegungsmuster kann dazu genutzt werden, um Nervenverbindungen zu entwickeln und zu stärken, die das Gleichgewicht, die Körperhaltung und Koordination für den Rest des Lebens unterstützen. Darüber hinaus sind für beide Programme drei Schlüsselfaktoren kennzeichnend:

- Regelmäßigkeit (individualisiertes Programm: jeden Tag; Schulreifeprogramm; fünf Tage pro Woche während der Schulzeit)
- Wiederholung (Wiederholung der gleichen Bewegungen über mehrere Wochen, bevor neue Übungen ausgeführt werden)
- Dauer (Befolgung des Programms über einen ausreichend langen Zeitraum – durchschnittlich zwölf Monate –, um dauerhafte Veränderungen in den beteiligten Nervenbahnen zu erreichen)

Level 3

Tägliche Bewegungsprogramme: Kinder mit einem Ergebnis von weniger als 25 Prozent in einer der beiden Altersgruppen können von allgemeineren Bewegungsübungen, die in den Schulalltag integriert werden können, sehr profitieren. Eine Vielzahl solcher Programme ist verfügbar. In einem Pilotprojekt, das an einer Schule in Derbyshire durchgeführt wurde, wurde der Wert täglicher Bewegungen deutlich. Alle Kinder einer Jahrgangsstufe (Klasse 3) wurden mit dem INPP-Screeningtest auf Anzeichen von NMU untersucht. Die Jahrgangsstufe umfasste drei Klassen.

Eine Klasse führte ein Schuljahr lang täglich zehn Minuten lang das INPP-Neuromotorische-Schulreifeprogramm durch. Die Kinder einer weiteren Klasse nahmen im gleichen Zeitraum täglich an allgemeinen Bewegungsaktivitäten teil, und die dritte Klasse erhielt abgesehen vom regulären Sportunterricht, wie er im nationalen Lehrplan vorgeschrieben ist, keine zusätzlichen täglichen Bewegungsangebote. Alle Kinder wurden am Ende des Schuljahrs erneut auf Anzeichen von NMU überprüft.

Kinder, die täglich an allgemeinen Bewegungsaktivitäten teilgenommen hatten, erzielten doppelt so große Fortschritte bei neuromotorischen Tests wie Kinder, die nur am vom nationalen Lehrplan vorgeschriebenen Sportunterricht teilgenommen hatten. Die Kinder in der Gruppe mit den allgemeinen Bewegungsaktivitäten machten jedoch nur halb so große Fortschritte wie die Kinder in der Gruppe mit dem INPP-Übungsprogramm (Micklethwaite 2004). Mit anderen Worten: Tägliche Bewegungsaktivitäten machen einen Unterschied, und wenn keine spezifischen Bewegungsprogramme zur Verfügung stehen, kann die Ermutigung der Kinder zu täglicher körperlicher Aktivität von nur zehn Minuten pro Tag durchaus Wirkung zeigen.

Kinder unter sieben Jahren: Obwohl die INPP-Programme in erster Linie für Kinder ab sieben Jahren konzipiert wurden, kann man auch bei jüngeren Kindern viel tun, um ihnen zu helfen, die physischen Fähigkeiten zu entwickeln, die sie zur Unterstützung ihres schulischen Lernens benötigen. Auch hier gibt es viele ausgezeichnete Bewegungsprogramme und -aktivitäten, die mit jüngeren Kindern in der Vorschule, im Kindergarten oder zu Hause durchgeführt werden können.

Eines der bereits erwähnten Probleme im Zusammenhang mit der Anwendung der INPP-Programme bei dieser jüngeren Altersgruppe war, dass die Kinder Schwierigkeiten hatten, die Bewegungen langsam und präzise auszuführen. Eine Lösung besteht darin, die Bewegungen so anzupassen, dass sie für jüngere Kinder besser geeignet sind, indem man sie in ein spielerisches Setting einbindet. Dies wurde in Form einer Reihe von Geschichten und Liedern mit Tierfiguren umgesetzt, die verschiedene Stadien der evolutionären körperlichen Entwicklung des Menschen widerspiegeln. (Goddard Blythe 2018)

In Zusammenarbeit zwischen mir und Michael Lazerev (einem Arzt, der ein Programm für die musikalische Erziehung von Kindern von der Geburt bis zum siebten Lebensjahr geschrieben hat) entstand das Buch ›Movement – Your Child's First Language‹ (*Bewegung – die erste Sprache Ihres Kindes;* leider ist dieses Buch noch nicht auf Deutsch erschienen; Anm. Übers.), in dem ich derartige Aktivitäten für den Einsatz in Vorschulen und Kindergärten entwickelte. Sie regen die Kinder dazu an, sich mit den Figuren in den Geschichten und Liedern vertraut zu machen und die dort beschriebenen Bewegungen nachzuahmen. Die Lieder und Geschichten sind auf CDs enthalten (Erzähler, Sänger und instrumentale Begleitung). Die Kinder dürfen dabei die Bewegungen, die einer Entwicklungssequenz folgen, in ihrem eigenen Tempo ausführen. Die Wiederholung der Geschichten, Lieder und begleitenden Aktivitäten ist dabei ausdrücklich erwünscht. Eine Schule im Norden

Englands berichtete, dass sich am Ende des Schuljahres nicht nur die neuromotorischen Fähigkeiten der Kinder deutlich verbessert hatten, sondern auch ihr Wortschatz und ihre schriftliche Ausdrucksweise. Die Pädagoginnen und Pädagogen führten dies auf den Reichtum an beschreibenden Wörtern und Sätzen in den Geschichten und Liedern zurück, die die Kinder jeden Tag hörten und die sie auswendig zu singen gelernt hatten.[21]

Duncombe und Preedy (2020) untersuchten die motorischen Fähigkeiten in einer Gruppe von 108 Kindern mithilfe der *Movement Assessment Battery for Children* (2. Auflage, MABC-2). Ein allgemeines, für jüngere Kinder geeignetes physisches Übungsprogramm (Movement for Learning[22]) wurde in den Schulalltag integriert. Am Ende des Jahres zeigten die Kinder der Interventionsgruppe signifikante Verbesserungen bei der Messung ihrer motorischen Fähigkeiten.

Dieselbe Forschergruppe (Preedy et al. 2020) stellte eine offensichtlich signifikante Verschlechterung der Leistungen der Kinder bei den Tests bezüglich des Gleichgewichts, der allgemeinen körperlichen Koordination, des Zielens und Fangens sowie der manuellen Geschicklichkeit fest, als sie die im Jahr 2020 mit dem MABC-2 erzielten Ergebnisse mit den zuletzt im Jahr 2007 für diesen Test festgelegten Normen verglichen.

Bei einer Stichprobe von 120 Kindern im Alter von vier bis fünf Jahren aus vier Schulen (zwei staatliche und zwei Privatschulen), die zum Zeitpunkt ihrer Einschulung im September untersucht wurden, wurde im Vergleich zu 2007 eine Verschlechterung in den folgenden Bereichen nachgewiesen:

- Gleichgewicht: 6,2 Prozentpunkte
- Zielen und Fangen: 19,7 Prozentpunkte
- Manuelle Geschicklichkeit: 15,8 Prozentpunkte
- Allgemeine körperliche Entwicklung: 18,1 Prozentpunkte

Aufgrund des relativ kleinen Umfangs der Stichprobe und einer Reihe anderer Einflussfaktoren ist es nicht möglich, aus diesen Ergebnissen kausale Zusammenhänge abzuleiten. Es bedarf weiterer groß angelegter Forschungsarbeiten, um Faktoren des Lebensstils zu ermitteln, die möglicherweise Einfluss auf Aspekte der körperlichen Entwicklung von Kindern in Bezug auf ihre motorischen Fähigkeiten haben. Die Hinweise auf einen Leistungsrückgang in diesen Bereichen sind jedoch alarmierend.

Level 4

So können Eltern helfen: Die meisten Eltern beobachten voller Ehrfurcht und Staunen, wie ihre Kinder vom hilflosen Baby zu einer laufenden, sprechenden und selbstbewussten Person heranwachsen. In der Regel sind sie sich nicht der Rolle der frühkindlichen Reflexe bewusst, die beim Übergang von einem Entwicklungsstadium zum nächsten eine Rolle spielen. Wachstum und Entwicklung sind allmähliche Prozesse, bei denen Reflexe nicht einfach in der einen Minute auftauchen und in der nächsten wieder verschwinden. Vielmehr gibt es einen allmählichen Übergang von einem zum anderen, oft koexistieren sie eine kurze Zeit, bis der nächste Entwicklungsschritt vollzogen ist.

Neben Liebe und erzieherischer Konsequenz gehören die Freiheit, sich zu bewegen und zu spielen, zu den wichtigsten Geschenken, die Eltern ihrem Kind machen können.[23] Wenn wir sicherstellen wollen, dass ein Baby lernt, seinen Kopf hochzuhalten, dann sollten wir es auf den Bauch legen, uns davorsetzen und mit ihm sprechen. Wenn es sich nicht drehen will, halten wir ihm etwas Glänzendes an die Seite, damit es motiviert wird, sich auf diese Seite zu drehen. Um das vestibuläre System mit der Körperwahrnehmung zu verbinden, spielen wir ›Hoppe, hoppe Reiter‹ oder ›Engelchen werden geschaukelt‹. Kurzum, wir tun all das, was Eltern seit Jahrhunderten instinktiv mit ihren Kindern tun.

»Kinder lernen am meisten, wenn sie Freude am Lernen haben« (Kiphard 2000). In der Regel lieben kleine Kinder Bewegung. Sie jubeln vor Begeisterung, wenn sie durch die Luft gewirbelt werden, oder wenn sie gelernt haben, sich zu drehen. Sie sind entzückt von ihrer eigenen, sich entwickelnden Beweglichkeit und genießen die damit einhergehenden neuen Möglichkeiten der Unabhängigkeit.

Ausgangspunt des kindlichen Lernens ist der eigene Körper. Babys sind von ihren eigenen Körperteilen fasziniert und verbringen viel Zeit damit, die Bewegungen ihrer Finger und Zehen zu beobachten, bevor sie begreifen, dass diese sich bewegenden Objekte ja zu ihnen gehören. Der Mund ist das erste Werkzeug, mit dem ein Kind seine Umwelt erforscht. Mit dem Mund lernt es nicht nur etwas über Geschmack und Geruch, sondern auch über Größe, Form und Beschaffenheit. Der Mund ist mit Millionen neuronaler Verbindungen zum Gehirn ausgestattet. Jedes Mal, wenn diese Verbindungen aktiviert werden, helfen sie dabei, sensorische und räumliche Informationen im Gehirn zu kartieren. Ein Kind, das mit seinem Mund ungehindert auf Entdeckungsreise gehen kann, hat auch die Möglichkeit, mit Lauten zu experimentieren. Das Gurren, Brabbeln und Nachahmen sind die Vorläufer des Sprechens.

Babys lieben Bewegung und vestibuläre Reize. Auf diese Weise erleben und erkunden sie ihre Umwelt und drücken auch ihre Gefühle aus. Nicht von ungefähr stammt das Wort ›Emotion‹ aus dem Französischen ›émouvoir‹ (von Lateinisch *emovere*: in Bewegung setzen), womit die Verbindung von Gefühl und Bewegung sprachlich treffend zum Ausdruck kommt. Körperhaltung, Muskeltonus und Gesichtsausdruck ändern sich mit dem emotionalen Zustand, und manchmal greifen Kleinkinder auf frühere Reflexe zurück, um ihren Ärger oder Protest auszudrücken.

Das ist zum Beispiel gut zu beobachten, wenn Sie versuchen, ein Kind gegen seinen Willen in einen Kindersitz zu setzen. Mithilfe noch aktiver Reste eines TLR rückwärts wirft es den Kopf zurück und macht seinen Körper ganz steif. Auf diese Weise ist es unmöglich, den Körper in der Mitte zu beugen, und das Kind kann so seinen eigenen Willen durchsetzen. Mit zunehmender Wut und Frustration (verringerte kortikale Kontrolle) wirft es den Kopf wiederholt ruckartig nach vorne und hinten, wodurch die Wirkung des Reflexes noch verstärkt wird. Schließlich hat das Kind sich dann in einen ausgewachsenen Wutanfall hineingesteigert. Andererseits rollen und purzeln Kinder, hopsen, hüpfen und springen aus purer Freude am ›Sein‹, an der freien Bewegung im Raum, der

Freisetzung von Energie, dem Spiel mit der Schwerkraft. Das ist einfach pure Lebenslust.

Moderne Babyausstattungen sind für manche Eltern ein Geschenk des Himmels, doch sollten Babyschalen, Buggys und Autokindersitze niemals den körperlichen Kontakt mit den Eltern oder dem Boden als ersten Spielplatz des Babys ersetzen. Ein Säugling beginnt, Stimmungsschwankungen seiner Bezugspersonen durch die Art und Weise, wie er von ihnen angefasst und getragen wird, sowie durch die Art ihrer Bewegungen zu verstehen. Diese bilden die Saat für die Fähigkeit, Empathie zu empfinden, d. h., sich in andere hineinzuversetzen.

Das freie Spiel auf dem Boden hilft den Babys bei der Entwicklung der Kopfkontrolle, die für die Entwicklung einer guten Körperhaltung unerlässlich ist. Zufällige und später absichtliche Bewegungen der Beine und Arme helfen ihnen zu verstehen, wo ihr Körper im Raum beginnt und endet. Nur so können sie selbst entdecken, was sie tun müssen, um nach einem Gegenstand zu greifen, um sich zu drehen, zu sitzen und zu krabbeln. Bei all diesen Aktivitäten, bei denen es beim Ausprobieren auch immer um Versuch und Irrtum geht, wird auch problemlösendes Verhalten geübt, d. h., es wird gelernt, wie frühere Bewegungsmuster zu neuen Kombinationen zusammengesetzt werden können. In dem Maße, in dem das körperliche Vokabular eines Kindes zunimmt, wachsen auch sein Selbstvertrauen und sein Gefühl für den eigenen Körper. Im Erwachsenenalter lässt die Zeit, die man als ›Couch-Potato‹ verbringt, sowohl den Geist als auch den Körper abstumpfen. Umgekehrt bietet eine saubere Decke auf dem Boden in den ersten sechs Lebensmonaten ein Betätigungsfeld, auf dem das Kind die Kontrolle über seine Körperhaltung und die Beherrschung des Gleichgewichts erlernen kann, wobei jede Phase die zunehmende Reife des Zentralen Nervensystems widerspiegelt und unterstützt – ein fortlaufender Prozess, der durch einen dualen Prozess von Anlage (Reifung) und Umwelt (Möglichkeiten und Erfahrungen) realisiert wird. Wird ein Baby von einem Erwachsenen passiv in eine sitzende Position gebracht, hat das Kind nicht die Gelegenheit oder Erfahrung, diese

Phase spontan und aktiv zu durchlaufen. Dann kann es Angst vorm Fallen entwickeln, weil es nicht weiß, wie es sein Gleichgewicht selbst wiederherstellen kann.

Mit jeder neuen Errungenschaft, z.B. sitzen können, in den Vierfüßlerstand gelangen und aufstehen können, kommt es zu einer neuen Herausforderung: Das Kind muss immer wieder auf neue Weise lernen, mit der Schwerkraft fertig zu werden. Jede Stufe muss geübt und neu justiert werden, sollen sich Gleichgewicht und Koordination automatisieren. In den ersten Lebensjahren sind Üben der motorischen Fähigkeiten und Spielen im Grunde identisch.

Auch soziales Miteinander ist wichtig. Nach Panksepp (1998) sind wilde Spiele und Raufereien das direkte Ergebnis spontaner neuronaler Impulse im Gehirn. Panksepp vermutet, dass während des Spiels unterschiedliche neuronale Wachstumsfaktoren angeregt werden. Studien haben gezeigt, dass Tiere in besonderem Maße dazu neigen, sich auf dynamische und kreative Weise zu verhalten. Man nimmt an, dass Spiele, die Raufereien zulassen, bei der Entwicklung sozialer Fähigkeiten helfen und Verhaltensänderungen ermöglichen. Kurz gesagt, derartige Spiele ermöglichen die Aktivierung des limbischen Systems, d.h. des Teils des Gehirns, der hauptsächlich für emotionale Affekte verantwortlich ist. Dies ist vor allem deshalb von Bedeutung, weil es viele Verbindungen zum Stirnhirn hat, das wiederum stark an Impulskontrolle und Verhaltenssteuerung beteiligt ist.

Die meisten Eltern wollen ihre Kinder vor den Gefahren der Außenwelt schützen. Doch manchmal verhindern sie damit, dass die Kinder genau diese Fähigkeiten entwickeln, die sie zum Überleben brauchen. Wir lernen das Gleichgewicht, indem wir hinfallen und dann Strategien entwickeln, um zu vermeiden, dass wir erneut fallen. Wir lernen, Höhen zu tolerieren, indem wir klettern und darin Übung erlangen. Die meisten ausgefeilten Fähigkeiten entwickeln sich aus dem anfänglichen Scheitern und dem anschließenden Wunsch, das Problem zu überwinden. In diesem Sinne sind anfängliche Misserfolge unsere wichtigsten

Lehrmeister, denn sie lehren uns, dass wir neue Wege zum Erfolg finden können. Eltern, die ihren Kindern erlauben, ihre Umwelt zu erkunden – natürlich innerhalb sicherer Grenzen – helfen ihnen zu wachsen, indem sie ihnen die Möglichkeit geben, durch Erfahrung zu lernen. Erfahrung ist der beste Nährboden für die Gehirnentwicklung.

Diese frühe Erfahrung erstreckt sich auch auf die Klänge der Sprache in Liedern und Geschichten, lange bevor ein Kind bereit ist zu lesen. Eine Studie, die das Auftreten von Alzheimer in einer älteren Bevölkerungsgruppe untersuchte, fand einen Zusammenhang zwischen frühen verbalen Fähigkeiten und dem Fortbestehen der geistigen Beweglichkeit gegen Ende des Lebens. Die Studie wurde mit einer Gruppe von Nonnen durchgeführt, die vor ihrem Eintritt ins Kloster eine Biografie über ihr Leben schreiben mussten. Diese Biografien wurden ausgewertet, als die Nonnen siebzig, achtzig und in einigen Fällen neunzig Jahre alt waren. Diejenigen, die zum Zeitpunkt ihres Eintritts in das Kloster über einen umfangreichen Wortschatz verfügten, waren auch im hohen Alter noch die geistig wachsten. Zusätzlich zum Bildungshintergrund gab es bei ihnen eine weitere Gemeinsamkeit: Allen wurde in ihrer Kindheit immer viel vorgelesen. Eine der Schlussfolgerungen des Forschers war folgende Botschaft an die Eltern: »Lesen Sie Ihrem Kind vor, lesen Sie Ihrem Kind vor, und wenn Sie fertig sind, lesen Sie Ihrem Kind erneut vor.« (Snowdon 2001)

Level 5

Problembewusstsein in der Schule: Wenn Lehrer ihre Schüler zum ersten Mal sehen, haben sie in der Regel keine Kenntnis über den Verlauf ihrer bisherigen Entwicklung. Eine Überprüfung auf Reflexe als erstes Screening-Werkzeug ermöglicht dann einen schnellen Einblick über den Entwicklungsstand des Kindes und gibt Aufschluss über seinen eventuell erforderlichen Förderbedarf.

Ein spezifisches Übungsprogramm, das sicherstellt, dass jedes einzelne Kind die für den schulischen Erfolg notwendigen Voraussetzungen mitbringt, wäre ideal. Auch wenn solch ein Programm nicht immer möglich oder für jede Schule geeignet ist, können doch Konzepte, die sich an der kindlichen Entwicklung orientieren, in alle Stufen des schulischen Alltags integriert werden. Problemwahrnehmung liefert den Schlüssel zum Verständnis des Verhaltens eines Kindes und ist der erste Schritt zur Veränderung.

Unterricht unter Berücksichtigung der normalen kindlichen Entwicklung: Sobald die universellen Gesetzmäßigkeiten der normalen Entwicklung verstanden sind, kann ein geeignetes Programm zur motorischen und sensorischen Stimulation zusammengestellt werden – entweder für das einzelne Kind oder für die ganze Klasse.

Als generelle Richtschnur gilt, dass die normale Entwicklung in einer bestimmten Reihenfolge verläuft: Die motorische Entwicklung verläuft in einem cephalo-kaudalen (vom Kopf bis zu den Zehen) und proximo-distalen (von der Mitte nach außen) Muster. Die sensorische Entwicklung beginnt mit dem vestibulären und taktilen System, dicht gefolgt von der propriozeptiven, auditiven und visuellen Entwicklung. Keines dieser Systeme funktioniert unabhängig von den anderen. Jedes Konzept eines physischen Förderprogramms sollte dieses normale Muster von Entwicklung und Integration berücksichtigen.

Abbildung 6.1 ist ein vereinfachtes Modell dafür, wie unterschiedliche Systeme in der frühen Entwicklung ineinandergreifen, um eine Grundlage für späteres Lernen zu schaffen. Im unteren Teil der Abbildung sind einige der frühen Einflüsse dargestellt, die sich auf die Entwicklung des Kindes auswirken. Diese frühen Komponenten sind wie die Wurzeln eines Baumes. Sind die Wurzeln fest im fruchtbaren Boden verankert, hat der Baum eine gute Basis, von der aus er wachsen kann.

Zu den Wurzeln zählt auch das vestibuläre System, das als einziges der sensorischen Systeme zum Zeitpunkt der Geburt bereits myelinisiert ist. Nach der Geburt muss der Gleichgewichtsmechanismus lernen, mit den anderen sich entwickelnden Sinnessystemen wie

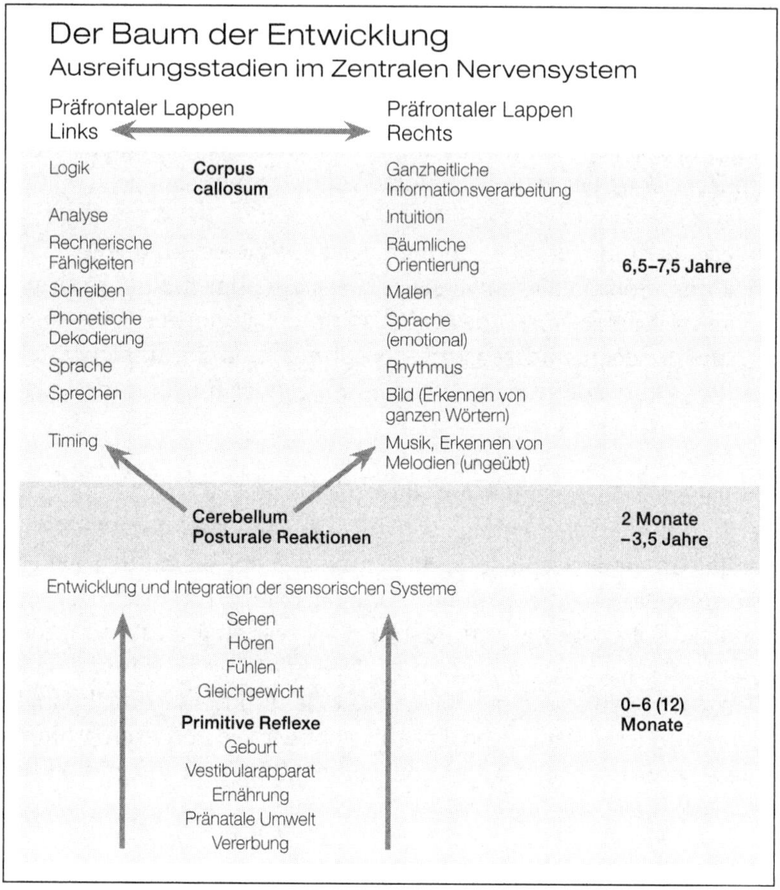

Abbildung 6.1: Der Baum der Entwicklung. Reifungsstadien des Zentralen Nervensystems

Tastsinn, Sehen, Hören usw. zusammenzuarbeiten. In den ersten Lebenswochen werden die sensorischen Systeme durch Gebrauch, d.h., durch Bewegung und Interaktion mit der Umwelt trainiert und integriert. Die primitiven Reflexe stellen einen instinktiven Mechanismus dar, mit dem das Neugeborene auf wahrgenommene Reize mittels Aktivität reagieren kann. In diesem Zusammenhang bildet die Integration der primitiven Reflexe den Stamm des Baumes, auf dessen Grundlage das Geäst (höhere Gehirnzentren) sich später optimal entwickeln kann.

In dem Maße, in dem die primitiven Reflexe in den ersten sechs bis zwölf Lebensmonaten gehemmt und durch posturale Reaktionen überlagert werden, wird der Stamm des Baumes stärker, der die neurologischen Verbindungen zwischen Gehirn und Körper herstellt. Zur gleichen Zeit, in der diese Veränderungen stattfinden, durchläuft das Kleinhirn seine erste bedeutende Reifungsphase.

Auch die beiden Hemisphären der Großhirnrinde durchlaufen in den ersten Lebensmonaten und -jahren rasante Reifungsschübe und gewinnen nach und nach immer mehr Kontrolle über die unteren Zentren. Bis zum Alter von etwa sieben Jahren ist die rechte Hemisphäre der linken leicht voraus (siehe Kapitel 3: *Gehirnentwicklung*, → Seite 108ff.), und bei bestimmten Fähigkeiten dient sie als Übungsgelände für die linke Hemisphäre. Die rechte Hemisphäre ist besonders gut in der Lage, große Informationsmengen mittels Musik, Rhythmus und Bewegung aufzunehmen und zu verarbeiten. Mit anderen Worten: Sie lernt mit dem Körper.

Vor einer Generation – und wohl immer schon – war es gängige Praxis, Kindern, die jünger als sieben Jahre alt waren, das Alphabet und das Einmaleins mithilfe von Musik oder Reimen beizubringen. Oftmals verstand das jüngere Kind die Bedeutung des Gelernten erst später, aber die einmal gelernten Informationen wurden abgespeichert und konnten bei Bedarf zu einem späteren Zeitpunkt abgerufen werden. Die sich wandelnden Trends in der Pädagogik warfen einige dieser vermeintlich überholten Lehrmethoden über Bord, da die Auffassung vertreten wurde, dass ein Kind erst die Bedeutung von Zahlen verstanden haben muss, bevor das Einmaleins zur Anwendung kommen kann. Dies hat dazu geführt, dass viele Kinder erst ab dem siebten Lebensjahr mit dem Erlernen des Einmaleins beginnen. Doch gerade in diesem Entwicklungsstadium verlagert sich das direkte Lernen stärker auf die linke Hemisphäre, und dieser fällt es nicht leicht, derartige Mengen an Informationen auf diese Weise zu lernen. Viele über achtjährige Kinder haben Schwierigkeiten, das Einmaleins zu lernen, auch wenn sie die Bedeutung der Multiplikation halbwegs verstanden haben.

Vor dem siebten Lebensjahr fällt das Auswendiglernen oder das Lernen mit dem Körper mit einer Ausreifungsphase zusammen, in der die rechte Hemisphäre besonders empfänglich für Stimulationen durch Bewegung, Reim, Rhythmus und Gesang ist. Auch das Kleinhirn reift in diesen Jahren rasch weiter aus. Die Forschungsarbeiten von Leiner et al. (1986) haben gezeigt, dass das Kleinhirn auch beim Auswendiglernen aktiv ist. Offenbar ist das Erlernen neuer Fertigkeiten dann am einfachsten, wenn es mit einer Gehirnentwicklungsphase zusammenfällt, die manchmal auch als ›Fenster der Gelegenheit‹ oder als Zeit der ›neurologischen Readiness‹ (Bereitschaft) bezeichnet wird.

Kleine Kinder können das Alphabet nach einer Melodie lernen und diese Informationen speichern, um sie später anzuwenden, wenn die Regeln der phonetischen Dekodierung und Rechtschreibung auf dem Lehrplan stehen. Alan Schore (1994) vertritt die Auffassung, dass Lernen und Entwicklung ein kontinuierlicher Prozess der Interaktion zwischen den beiden Hemisphären sind, wobei in einer Lernphase die eine Hemisphäre dominiert und die andere Hemisphäre dann später die Führung übernimmt. Auf diese Weise sind beide Hemisphären am Lernprozess beteiligt, doch sollte irgendwann eine der beiden Hemisphären für bestimmte Aufgaben den Vorrang vor der anderen haben. Kunst, Musik und Sportunterricht sind das Gegenstück zur verbalen Sprache. Kinder mit neuromotorischer Unreife stecken häufig noch in einer früheren Entwicklungsphase fest. Sie könnten davon profitieren, beim Erwerb von grundlegenden Fertigkeiten auf frühere Entwicklungsstufen zurückgehen zu können.

Sensorische Verarbeitungsprobleme: Einstein sagte, dass allen Lebewesen eines gemeinsam sei: Bewegung. Von den für das Lernen entscheidenden Sinnen haben fünf die Wahrnehmung von Bewegung als gemeinsamen Nenner. Wo Bewegung ist, da gibt es auch Schwingungen. Gleichgewicht, Tastsinn, Hören, Sehen und Propriozeption sind alle das Ergebnis einer Reaktion auf Bewegungen mit unterschiedlichen Schwingungen. Das vestibuläre System reagiert auf langsame Bewegungen (die maximale Stimulation für das vestibuläre System beträgt ein Bogengrad pro Sekunde (Guyton 1991). Der Tastsinn wird durch die Bewegung der Haarzellen in der Dermis der Haut oder durch Druck auf die Haut ausgelöst. Niederfrequente Töne werden manchmal über das taktile System als Vibrationen wahrgenommen. Erst wenn die Frequenz der Vibrationen pro Sekunde steigt, übernimmt der Hörsinn die Wahrnehmung von Tönen. Das Sehen ist die Reaktion des Gehirns auf die Bewegung von Lichtwellen, die sich mit einer noch höheren Frequenz bewegen. Die Fähigkeit, der Bewegung mithilfe der Sinnessysteme einen Sinn zu verleihen, ist die Grundlage des Lernens. Das erste System in der Entwicklung, das auf Bewegung reagiert, ist das vestibuläre System.

Gleichgewicht – der Ausgangspunkt des Handelns: Gleichgewicht ist nicht etwas, was uns passiert, es ist etwas, was wir tun. Dabei handelt es sich um ein komplexes adaptives Verhalten, das aus einer Reihe von Fähigkeiten resultiert, einer Gleichgewichtsverunsicherung entgegenzuwirken. Ein funktionales Gleichgewicht ermöglicht es uns, unter Beibehaltung einer bestimmten Körperhaltung nützliche Handlungen auszuführen. Dies ist die Grundlage für Praxis (das Tätigwerden). Insofern können Übungen, die das Gleichgewicht durch Stimulation des vestibulären Systems verbessern, auch Handlungen, Bewegungen und das Verhalten verbessern. (Schrager 2001)

Die am höchsten entwickelte Form von Bewegung ist die Fähigkeit, völlig still zu stehen. Perfektes Gleichgewicht wird erreicht, wenn man sich nicht bewegt.[24] Bewegung hilft der Materie, das Gleichgewicht über einer schmalen Basis aufrechtzuerhalten. Erinnern Sie sich daran, wie Sie gelernt haben, Fahrrad zu fahren? Anfangs konnten Sie das Gleichgewicht nur halten, wenn das Fahrrad in Bewegung war, und je schneller Sie fuhren, desto besser schien Ihr Gleichgewicht zu sein. Der schwierigste Teil war das Anfahren und Anhalten, ohne bei langsamer Fahrt umzukippen. Je besser Ihre Kontrolle über Ihr Gleichgewichtszentrum wurde, desto langsamer konnten Sie fahren, ohne das Gleichgewicht zu verlieren.

Kinder, die Schwierigkeiten haben, still zu sitzen, haben oft eine unzureichende Kontrolle über ihr statisches Gleichgewicht. Sie befinden sich immer noch in einem Stadium, in dem sie in Bewegung sein müssen, um zu funktionieren. In der Schule verlangen wir von unseren Kindern, dass sie über lange Zeiträume hinweg still sitzen. Diejenigen Kinder, die bereits nach einer Viertelstunde zu zappeln und die Konzentration zu verlieren beginnen, können sich oft für den Rest der Stunde besser konzentrieren, wenn sie aufstehen und sich ein paar Minuten bewegen dürfen – auch wenn es mitten in der Stunde ist. Für Kinder mit Gleichgewichtsproblemen ist Bewegung Nahrung für das Gehirn. Manche Kinder brauchen Unterstützung bei der Gewinnung neuer Bewegungserfahrungen, um eine bessere Kontrolle und ein größeres Bewegungsvokabular zu erlangen. Hierbei kann die Lehrkraft helfen.

Möglichkeiten für ein Gleichgewichtstraining können in den Schulalltag eingebunden werden und müssen sich nicht unbedingt auf den Sportunterricht beschränken. Wie bei jedem Trainingsprogramm werden die besten Ergebnisse erzielt, wenn die Übungen täglich durchgeführt werden und sich nicht auf eine wöchentliche Unterrichtsstunde beschränken.

So kann das Gleichgewicht trainiert werden

Das vestibuläre System operiert auf drei Ebenen:

- Horizontale Kopfdrehung um eine vertikale Achse: z-Achse (Gieren*)
- Streckung und Beugung des Kopfes um eine horizontale Achse: y-Achse (Nicken)
- Seitliche Kopfneigung um eine horizontale Achse: x-Achse (Rollen)

Vestibuläre Stimulation kann beruhigen, aber auch beunruhigen. Sanfte Bewegungen wie das Schaukeln oder die Bewegung eines Autos können uns in den Schlaf versetzen. Stärkere Stimulationen wie eine Achterbahnfahrt haben eine erregende Wirkung. Manche Kinder reagieren über- oder unterempfindlich auf die Stimulation in einer der vestibulären Ebenen oder auf unterschiedliche Geschwindigkeiten.

* Gieren, Nicken, Rollen [englisch: yaw, pitch, roll] sind die drei Dimensionen der Bewegung, wenn sich z.B. ein Flugzeug durch die Luft bewegt. *(Anm. Übers.)*

Zu den Stimulationsmöglichkeiten für jede dieser Ebenen gehören:

- Horizontale Stimulation – sich in aufrechter Haltung um sich selbst drehen, seitliche Kopfdrehung nach beiden Seiten
- Schaukeln – vorwärts und rückwärts, Vorwärtsrolle, schwingen
- Seitlich – über eine horizontale Fläche rollen
- Kippen – von Seite zu Seite

Die folgenden Typen von Stimulationen sind natürlicherweise Teil von Aktivitäten und Spielen, die Bewegungsänderungen im Raum einschließen:

- Auf und ab – springen, hüpfen, rutschen, wippen
- Vor und zurück – laufen, anhalten
- Zentrifugalkraft – Karussell
- Drehbewegungen des Körpers, wie sie beim Tanz, insbesondere beim Volkstanz, vorkommen
- Tiefe – Vorwärtsbewegung des Körpers über dem Boden, z.B. Rollbrett (Kiphard 2000)

Diese Arten von Bewegungserfahrungen können in den normalen Schulalltag integriert werden.

Hörtrainingsprogramme

Kinder mit Problemen bei der Hörverarbeitung sprechen häufig gut auf ein Hörtraining an. Derzeit gibt es eine wachsende Zahl von Methoden, die alle von dem Grundsatz ausgehen, dass sich sprachliche Fähigkeiten wie Sprechen, Lesen, Schreiben, Rechtschreibung und musikalische Ausdrucksfähigkeit nur entwickeln können, wenn das Kind zuzuhören gelernt hat. Gutes Zuhören beinhaltet sowohl die Ausblendung irrelevanter Laute als auch die Fähigkeit, bestimmte Laute zu unterscheiden und sich auf sie zu konzentrieren. Effektives Zuhören ähnelt in Bezug auf Aufmerksamkeit und Unterscheidungsvermögen daher in dieser Hinsicht einer guten visuellen Wahrnehmung.

Die folgende Liste soll lediglich als Orientierungshilfe dienen, um zu entscheiden, welche Methode für das jeweilige Kind infrage kommen könnte:

Legasthenie, Lese-, Rechtschreib- und Artikulationsschwierigkeiten:
- Auditives Diskriminierungstraining, entwickelt von Guy Berard
- Johansen Individualisierte Stimulation (JIAS), entwickelt von Kjeld Johansen
- Verschiedene Programme zur Förderung des Zuhörens, entwickelt von Paul Madaule am Listening Centre in Toronto

Autismus, Aphasie, Sprach- und allgemeine Lernschwierigkeiten:
- Auditives integratives Training: die Tomatis-Methode

Hör-, Sprach- und allgemeine Lernschwierigkeiten – der Wunsch nach Verfeinerung der musikalischen Fähigkeiten und Verringerung unerklärlicher Ängste:
- Die Tomatis-Methode
- Einzelne Zentren, die die Samonas-Klangtherapie anbieten (Steinbach)

Die Systeme von Johansen, Steinbach und Madaule können in der Schule und zu Hause eingesetzt werden.

Während die oben genannten Hörtrainingsmethoden dazu beitragen, die Hörverarbeitung durch auditive Stimulation zu verbessern, beinhalten das Tomatis-System und Madaules Adaption der Tomatis-Methode darüber hinaus auch Übungen, die die Feedbackschleife zwischen Hören und Stimme trainieren. Dies kann wichtig sein, wenn die Verbindung zwischen dem Ohr und der Stimme gestört ist, was aus verschiedenen Gründen auftreten kann. Madaule beschreibt das Zuhören als »eine verborgene Fähigkeit im Hintergrund des Lernens« und die Stimme als Bindeglied zwischen dem Individuum und seiner Umwelt. Es ist die Vervollständigung dieser Verbindung, die eine Person in die Lage versetzt, selbstständig zu werden, indem sie sich sprachlich mit der Außenwelt verbindet.

Hörverarbeitung und Lernen: Das auditive System verarbeitet unterschiedliche Typen von Informationen:
- Schwingung (zusammen mit dem taktilen System)
- Töne
- Rhythmus (zusammen mit dem vestibulären System)
- Timing (zusammen mit dem vestibulären System)
- Orientierung im Raum (während uns unsere visuelle Wahrnehmung die Orientierung im Raum vor uns ermöglicht, hilft uns das Gehör, wahrzunehmen, was hinter uns und um uns herum geschieht)

Eine leistungsstarke Hörverarbeitung ist abhängig:
- Von einem guten Hörvermögen in allen relevanten Frequenzen und der Fähigkeit zur Lautdiskriminierung
- Von einer direkten Informationsweiterleitung an die entsprechenden Hirnareale (Lateralität)
- Von der Übertragungsgeschwindigkeit (Legastheniker verarbeiten Sprachlaute oft langsamer als die Norm. Shaywitz 1996; Merzenich et al. 1996)
- Von der Fähigkeit, irrelevante Laute auszublenden

Wodurch sind die Phasen der frühkindlichen Entwicklung gekennzeichnet, in denen ein Kind seine Hörverarbeitungsfähigkeiten entwickelt?
- Wenn es kontinuierlich den Lauten der Muttersprache ausgesetzt ist
- Wenn es geduldige und freundliche ›Gesprächspartner‹ hat
- Wenn es Sprache ohne Hintergrundgeräusche hört
- Wenn es sein Handeln vokalisierend begleitet und auch die Reaktion auf sein Handeln vokalisiert wird
- Phase des Subvokalisierens (*Subvokalisieren: das innere Mitsprechen beim Lesen, typisch zu Beginn des Lesenlernens;* Anm. Übers.)

Wenn kleine Kinder etwas zu lernen beginnen, kommentieren sie dies oft in einem selbst geführten Monolog. Dieser Prozess der Vokalisierung trägt dazu bei, den Lernstoff im Gedächtnis zu verankern, indem er wahrgenommen, ausgesprochen, wiederholt und wiedererkannt wird. Durch dieses Tun (Vokalisierung) wird die

Weiterleitung von Informationen an das Sprachzentrum in der linken Hemisphäre des Kortex unterstützt. Nach und nach lernen Kinder dann, diese Stimme nach innen zu verlagern und ihre innere Stimme auch gedanklich bei der Lösung von Problemen zu nutzen.

Was kann außer einer Hörtherapie noch getan werden, um die auditive Verarbeitung zu verbessern?

- Regelmäßiges gemeinsames Sprechen im Chor in der Klasse
- Einsatz von Liedern, Reimen und Bewegung, um das Einprägen von Lernstoff zu unterstützen (was ich in meinem Körper weiß, weiß ich auch in meinem Kopf)
- Singen von Liedern zur Verlangsamung der Abfolge von Sprachlauten

Paula Tallal hat ein computergestütztes Übungsprogramm (Fast for Word) entwickelt, das die Geschwindigkeit in der Abfolge von Sprachlauten künstlich verlangsamt, um dem Kind Zeit zu geben, jeden einzelnen Laut eines Wortes zu hören. Die musikalische Umsetzung von Wörtern hat einen ähnlichen Effekt. Jede Silbe eines Wortes erhält dabei eine eigene Betonung, Zeitdauer (räumliche Dimension) und Klangfarbe, sodass ein einfacher Satz, wie z.B.:

Early one morning, just as the sun was rising…

so gesungen wird:

Ear-ly one mor-or-ning, just as the sun was ri-i-sing…

Dadurch wird beim Aussprechen oder Singen die Zeitspanne der einzelnen Laute und Silben verlängert, was wiederum dem Kind dabei hilft, die einzelnen Laute in jedem Wort zu registrieren und zu artikulieren. Kinder mit Rechtschreibproblemen schreiben oft so, wie sie hören. Das englische Wort ›remember‹ wird dann zum Beispiel ››rembr‹ geschrieben, da die mittlere Silbe des Wortes nicht registriert wurde.

Um eine externe Feedbackschleife zur Verbesserung der Verbindung zwischen Ohr und Stimme zu schaffen, schlägt Madaule vor, die rechte

Hand gewölbt vor dem Mund zu halten und in sie hineinzusprechen. Dadurch entsteht ein externer Resonanzraum, der die Schwingungen über die Knochenleitung zurück an das rechte Ohr überträgt und damit die Rechtsohrdominanz beim Hören fördert.

Musik – die erste Lehrmeisterin

Musik kann dazu beitragen, die Hörschärfe, die Sprachkompetenz und das Timing zu schulen. Musik ist Sprache ohne Worte. Wie andere Sprachen auch, verleiht sie zufälligen Klängen Ordnung, Struktur, Rhythmus und Frequenzunterscheidung. Sie gibt den Tönen eine Bedeutung. Sowohl in Bezug auf die Evolution als auch auf die Ontogenese kann Musik auch auf den elementarsten Ebenen der Gehirnhierarchie verstanden werden, denn Musik wird auf allen Ebenen des Gehirns verarbeitet.

Musik ist eine der frühesten natürlichen Lehrmeisterinnen des Lebens. Schon vor der Geburt reagiert der Fötus auf Musik mit Veränderungen seiner Bewegungsaktivität. Auch auf Kleinkinder übt sie eine große Wirkung aus. Sie können einfache Rhythmen nachahmen, bevor sie sprechen können. Das frühe Gurren des Babys besitzt bereits Melodie, Intonation und Kadenz. Selbst wenn keine musikalische Erziehung erfolgt, werden diese nonverbalen vorsprachlichen Elemente in erster Linie von der rechten Gehirnhälfte wahrgenommen, die für Melodieerkennung, Sprachverständnis, Bilderkennung, räumliche Orientierung und Rhythmus zuständig ist. Zwar wird das Lesen erst dann richtig beherrscht, wenn die beiden Gehirnhälften zusammenarbeiten, doch genau diese Fähigkeiten braucht das Kind, wenn es mit dem Lesenlernen beginnt. Kinderreime, Lieder und Bewegung zur Musik können somit in den ersten fünf bis sieben Lebensjahren als hervorragende Vorbereitung für den Erwerb von Lesekompetenz eingesetzt werden.

So wie sich Sprache von einer Region der Welt zur anderen unterscheidet, so ist auch die Musik von der Farbe und dem Geschmack der Region geprägt, in der sie entstanden ist. So gibt es zwar gemeinsame Elemente in den Volksmusiken der Welt, doch ebenso gibt es auch sprachliche Merkmale, die für das jeweilige Ursprungsgebiet einzigartig sind. In diesem Sinne besitzen die lokale Sprache und die Musik einer Region einen gemeinsamen Akzent. Musikalische Aktivitäten geben dem Kind eine zweite Chance, die präzise phonologische Kodierung und klangliche Qualität der Sprache zu erlernen. Dies gilt sogar für Kinder, die in den frühen Lebensjahren zeitweilige Hörverluste erlitten haben. Diese Zeit wird im Allgemeinen als besonders wichtig angesehen, um sich in die Sprachlaute einzuhören – eine Voraussetzung für den Erwerb späterer Sprach- sowie Lese- und Rechtschreibkompetenzen.

Rhythmus und Tonhöhenwahrnehmung haben ihren Ursprung im Körper. Erstere ist eine vestibuläre Funktion, letztere schließt die Frequenzwahrnehmung sowohl im Körper als auch im Gehirn ein. Emile Jacques Dalcroze, Professor für Harmonielehre am Genfer Konservatorium in den 1890er-Jahren, beobachtete, dass viele seiner Musikstudenten nicht in der Lage waren, die Akkorde zu erfassen, die sie zu schreiben hatten. Es war, als ob sie in ihrem Kopf nicht hören konnten, was sie mit ihren Händen geschrieben hatten. Dies ähnelt den Lese- und Rechtschreibschwierigkeiten von Kindern, die nicht in der Lage sind, die phonetischen Merkmale eines Wortes mit dem jeweiligen Symbol zu verbinden. Dalcroze kam zu dem Schluss, dass seine Studenten noch keine ausreichenden körperlichen Erfahrungen mit Akkorden gemacht hatten (z.B. das Singen unterschiedlicher Stimmlagen: Diskant, Alt, Tenor und Bass), als sie ihr Studium begannen und Gehirn und Körper lernen sollten, die einzelnen Elemente zu hören und zu unterscheiden, aus denen sich Akkorde zusammensetzen. (Bachman 1991)

Er entwarf eine Reihe von Bewegungsübungen zur Musik, die das innere Hören und die Musikalität der Studierenden durch den Einsatz des Körpers als Musikinstrument entwickeln sollten. Diese Übungen bildeten die Grundlage für den Dalcroze-Ansatz, der heute Musiklehrern für den Einsatz in Schulen beigebracht wird. Indem man sich die natürlichen Bewegungen eines Kindes wie Gehen, Laufen, Hüpfen, Springen, Schaukeln, Beugen und Strecken zunutze macht, können die Grundlagen von Rhythmus, rhythmischen

Mustern und Phrasierung gelehrt werden.[25] Diese sind ebenfalls wichtige Elemente der Sprache.

Bei einem Meisterkurs in der Dalcroze-Methode für professionelle Musiker wurde zum Beispiel ein Instrument gespielt oder gesungen, während man gleichzeitig auf einem riesigen Trampolin stand. Der Effekt war, dass Körper und Instrument auf eine Art und Weise miteinander verbunden wurden, wodurch sich Klang, Dynamik und musikalischer Ausdruck deutlich verbesserten. Mit anderen Worten: Statt dass das Instrument eine äußere Erweiterung des Körpers ist und die Restspannung im Körper gehalten wurde, bewegten sich Körper und Instrument zusammen und bildeten einen gemeinsamen Klangkörper.

In den Klosterschulen des Mittelalters war die Musik fester Bestandteil der Erziehung: »Für die Denker des Mittelalters war die Arithmetik, die Wissenschaft der Zahl, von grundlegender Bedeutung. Musik war die zeitliche Umsetzung der Zahl, indem sie den Worten Tonhöhe, Dauer, Rhythmus, Betonung und Akzent verlieh. Sprache, die durch Zahlen strukturiert wird, war Gesang. Die Zahl, die den Raum strukturierte, war die Geometrie«. (Le Mée 1994)

In diesem Sinne kann Musik auch die Architektur für viele Aspekte des Lernens liefern. Bestimmte Tonfrequenzen haben die Fähigkeit, den Zustand der Gehirnwellen zu verändern. Es gibt vier Hauptzustände von Gehirnwellenaktivität, die uns durch Wach- und Schlafzyklen, durch Zustände von Entspannung und Anregung, von Lethargie und Kreativität führen (siehe Tabelle 6.1).

Verschiedene Kombinationen von Klängen und Rhythmen können die Frequenzen, die in den unterschiedlichen Gehirnwellenzuständen aktiv sind, sowohl nachahmen als auch hervorrufen. Musik- und Klangtherapie können dazu beitragen, das Gehirn auf eine von uns gewünschte Gefühlslage einzustimmen. Unterbewusst nutzen viele von uns diesen Effekt, wenn wir je nach Tageszeit und Stimmung die passende Musik auswählen.

Art der Gehirnströme	Frequenz Hz	Assoziierter Zustand	Auswirkungen
Beta	13–22	Aufmerksamer Wachzustand	Kann bei ADS und ADHS inkonsistent sein
Alpha	8–12	Entspannter Wachzustand	Tagträumen
Theta	4–7	„Dämmerzustand" zwischen Wachen und Schlafen. Auch Phase tiefer Meditation	Optimale Kreativität; verringerte Wachsamkeit gegenüber der Umwelt
Delta	0,5–3,5	Tiefschlafphase; Bewusstlosigkeit	

Tabelle 6.1: Gehirnwellen und damit assoziierte Zustände

> *Barockmusik, wie die von Vivaldi, Bach und Händel, hat eine starke intellektuelle Komponente und hat mit dem Kopf zu tun, auch wenn der Rhythmus unsere Motorik und das Timbre und die Klangfülle unserer Gefühle beeinflussen. Mozarts Musik scheint allen drei Prinzipien Rechnung zu tragen, während manche Rock'n'Roll-Musik, die das Becken zum Kreisen bringt, kaum über die Gürtellinie hinausgeht.* (Le Mée 1994)

Eine Lehrerin machte sich diesen Effekt per Zufall zunutze, als sie anfing, während ihres naturwissenschaftlichen Unterrichts Mozart als Hintergrundmusik zu spielen. Sie beobachtete, dass der allgemeine Lärmpegel ihrer normalerweise unruhigen Klasse sank und sich Konzentration und Verhalten verbesserten. Um ihre Beobachtungen zu untermauern, ließ sie außerdem den Blutdruck der Kinder vor und nach der Stunde, in der die Musik von Mozart gespielt wurde, messen. Dabei kam heraus, dass der Blutdruck der Schüler nach dem Unterricht mit klassischer Hintergrundmusik durchweg niedriger war. Damit soll nicht gesagt werden, dass klassische Musik in jeder Unterrichtsstunde im Hintergrund laufen sollte. Nicht alle Kinder empfinden sie als hilfreich, viele fühlen sich auch durch sie in ihrer Konzentration gestört. Doch unter bestimmten Bedingungen kann klassische Musik die Konzentration verbessern und die Kreativität steigern. (Savan 1999)

Der Musikunterricht kann auch für einfache Übungen genutzt werden, die das genaue Hinhören und die Vokalisierung fördern. Spielen Sie beispielsweise den Kindern zwei Töne vor und bringen Sie ihnen bei, den höheren Ton zu erkennen, indem sie sich auf einer imaginären Treppe auf und ab bewegen. Helfen Sie ihnen, das genaue Intervall zwischen zwei Noten zu bestimmen. Harmonisieren zwei gleichzeitig gespielte Töne miteinander oder passen sie nicht zusammen? Wie unterscheiden sich die Intervalle zwischen Tönen, die miteinander harmonieren, und Tönen, die nicht zusammenpassen? Auch wenn das Kind nicht die Melodie halten kann, sollten Sie es ermutigen, jeden Ton zu singen. Das sollten Sie dann aufzeichnen, dem Kind seine eigene Stimme vorspielen und so seinen Gesang modifizieren. Lassen Sie das Kind einfache Reime und von Melodien begleitete Aufzählungen singen, wie z.B. die Wochentage, die Monate des Jahres, das Einmaleins, das Alphabet und auch Zungenbrecher.

Mittlerweile gibt es ein komplettes Unterrichtssystem, das auf dem Konzept der ›eigenen Stimme‹ basiert. Bei dem System ARROW – ein Akronym für **A**ural-**R**eading-**R**espond-**O**ral-**W**ritten (Hören, Lesen, Reagieren, Sprechen, Schreiben) – muss das Kind einen Textabschnitt in ein Aufnahmegerät einlesen. Daraufhin hört sich das Kind den von ihm vorgelesenen Text einmal an, und in einer zweiten Wiedergabe diktiert es sich dann den Text mit seiner eigenen Stimme. Bereits nach wenigen Wochen der Anwendung wurden signifikante Verbesserungen der Lese- und Rechtschreibleistungen festgestellt. (Lane 2012)

Vielen Kindern kann eine Melodie auch als eine Art Schlüssel zum Gedächtnisspeicher dienen, d.h., sie kann sowohl beim Ablegen als auch beim Abrufen von Informationen im und aus dem Gedächtnis helfen. Dies sind nur einige erste Überlegungen, auf denen weiterführende Übungen aufgebaut werden können.

Nochmals sei hier daran erinnert, dass ein unzureichender Zugang zum Wortschatz als Folge zeitweiliger Hördefizite oder mangelnder Stimulation später zu Schwierigkeiten bei der auditiven Verarbeitung führen kann. Würden wir ein fremdes Land besuchen, dessen Sprache für uns neu ist, hätten wir ja auch nicht plötzlich ein Hörproblem.

Unsere Verständnisprobleme wären darauf zurückzuführen, dass wir die Zuordnung von Objekten und Symbolen zu bestimmten Lauten sowie das jeweilige Vokabular, die Grammatik, den Tonfall, die Betonung und die Nuancen der Sprache nicht beherrschen. Mit Gesprächen und viel Vorlesen kann einem Kind, das aus sozialen oder milieubedingten Gründen ein Sprachdefizit entwickelt hat, geholfen werden.

Visuelle Verarbeitung

Das Spektrum der Probleme, die ein Kind bei der visuellen Verarbeitung haben kann, wurde in Kapitel 4: *Die Sinne* (→ Seite 141ff.) beschrieben. Zu den im Unterricht beobachtbaren Symptomen gehören u. a:

- Beim Lesen in der Zeile verrutschen
- Den Finger zum Zeigen benutzen müssen, um die visuelle Fixierung aufrechtzuerhalten
- Häufige Abschreibfehler
- Eine flache, monotone Stimme beim lauten Lesen
- Schlechtes Leseverständnis
- Unvermögen, präzise zu zeichnen
- Fehlerhafte Anordnung der Zahlenkolonnen bei schriftlichen Rechenaufgaben
- Schwierigkeit, einen Ball zu fangen

Viele visuelle Probleme bedürfen einer professionellen Untersuchung, zum Beispiel:

- Bei einem Optiker zur Überprüfung der Sehschärfe
- Bei einer Orthoptistin, die eventuell eine spezielle Brille oder Augenübungen empfehlen kann
- Bei einen die Entwicklung oder das Verhalten des Kindes mit einbeziehenden Optometristen

Das Sehvermögen sollte immer überprüft werden, bevor andere Maßnahmen ergriffen werden, auch wenn bereits ein Profil aberranter Reflexe bekannt ist.

Wenn das Sehvermögen normal ist, aber ein Cluster aberranter Reflexe vorliegt, kann ein Programm zur Ausreifung und Hemmung von Reflexen sowohl die Okulomotorik als auch die visuellen Wahrnehmungsfähigkeiten grundlegend verbessern. Ein in den Niederlanden tätiger Visualtrainer fand heraus, dass er den größten Erfolg erzielte, wenn er die Visualtherapie erst dann begann, wenn das Kind zuvor mindestens sechs Monate lang an einem Reflexausreifungs- und -hemmungsprogramm teilgenommen hatte. In vielen Fällen war ein Visualtraining sogar nicht mehr erforderlich, nachdem die Reflexe erfolgreich gehemmt waren. In den Fällen, in denen weiterhin okulomotorische Probleme vorhanden waren, konnte die Zeit, die für ein Visualtraining benötigt wurde, halbiert werden.[26]

Bis andere Therapiemethoden die Sehleistung eines Kindes verbessert haben, können Lehrerinnen und Lehrer auf unterschiedliche Weise dazu beitragen, die Auswirkungen einiger Sehprobleme zu verringern. Kindern mit Augenfolgeproblemen sollte gestattet werden, ein Lineal unter die betreffende Zeile der Linie zu legen, um nicht in der Zeile zu verrutschen. Ein rechteckiges ›Fenster‹, das in ein kleines Stück Pappe geschnitten ist, ermöglicht es ihnen, sich jeweils nur auf einige wenige Wörter zu konzentrieren. Das kann auch einem Kind helfen, das visuell stimulusgebunden ist und mit zu vielen visuellen Informationen überfordert ist. Wird am Bildschirm gelesen, sollten die Schriftgröße und die Abstände vergrößert werden, um die Textmenge auf einer Seite zu verringern.

Schaffung eines besseren Lernumfeldes für Kinder mit NMU

Lehrkräfte sind in der Regel zu sehr mit dem täglichen Lehrplan beschäftigt, um dem einzelnen Kind mit unreifen neuromotorischen Fähigkeiten ihre Aufmerksamkeit zu schenken. Anzeichen noch vorhandener Restaktivität frühkindlicher Reflexe sind jedoch nicht nur leicht zu erkennen, sondern mit den Informationen aus den Kapiteln 2: *Vom primitiven Reflex zur posturalen Kontrolle* (→ Seite 79ff.) und 3: *Gehirnentwicklung* (→ Seite 108ff.) fast unmöglich zu übersehen. In jeder Schulklasse gibt es Unterschiede in der Leistungsfähigkeit der Schülerinnen und Schüler. Die folgenden Maßnahmen sollten es den Lehrkräften einfacher machen, ihre Unterrichtsmethoden an die Bedürfnisse der einzelnen Kinder anzupassen. In den Tabellen 6.2 und 6.3 finden sich leicht umzusetzende Anregungen dazu.

Reflexe	Schulproblem	Empfohlene Maßnahme
Moro-Reflex	Überreaktiv, überempfindlich, reizgebunden, Schwierigkeiten mit Ballspielen	Professionell begleitetes Programm zur Ausreifung und Hemmung von Reflexen. Sensorisch: Vestibuläres Training, taktile Stimulation Hörtraining
Palmar-Reflex-Test: Leichte Stimulation der Handfläche	Feinmotorisch ungeschickt, unreifer Stiftgriff. Sprache und Handbewegungen miteinander verbunden	Umschließen und Öffnen der Hand um einen Gegenstand (z.B. einen Stressball oder verschiedene Objekte) Einzelne Daumen- und Fingerbewegungen, die sich zu Daumen- und Finger-Oppositionsbewegungen weiterentwickeln Fingerübungen mit einzelnen Händen und anschließend mit beiden Händen gleichzeitig
Asymmetrischer tonischer Nackenreflex-Test: Rückenlage: langsame seitliche Kopfdrehung Aufrecht: Hoff-Schilder-Test	Handschrift. Probleme, Ideen oder Wissen schriftlich auszudrücken. Mögliche Probleme mit Augenfolgebewegungen. Schwierigkeiten beim Überqueren der Mittellinie Ambilateralität oder Kreuzlateralität	Langsame Übungen in Rückenlage: – homolaterale Bewegung von Arm und Bein einer Körperseite in Richtung der Kopfdrehung – Übergang zur homolateralen Bewegung von Arm und Bein entgegengesetzt zur Kopfdrehung – unabhängige Kreuzbewegungen der Arme und Beine, wobei sich der Kopf auf der Mittellinie befindet Diese Bewegungen sollten in Zeitlupe ausgeführt werden Zum Trainieren der Augenfolgebewegungen fordern Sie das Kind auf, den Daumen der dominanten Hand im Leseabstand zum Gesicht langsam von einer Seite zur anderen zu bewegen, dabei den Kopf nicht mitzubewegen und sich auf den Daumen zu konzentrieren. Lassen Sie das Kind dies zunächst sechsmal mit geschlossenen Augen tun. Dabei soll es sich vorstellen, dass es dem Daumen folgt. Wiederholen Sie dies dann mit geöffneten Augen Nun soll das Kind den Daumen langsam von einem visuellen Nahpunkt bis zur Armlänge vor- und zurückbewegen und sich dabei wieder auf den Daumen konzentrieren. Dann wird der Fokus auf einen Punkt an der Wand (Ferndistanz) ausgedehnt, um dann wieder zurückzukehren auf Armlänge und Nahdistanz

Reflexe	Schulproblem	Empfohlene Maßnahme
Rooting- und Saugreflex	Schlechte Artikulation. Längeres Lutschen an Daumen, Finger oder Schnuller Schlechte Kontrolle der Mundbewegungen beim Essen, Sabbern Überempfindlichkeit gegenüber Berührungen im Gesicht Mögliche Notwendigkeit einer späteren kieferorthopädischen Behandlung Schluckbewegungen zu nahe im vorderen Teil des Mundes, was zur Entwicklung eines hohen Gaumens und eines schmalen Kiefers führen kann	Programm zur Reflexausreifung und -hemmung.
Spinaler Galant-Reflex	Unfähigkeit, still zu sitzen, ständiges Reden Schlechte Konzentration. Bettnässen über das fünfte Lebensjahr hinaus	Programm zur Ausreifung und -hemmung bei Präsenz noch weiterer Reflexe Falls als einziger Reflex noch aktiv, können auf dem Rücken liegende Übungen, wie z.B. Radfahren in der Luft, einen hemmenden Einfluss haben In einigen Fällen kann auch eine Klangtherapie angezeigt sein

Reflexe	Schulproblem	Empfohlene Maßnahme
Tonischer Labyrinthreflextest: Bewegung des Kopfes durch die horizontale Ebene (Flexion und Extension)	Schlechtes Gleichgewicht Steifer oder schlaffer Muskeltonus. Okulomotorische Dysfunktionen, z.B. inadäquate Konvergenz und Akkommodation. Visuelle Wahrnehmungsschwierigkeiten. Räumliche Schwierigkeiten	Programm zur Reflexhemmung unter fachkundiger Anleitung eines Therapeuten oder Arztes – Vestibuläre Stimulation wie sanfte Dreh-, Roll- oder Schaukelbewegungen, die zunächst mit geschlossenen Augen durchgeführt werden – Streck- und Beugeübungen auf dem Boden in Rücken- oder Bauchlage mit geschlossenen Augen Wenn TLR oder Moro-Reflex bis zu einem Wert von 50 Prozent oder in Kombination vorhanden sind, wird ein individuell angeleitetes Reflexhemmungsprogramm empfohlen
Symmetrischer tonischer Nackenreflex Test: Kopfstreckung und -beugung in der Vierfüßlerposition	Sitzhaltung; Neigung, beim Schreiben oder Essen auf dem Arbeitstisch zusammenzusacken. Schlechte Hand-Augen-Koordination Verzögerte Akkommodationsleistungen. Tollpatsch	Krabbeln Bereitstellung einer schrägen oder geneigten Fläche zum Schreiben und Zeichnen

Tabelle 6.2: Allgemeine Fördermöglichkeiten bei noch vorhandener Restaktivität primitiver Reflexe (Bewertung >25 Prozent)

Reaktionen	Schulproblem	Empfohlene Maßnahme
Kopfstellreaktionen Test: Kippbewegung des Körpers im Sitzen, den Blick auf einen Fixpunkt vor sich gerichtet	Okulo-motorische Dysfunktionen, visuelle Wahrnehmungsprobleme, Schwerkraftverunsicherung mit möglichen Auswirkungen auf die räumliche Wahrnehmung Reiseübelkeit	Gleichgewichtstraining, z.B. langsames Drehen, Rollen und Kippen (zunächst mit geschlossenen Augen); mit zunehmender Verbesserung des Gleichgewichts und der Kopfstellreaktionen auch mit geöffneten Augen; Benutzung von Rollbrett, Wobble-Balance-Board (Wackelbrett), zunächst im Liegen, dann im Sitzen, dann im Stehen; Benutzung von Schaukel, Wippe, Spielplatzgeräten mit Drehbewegungen; Trampolin
Landau-Reaktion	Unausgewogenheit zwischen Beuge- und Streckmuskeltonus	In Bauchlage den Oberkörper vom Boden anheben, während die Füße auf dem Boden bleiben
Amphibienreaktionen und segmentale Rollreaktionen	Fehlen von segmentalen oder differenzierten Körperbewegungen	Drehungen des Bauchs in Rückenlage und umgekehrt Die Bewegung wird von einem Körperteil aus eingeleitet und nacheinander mit anderen Körperabschnitten fortgesetzt
Gleichgewichtsreaktionen		Diese können sich nur dann voll entwickeln, wenn der Moro-Reflex und der tonische Labyrinthreflex gehemmt sind; das Fehlen von Gleichgewichtsreaktionen kann ebenfalls ein Indiz für bestehende Restaktivität noch weiterer primitiver Reflexe sein

Tabelle 6.3: Allgemeine Fördermöglichkeiten bei noch unterentwickelten posturalen Reaktionen

Doch auch die folgenden von Jane Field (1992) beschriebenen Strategien können helfen, Kindern mit NMU und/oder Hörverarbeitungsschwierigkeiten im Unterricht besser gerecht zu werden.

Moro-Reflex: Da ein Kind mit Restreaktionen eines Moro-Reflexes auf fast alle Reize überreagiert, besteht die wichtigste Maßnahme, die ein Lehrer oder eine Lehrerin für ein solches Kind ergreifen kann, darin, die Atmosphäre im Klassenzimmer so zu gestalten, dass sie vom Kind als nicht bedrohlich empfunden wird. So sollte der Geräuschpegel – sowohl der Lehrkraft als auch der Kinder – auf ein Minimum reduziert werden. Auch wenn Frontalunterricht inzwischen eher als verpönt gilt, ist diese Art des Unterrichtens für ›Moro‹-Kinder eher von Vorteil, da ihre visuelle Ablenkbarkeit dadurch reduziert wird und sie sich besser auf das konzentrieren können, was für sie unmittelbar relevant ist. Bei sorgfältiger Planung der Sitzordnung können bestimmte Kinder so platziert werden, dass ein Großteil des allgemeinen Geschehens im Klassenzimmer außerhalb ihres Blickfeldes liegt.

Alle Kinder hassen es, ausgegrenzt zu werden – anders zu sein –, es sei denn, dieses Anderssein erhöht ihren Status unter den Gleichaltrigen. Ein Kind mit Moro-Reflex spürt sein Anderssein und hat Schwierigkeiten, sich in eine Gruppe einzufügen. Infolgedessen ist sein Selbstwertgefühl in der Regel gering oder bestenfalls fragil. Eine Lehrkraft, die sich dieser Besonderheit des Kindes bewusst ist und den Grund dafür versteht, kann viel dazu beitragen, sein Selbstvertrauen zu stärken, ohne dass sich das Kind auffällig fühlt.

Asymmetrisch tonischer Nackenreflex: Das dadurch betroffene Kind benötigt mehr Platz zum Schreiben, um mit den Auswirkungen des Reflexes zurechtzukommen. Es kommt auch vor, dass es das Heft oder die Seite um bis zu 90° dreht, um zu verhindern, dass sich jedes Mal, wenn es den Kopf zum Schreiben dreht, sein Arm strecken will. Oft schiebt es das Blatt an den äußeren Rand der Arbeitsfläche, vor allem wenn es im unteren Bereich der Seite schreibt. Setzt man ein rechts- und ein linkshändiges Kind zusammen an einen Tisch, entstehen enorme Probleme. Ist bei dem Kind zusätzlich noch der Moro-Reflex aktiv, können die Ablenkungen durch den Gruppenunterricht die Konzentration unmöglich machen. Einfache Änderungen bei der Gestaltung des Klassenzimmers, sodass es zumindest einige Einzeltische gibt, oder die Anordnung der Tische in Reihen mit Blick auf den Lehrer helfen, die Ablenkbarkeit zu minimieren und jedem Kind so viel Platz zu geben wie es braucht.

Schwierigkeiten mit dem rein physischen Akt des Schreibens hindern das Kind daran, seine Ideen mühelos in schriftlicher Form auszudrücken, auch wenn ihm dies mündlich durchaus leichtfällt. Hier hilft es, seine Ideen zunächst im Rahmen einer Diskussion zu bekräftigen. Im Anschluss daran können sie dann in Stichworten oder Sätzen zusammengefasst werden – als Vorlage für einen Aufsatz oder eine kurze Textpassage. Bringt man einem Kind bei, die wichtigsten Punkte in einem Text zu unterstreichen, so gelingt es ihm dann ebenfalls besser bei einem Textabschnitt, der sein Textverständnis überprüft, oder bei einer Examensfrage die wichtigsten Punkte darin zu identifizieren.

Die Verwendung eines Laptops kann zur Verbesserung der Rechtschreibung, der Grammatik und des Textinhalts beitragen, da die für die Tastatur erforderliche Steuerung der Fingerbewegungen eine andere ist als die für die Handschrift. Die Körperhaltung und die Bewegungsabläufe an der Tastatur lösen den ATNR nicht aus, sodass der Computer das Kind von den körperlichen Einschränkungen durch den ATNR befreit. Rechtschreibprogramme können dazu beitragen, die korrekte Schreibweise zu festigen und dadurch ein besseres visuelles Gedächtnis dafür zu entwickeln, wie Wörter aussehen sollten. Nicht alle Kinder beherrschen jedoch die visuell-motorischen Fähigkeiten, die für ein schnelles und genaues Tippen erforderlich sind (einige Kinder mit Dyspraxie finden dies besonders schwierig). In diesen Fällen wird ein Computer nur eine begrenzte Hilfe sein.

Wenn es aber darauf ankommt, die Handschrift zu verbessern, könnten einige der Hausaufgaben am Computer erledigt und die korrekte Version dann von Hand in das Heft abgeschrieben werden.

Auf diese Weise werden die beiden Prozesse der kognitiven Verarbeitung von Informationen und des physischen Akts des Schreibens voneinander getrennt.

Symmetrischer tonischer Nackenreflex: Bei diesem Kind wird die Körperhaltung durch jede Bewegung des Kopfes nach unten oder oben beeinflusst. Dies macht sich besonders bemerkbar, wenn das Kind an einem Tisch sitzt. Wenn es den Kopf nach unten neigt, um sich auf die Arbeit zu konzentrieren, wollen sich seine Arme beugen, und der Kopf sinkt immer tiefer auf die Arbeitsfläche. Dieser Auswirkung kann man entgegenwirken, indem man den Winkel der Arbeitsfläche so verändert, dass der Kopf in einer aufrechteren Haltung gehalten werden kann. Die früher gebräuchlichen Schreibpulte mit schräger Arbeitsplatte waren dafür ideal. Auch ein höhenverstellbarer Schreibtischaufsatz hat diesen Effekt. Die Auswirkungen des STNR lassen sich in der Regel schnell reduzieren, wenn ein motorisches Trainingsprogramm durchgeführt wird.

Spinaler Galant-Reflex: Die Auswirkungen eines noch aktiven spinalen Galant-Reflexes lassen sich gut mit der Redewendung, ein Kind habe ›Hummeln im Hintern‹ beschreiben. Es gibt noch andere Gründe, warum ein Kind nicht ruhig auf seinem Platz sitzen bleiben kann, doch einige Lehrkräfte haben einen Weg gefunden, die Kinder ohne ständige Beschwerden und Ermahnungen zum Stillsitzen zu bringen: Sie setzen die ›Zappelphilippe‹ auf flache, mit Wasser gefüllte Plastikkissen. Solche einfachen Hilfsmittel geben ihnen immer noch genügend Bewegungsspielraum, sodass sie auf ihren Plätzen bleiben und Ruhe und Frieden wiederhergestellt sind.

Manchmal hat ein Kind auch nach der Durchführung von Bewegungsübungen zur Reflexausreifung und -hemmung noch Probleme mit der Integration beider Körperhälften. Der unabhängige Gebrauch von linker und rechter Hand, der Gebrauch der jeweils anderen Hand und des Fußes usw. kann noch schwierig sein. Diese motorischen Auffälligkeiten spiegeln die Unfähigkeit der beiden Gehirnhälften wider, bei der Bahnung, Hemmung und Weiterleitung von Informationen über das Corpus callosum zusammenzuarbeiten.

Eine effiziente Kommunikation zwischen den beiden Gehirnhälften in beide Richtungen ist für den gesamten schulischen Lernprozess erforderlich, insbesondere wenn es darum geht, Probleme zu lösen, die in mehreren Schritten bearbeitet werden müssen. (Das Lösen einer einfachen Multiplikationsaufgabe erfordert mindestens neun Interaktionen zwischen den beiden Gehirnhälften.)

Sheila Dobie und ihre Kollegen am damaligen INPP in Schottland haben eine Reihe von Übungen entwickelt, die die Zusammenarbeit der verschiedenen Körperteile in einer beliebigen Anzahl von Kombinationen und Abfolgen trainieren. Wenn das Bewegungsvokabular eines Kindes sich erweitert, automatisieren sich grundlegende Bewegungsmuster. Nicht nur die motorische Kompetenz des Kindes verbessert sich, sondern auch die entsprechenden kognitiven Fähigkeiten zeigen eine größere Flexibilität und verbesserte Leistungsfähigkeit.

Einfache Maßnahmen im Klassenzimmer

- Setzen Sie ein Kind ganz nach vorne statt in die hinteren Reihen, wo es vor sich hin träumt, übersehen wird oder abgelenkt wird. Dies kann dazu beitragen, die Aufmerksamkeit des Kindes zu fokussieren, und ermöglicht es der Lehrkraft zu erkennen, ob das Kind dem Unterricht folgt und/oder die Aufgabenstellung verstanden hat.
- Geben Sie klare Anweisungen, sprechen Sie langsam und betonen Sie jedes Wort. Einige Kinder mit Legasthenie verarbeiten die Laute der Sprache langsamer und verpassen einen Teil der Informationen, während andere mit Aufmerksamkeitsproblemen abschalten, wenn zu viele Informationen auf einmal gegeben werden. Kurze Sätze und Pausen, in denen man das Kind (oder andere Kinder) bittet zu wiederholen, was es zu tun hat – bevor man mit einer Tätigkeit beginnt –, können dazu beitragen, Informationen im Kurzzeitgedächtnis zu verankern und zu zeigen, ob ein Teil einer Anweisung missverstanden wurde.
- Achten Sie darauf, dass auch die schriftlichen Anweisungen an der Tafel klar sind. Die Schrift oder der Druck muss groß genug sein, damit sie von der ganzen Klasse gesehen werden können,

und stellen Sie sich nicht vor die Tafel (und verdecken dabei die Schrift ...).

- Geben Sie nach Möglichkeit konkrete Beispiele für das, was besprochen wird. Wenn ein Kind zum Beispiel mit einem mathematischen Grundprinzip Schwierigkeiten hat, sollten Sie ihm anhand von konkreten Materialien zeigen, wie das Konzept zu verstehen ist.

Dieser letzte Punkt wurde mir persönlich klar, als eines meiner Kinder Schwierigkeiten hatte, Brüche, Dezimalzahlen und Prozentsätze zu verstehen. Sobald das Thema angesprochen wurde, wurden seine Augen glasig, und seine inneren ›Rollläden‹ fielen herunter, um jede weitere abstrakte Erklärung zu verhindern. Eine einfallsreiche Lehrkraft stellte ihm nun stattdessen 100 römische Spielzeugsoldaten auf den Tisch und bat ihn (ich weiß, dass es sich um ihren Sohn handelte), sie zu zählen. Dann sollte er sie in zwei gleiche Hälften teilen und erneut zählen, wie viele Soldaten in jeder Hälfte waren. Dann fragte der Lehrer es, ob es wisse, was das Wort ›Centurio‹ bedeute, und bat es, so viele Wörter aufzuschreiben, wie ihm einfielen, die mit ›Cent‹ beginnen: ›Centurio‹, ›century‹ (Jahrhundert), ›centimetre‹ (Zentimeter), ›centipede‹ (Tausendfüßler). Dann erklärte die Lehrkraft, dass ›cent‹ (lateinisch: centum) 100 bedeutet und dass ein Centurio ein Soldat sei, der für eine Gruppe von 100 anderen Soldaten verantwortlich sei. »Also«, sagte die Lehrkraft, »du hast jetzt zwei Gruppen von 50 Soldaten, eine Gruppe von den beiden ist die Hälfte – oder 50 von 100 –, was 50 Prozent entspricht. Als Dezimalzahl ausgedrückt bedeutet dies dasselbe und wird als 0,5 dargestellt.«

Die Lehrkraft setzte anschließend die Soldaten in unterschiedlichen Gruppierungen und Kombinationen ein, um grundlegende mathematische Zusammenhänge zu erklären, wie z.B. das Abzählen von drei Sechser-Gruppen und die anschließende mündliche Erläuterung, dass 3 × 6 = 18 sei. Wenn also 18 Soldaten in drei Gruppen aufgeteilt werden, bestehe jede Gruppe aus sechs Soldaten. Auf diese Weise verstehen Kinder nicht nur, dass Multiplikation und Division gegensätzliche Prozesse sind, sondern auch, dass sie die bekannten Methoden (z.B. das Einmaleins) anwenden müssen, um neue Probleme zu lösen. Durch den Einsatz konkreter Anschauungsbeispiele für mathematische Sachverhalte wurde so ein großer Teil der zuvor bestehenden Denkblockaden überwunden.

Die Tabellen 6.2 und 6.3 (→ Seite 250ff.) enthalten viele weitere Vorschläge für diejenigen, die in der Lage sind, mehr zu tun, als normalerweise im schulischen Alltag möglich ist.

Wenn ein Kind Schwierigkeiten hat, ist es oft verlockend, ihm ein Höchstmaß an Anregung und Unterstützung zu bieten. Eine Studie von Kavale und Mattson (1983) kommt jedoch zu dem Schluss, dass die Erfolge statistisch gesehen sogar noch unter dem Zufall liegen, wenn zu viele Maßnahmen gleichzeitig ergriffen werden. Mit anderen Worten: Es gibt dann keine signifikante Verbesserung. Das Gehirn kann nur eine begrenzte Menge an neuen Informationen auf einmal aufnehmen und braucht oft Zeit, um neue Informationen zu absorbieren und zu integrieren. Es ist daher ratsam, mit nur einer Fördermaßnahme zu beginnen und sich Zeit zu lassen, um die Fortschritte zu bewerten, bevor man weitere Maßnahmen in das Programm einbaut. Wenn sich das Verhalten des Kindes kurz nach der Einführung einer neuen Methode verschlechtert, kann dies ein Zeichen dafür sein, dass das Kind überfordert ist und die Menge an Fördermaßnahmen verringert werden sollte. Weniger ist oft mehr.

Bei den oben genannten Vorschlägen handelt es sich um allgemeine Empfehlungen für Eltern oder Lehrkräfte, die die Zeit haben, täglich Übungen mit dem Kind durchzuführen. Wenn jedoch eine Häufung noch aktiver Reflexe vorliegt, benötigt das Kind idealerweise ein strukturiertes Programm, das auf den Ergebnissen einer umfassenden Überprüfung seines neuromotorischen Entwicklungsstandes basiert.

Anlage und Umwelt – ein komplexer Zusammenhang

Restreaktionen eines frühkindlichen Reflexes oder das Fehlen einer posturalen Reaktion in Schlüsselstadien der Entwicklung können als Beleg für eine subkortikale Störung in der Steuerung neuromuskulärer Funktionen angesehen werden. Eine vorhandene willkürliche Bewegungssteuerung spiegelt direkt den Grad der kortikalen Kontrolle des Individuums wider: Der Kortex steht für zielgerichtetes Verhalten, während die subkortikale Kontrolle tendenziell begrenzt und stereotyp ist.

Es gibt eine Vielzahl von Gründen, warum subkortikale Systeme übermäßig stark involviert bleiben: Pathologie, Stoffwechselstörungen, Verletzungen oder mangelnde Nutzung in einem frühen Entwicklungsstadium. Restreaktionen primitiver Reflexe sind nicht als primäre Ursache für vorliegende Probleme zu betrachten, sondern eher als Symptom oder Anzeichen für eine Unreife in der Funktionsfähigkeit des Zentralen Nervensystems. Eine Schädigung oder Erkrankung höherer Zentren kann primitive Reflexe auslösen (z.B. bei Zerebralparese, Multipler Sklerose oder Alzheimer-Krankheit). Andererseits können aber auch nicht erfolgreich gehemmte primitive Reflexe ihrerseits die Schaffung einer konsistenten kortikalen Kontrolle behindern. Eine Überprüfung auf primitive Reflexe und posturale Reaktionen kann daher ein wertvolles Instrument sein, um den Grad der Funktionsfähigkeit unter bestimmten Bedingungen sowie den Entwicklungsstand, die Art und die Intensität der erforderlichen Maßnahmen für die betreffende Person zu ermitteln. Die gewonnene Kenntnis des genauen Entwicklungsstandes kann auch dazu beitragen, die Lehrmethoden und -strategien zu bestimmen, von denen ein Kind am ehesten profitiert, und das Verständnis für Aspekte seines Verhaltens und seine emotionale Regulierungsfähigkeit zu fördern.

Die Reflexe bilden nur das Grundgerüst für das spätere Lernen. Wenn ein Kind das Alter von acht Jahren erreicht hat, sind auch andere Systeme, Lernstile und Kompensationsstrategien hinzugekommen, welche ebenfalls zu Störungen bei der Verarbeitung und

Integration auditiver und visueller Informationen, bei vestibulären Funktionen usw. führen können. Derartige Probleme bei der sensorischen Integration und Verarbeitung können sich auf die Wahrnehmung auswirken und die emotionale Reaktion auf unterschiedliche Lebenssituationen beeinflussen.

Daher ist es wichtig, den Bereich zu identifizieren, der für den Einzelnen den größten Stolperstein darstellt, und dann ein auf ihn maßgeschneidertes Programm zu entwickeln. Denn obwohl die Störungsbilder bei vielen ähnlich sein mögen, ist doch der Entwicklungsweg, den eine Person zurückgelegt hat, um ihre Probleme zu bewältigen, so einzigartig wie sie selbst. Aus diesem Grund kann ein Testverfahren zur Überprüfung eines Clusters von Reflexen und weiterer Funktionsbereiche von unschätzbarem Wert für die Beurteilung der Bedürfnisse der betreffenden Person sein.

Die Suche nach Antworten wird dadurch noch komplizierter, dass auch andere Faktoren dabei eine Rolle gespielt haben können. Schlechte Ernährung ist nur einer davon. Allergien, Lebensmittelunverträglichkeiten, ein Übermaß an Junkfood oder Diätvorschriften – zunehmend Merkmale von Wohlstandsgesellschaften – können zu einem Defizit in der Versorgung von Vitaminen, Mineralstoffen und Spurenelementen führen, wodurch das Verlangen nach bestimmten Lebensmitteln auf Kosten anderer steigt. Paradoxerweise kann ein Mangel an Vitaminen, Mineralstoffen und Spurenelementen auch mit Fettleibigkeit in Verbindung gebracht werden. Diese stellt eine neue Form der Fehlernährung dar. Der Ernährungszustand beeinflusst die Verfügbarkeit von Neurotransmittern, den chemischen Botenstoffen des Körpers. Dies sind die Moleküle, die vom Nervensystem verwendet werden, um Nachrichten zwischen den Neuronen oder von den Neuronen zu den Muskeln zu übertragen. Dabei wirken sie auf dreierlei Weise auf ein Neuron ein: erregend, hemmend oder modulierend.

Allergien, soziale Benachteiligung, Vernachlässigung oder Missbrauch, Gene, biochemische Einflüsse und psychologische Faktoren, das alles kann eine Rolle spielen. Der Mensch wächst und entwickelt sich nicht in einem geordneten Rahmen von Abteilungen und Fachdisziplinen, sondern ist das Produkt von Genen, Umwelt und Erfahrungen in einer sich ständig verändernden Welt.

Soziale Faktoren und Umweltfaktoren könnten ebenfalls für die offensichtliche Zunahme von Anzeichen von NMU bei Kindern in Gesellschaften verantwortlich sein, die immer stärker von wirtschaftlichen Aspekten und technologischem Fortschritt bestimmt werden, da eine heute überwiegend sitzende Lebensweise weniger Möglichkeiten für Bewegung und körperliche Betätigung bietet. Praktische Hilfsmittel, wie z.B. Babyschalen (einige mit eingebautem Unterhaltungsprogramm), Wippen, Lauflernhilfen wie auch elektronische Geräte und Spiele verdrängen direkte Bewegungserfahrungen, die soziale Interaktion mit anderen Menschen und das Lernen durch Versuch und Irrtum.

Die übermäßige Verwendung von Babyzubehör im Säuglingsalter kann dazu führen, dass die Bauchlage in den ersten neun Lebensmonaten zu kurz kommt. Die Zeit in der Bauchlage, während das Kind wach ist, ist wichtig, um die Entwicklung der Kopfstellreaktionen zu fördern und Nacken- und Schultern zu kräftigen. Sie bietet genügend Raum, Bewegungsfreiheit und schafft die Voraussetzung für das Kriechenlernen. Soziale Interaktionen sind wichtig für die Entwicklung nonverbaler und verbaler Sprache. Gespräche bestehen aus Zuhören, Abwarten und Nachdenken über das, was die andere Person gesagt hat. Lernen durch Versuch und Irrtum ist wichtig, um Probleme zu lösen und zu lernen, wie man etwas tut. Diese körperlichen Erfahrungen dienen auch als kognitive Grundbausteine, die das kognitive Lernen unterstützen.

Nutzung elektronischer Medien

In den letzten 25 Jahren haben sich die Medien, mit denen Kinder in heutigen technologischen Gesellschaften lernen, und die Art und Weise, wie sie ihre Freizeit verbringen, grundlegend verändert. Elektronische Medien bieten zwar Vorteile in Bezug auf den Zugang zu Informationen, die Geschwindigkeit und Organisation des Angebots und der Unterhaltung, können aber bei übermäßiger Nutzung auch negative Auswirkungen haben. Dazu gehören vielfältige Folgen für die Entwicklung des Gehirns von Kindern und Heranwachsenden. Auswirkungen dieser Medien können differenziert werden in zweierlei Hinsicht:

- Was sie einem Kind vorenthalten
- Was sie bewirken

Was Bildschirmzeit Kindern vorenthält

Körperliche Aktivität

Wenn Kinder elektronische Medien nutzen, verzichten sie auf grobmotorische Bewegungen, auf körperliche Interaktion mit anderen Menschen und auf freies, spontanes und selbstbestimmtes kreatives Spiel.

Die sinnliche Erfahrung von Inhalten

Die begrenzte Interaktion mit den am Bildschirm betrachteten Bildern und die damit verbundene deutlich reduzierte Integration multisensorischer Erfahrungen rufen nicht dieselben körperlichen und biochemischen Veränderungen hervor, wie sie als Reaktion auf sensorische Erfahrungen in der realen analogen Welt erfolgen.

Die Abbildungen 6.2 und 6.3 zeigen Kinder, die in einem Lavendelfeld spielen, wie sie die Blüten mit ihren Fingern ertasten und den Duft freisetzen, indem sie über die Pflanze streichen. Die Kombination von Farben, die sich im Licht ständig verändern, von Berührung, Geruch und der chemischen Wirkung des Duftes auf das Gehirn wird für sie ein Leben lang mit dem Duft von Lavendel verbunden sein.

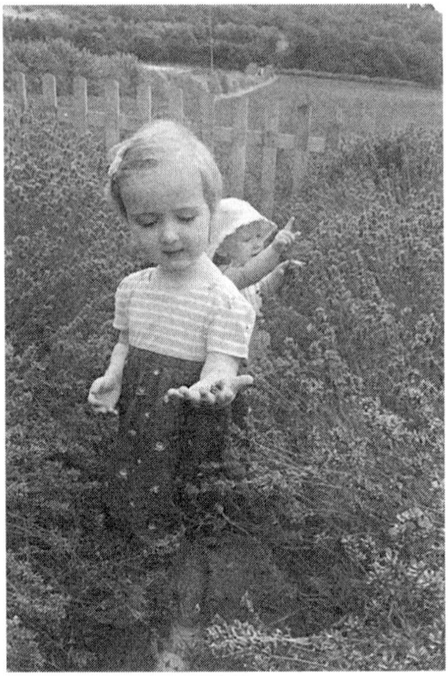

Abbildung 6.2:
Spielende Kinder im Lavendelfeld

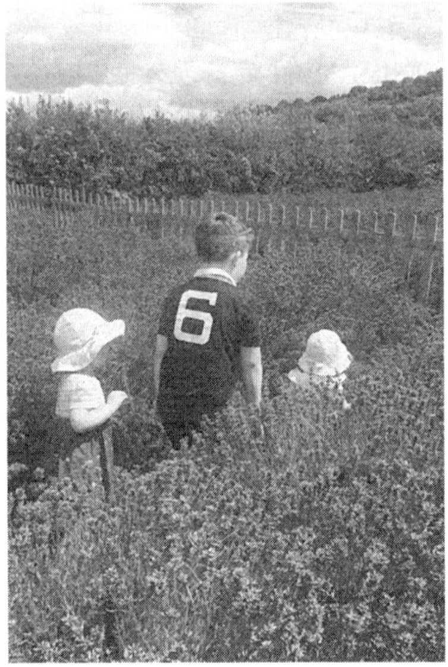

Abbildung 6.3:
Kinder wandern durch ein Lavendelfeld

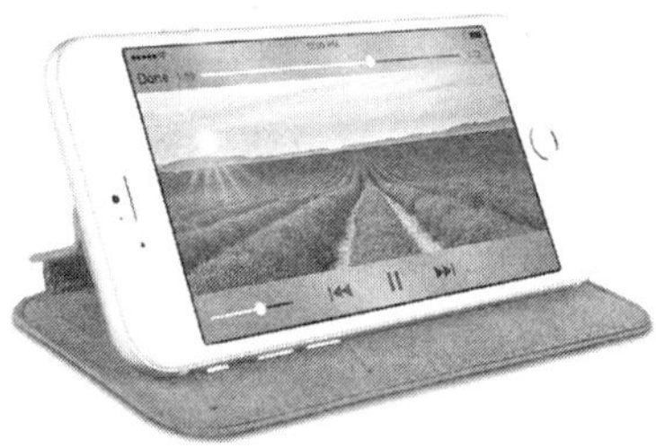

Abbildung 6.4:
Bildschirmfoto eines Lavendelfeldes

Das Bildschirmfoto eines Lavendelfeldes (→ Abbildung 6.4) wird diese körperlichen Auswirkungen nur hervorrufen, wenn das Gefühl und der Duft von frischem Lavendel bereits bekannt sind.

Eine ähnliche Abstumpfung der sensorischen und emotionalen Betroffenheit kann auch auftreten, wenn jemand Bildern von Gewalt ausgesetzt ist. Die Abscheu, die sich natürlicherweise einstellt, wenn man unfreiwillig Zeuge von Gewaltszenen ist, hat nicht unbedingt dieselbe Wirkung oder Intensität, wenn die Gewalt aus der Distanz betrachtet wird und ein räumlicher Puffer zwischen der Realität und ihren Folgen besteht. Dies kann bewirken, dass sich eine Person von den realen Auswirkungen der Gewalt abkoppelt, gegenüber dem Leiden anderer abstumpft und weniger empathisch reagiert.

Soziale Fähigkeiten

Anders als das Gehirn eines Erwachsenen befindet sich das Gehirn eines Kindes noch in der Entwicklung. Daher ist es leichter zu beeinflussen. Zu viel Zeit vor dem Bildschirm ohne Kontakt zu anderen Menschen kann zu Problemen in der sozialen Interaktion führen. Es fehlen möglicherweise Gelegenheiten oder Übungsmöglichkeiten, um nonverbale Signale zu erkennen. Gesichtsausdruck, Veränderungen der Körperhaltung, Geschwindigkeit und Qualität von Bewegungen, Tonfall und Blickkontakt geben wichtige Hinweise auf die Gefühle und Absichten anderer und darauf, wie man darauf reagieren sollte. Selbst der Geruchssinn kann unterschwellige Botschaften über den Erregungsgrad einer Person liefern. Wenn der Bildschirmkonsum auf Kosten echter zwischenmenschlicher Beziehungen geht, kann er später im Leben zu sozialen und Beziehungsproblemen führen. Mitgefühl oder ein ›Gemeinschaftsgefühl‹ beginnt mit der Fähigkeit, sich in andere hineinzuversetzen.

Wenn die am Bildschirm verbrachte Zeit nicht für soziale Interaktion genutzt wird, nimmt die Zeit für Gespräche möglicherweise ab. Durch den Austausch von Gedanken und Ideen und durch gegenseitiges Zuhören sind Gespräche der Schlüssel zur Sprachentwicklung. Hierbei geht es nicht nur um den Austausch von Informationen, sondern auch darum, Gedanken zu teilen, Gefühle auszudrücken, zu verstehen, zu interpretieren und Situationen auf neue Weise zu betrachten. Das Gespräch verbindet uns, schafft Bindungen, ermöglicht es uns, Gefühle und Ängste zu artikulieren, die wir vielleicht verdrängt haben, und schafft einen fruchtbaren Boden für die Entwicklung neuer Ideen. Das Gespräch ist die Alchemie, durch die das Rohmaterial zufälliger Gedanken und Beobachtungen in kreatives Gold verwandelt werden kann. Es kann unsere bisherige Sicht auf die Welt in Frage stellen, uns neue Ideen und Perspektiven vermitteln und unseren eventuell erlahmenden Willen neu beleben.

Schlaf

Schlaf ist wichtig für das körperliche Wachstum, denn während des Schlafs werden Wachstumshormone ausgeschüttet. Aber auch für die Entwicklung, das Lernen, das Gedächtnis, die Emotionen, das Verhalten und die allgemeine geistige Gesundheit ist genügend Schlaf unverzichtbar. Elektronische Geräte strahlen blaues Licht von ihren Bildschirmen ab. Wenn ein Kind diesem blauen Licht vor dem Schlafengehen ausgesetzt ist, kann es vom Körper als Tageslicht interpretiert werden. Das Gehirn signalisiert dann dem Körper, dass er wach bleiben solle, auch wenn der Bildschirm ausgeschaltet ist. Eine längere Exposition gegenüber blauem Licht kann zu einem gestörten Schlafrhythmus und einem Ungleichgewicht der biologischen Uhr des Kindes führen.

Was Bildschirmzeit bewirkt

Aufmerksamkeit

Eine zu häufige und zu lange Beschäftigung mit elektronischen Medien hat eine erhebliche Auswirkung auf die Gehirnströme von Kindern. Ihre Aufmerksamkeit gegenüber äußeren Reizen sinkt, und ihre Neigung zu eher passiven Verhaltensweisen steigt. Wenn Kinder häufig oder über längere Zeiträume hinweg mit digitaler Technologie in Berührung kommen, kann ihre Gehirnaktivität sich in Richtung eines internetbasierten Denkens entwickeln – sie scannen und verarbeiten in kürzester Zeit mehrere Informationsquellen und verlagern ständig ihre visuelle Aufmerksamkeit von einem Reiz zum anderen. Diese Art der Verarbeitung ist zwar nützlich, um neue Bereiche zu erkunden, aber nicht gut für die Entwicklung des Zuhörens, für das Abspeichern von Informationen im Kurzzeitgedächtnis oder die Entwicklung der für das Lesen erforderlichen spezifischen Augenbewegungen. Viele Aspekte von ADS weisen Gemeinsamkeiten mit dieser Verarbeitungsweise auf.

Denkstile

Computerprogramme sind voreingestellt und werden oft von einem bestimmten Typus des ›digitalen Denkens‹ entwickelt. Sie verleiten das Kind daher dazu, ein vorgegebenes Programm zu befolgen, anstatt auf innovative und kreative Weise damit umzugehen. Wenn ein Kind über längere Zeit mit einem einzigen Medium beschäftigt ist, beginnt das sich entwickelnde Gehirn in ähnlicher Weise zu ›denken‹. Es erwartet, dass ihm binäre Optionen oder Lösungen für Probleme oder Herausforderungen angeboten werden.

Eine 2022 in Japan durchgeführte Studie ergab, dass Jungen, die im Alter von einem Jahr längere Zeit vor einem Bildschirm verbrachten, im Alter von drei Jahren signifikant häufiger eine Autismus-Spektrum-Störung (ASD) entwickelten (Kushima et al. 2022). Nun kann es gut sein, dass Kinder mit autistischen Tendenzen dazu neigen, mehr Zeit am Bildschirm zu verbringen und dies auch einfordern. Die Zeit am Bildschirm wirkt sich bei Kindern anders auf die Hirnströme aus als bei Erwachsenen. Dies könnte eine Rolle dabei spielen, dass Kinder Schwierigkeiten haben, ihr Interesse von Bildschirmaktivitäten auf andere Aktivitäten zu richten. Die Schwierigkeit, die Aufmerksamkeit zwischen verschiedenen Sinnesmodalitäten zu wechseln, ist ebenfalls ein Merkmal von ASD.

Selbstregulation

Übermäßige Bildschirmzeit wird mit Aufmerksamkeitsproblemen, Frustration, Aggression und anderen Verhaltensauffälligkeiten in Verbindung gebracht. Kinder, die mehr als zwei Stunden pro Tag am Bildschirm verbringen, neigen eher zu Wutausbrüchen oder reagieren gereizt, wenn sie aufgefordert werden, ihre Geräte nicht zu benutzen oder wenn sie diese gerade nicht benutzen. Es wird vermutet, dass dies mit den potenziell süchtig machenden Eigenschaften der Bildschirmzeit zusammenhängt, einschließlich der Art und Weise, wie die Bildschirmzeit die Gehirnströme beeinflusst und die Ausschüttung des Neurotransmitters Dopamin erhöht, der im Zusammenhang mit dem Belohnungssystem steht.

Gehirnwellen

Vor mehr als 50 Jahren entdeckte Krugman (1971), dass die Zeit vor dem Fernseher die Aktivität der wichtigen linken Gehirnhälfte innerhalb von 30 Sekunden nach dem Einschalten des Geräts dämpft. Die Hirnwellenaktivität wechselt von einem wachen Zustand, der mit erhöhter Beta-Aktivität einhergeht, zu einer Dominanz der Alphawellen. Diese zeigen einen unfokussierten, traumähnlichen Zustand an, in dem Erwachsene und Kinder gleichermaßen empfänglicher für Bilder und Gefühle sind. »Sowohl die Werbebranche als auch die Politiker wissen intuitiv, wie stark der TV/Gehirn-Effekt ist.« (Large 2006)

Sowohl im Schlaf- als auch im Wachzustand generiert das Gehirn ständig elektrische Aktivität. Diese kann mit einem Elektroenzephalografen (EEG) aufgezeichnet werden. Der deutsche Psychiater Hans Berger (1873-1941) war der erste, der Hirnströme von der Kopfhaut aufzeichnete und entdeckte, dass sich die Aktivität veränderte, wenn Versuchspersonen schläfrig wurden oder einschlummerten. Andere Wissenschaftler bestätigten später Bergers Beobachtungen. Die Technologie zur Erfassung und Analyse von Hirnströmen hat sich inzwischen erheblich weiterentwickelt. Die beiden grundlegenden Aspekte der mit dem EEG gemessenen Gehirnaktivität sind die Frequenz und die Amplitude der Wellen. Die spezifischen Frequenzen der verschiedenen Hirnstrombänder und die damit verbundenen mentalen Zustände in Bezug auf Erregung sind in Tabelle 6.1 (→ Seite 246) aufgeführt.

Die Nutzung elektronischer Medien verkürzt nachweislich die Aufmerksamkeitsspanne von Kindern. Bei Kindern mit ADHS wurden vermehrt langsame Wellen (Theta-Band) und weniger schnelle Wellen (Beta- und Gamma-Bänder) im EEG gemessen sowie ein erhöhtes Theta/Beta-Verhältnis beobachtet. Diese Resultate belegen einen negativen Zusammenhang zwischen Bildschirmexposition und den mit der Aufmerksamkeit zusammenhängenden EEG-Mustern bei normal entwickelten Vorschulkindern. (Zivan et al. 2019)

Forscher einer Studie, in der der Zusammenhang zwischen der Nutzung von Bildschirmmedien und der Beschaffenheit der weißen Substanz des Gehirns bei Vorschulkindern untersucht wurde, berichteten:

> *In dieser Querschnittsstudie mit 47 gesunden Kindern, die noch keinen Kindergarten besuchten, korrelierte eine höhere Bildschirmnutzung als in den Richtlinien der American Academy of Pediatrics (→ Tabelle 6.4; → Seite 275) empfohlen mit einem geringeren Ausmaß an mikrostruktureller Organisation und Myelinisierung der weißen Substanz im Gehirn, besonders bei den Leitungsbahnen, die die Sprach- und sich später entwickelnden Lese- und Schreibkompetenzen sowie die entsprechenden kognitiven Leistungen unterstützen.*

> *Diese Ergebnisse machen deutlich, dass weitere Studien über den Zusammenhang zwischen der Nutzung von Bildschirmmedien und der Entwicklung des Gehirns, insbesondere in der frühen Kindheit, erforderlich sind.* (Hutton et al. 2020)

Zu vergleichbaren Ergebnissen kamen Forschende der Australian National University in Canberra. Sie fanden heraus, dass Fernsehkonsum die Anzahl der hochfrequenten Hirnwellen, die für wache Aufmerksamkeit und Entscheidungsfindung verantwortlich sind, verringert und eine Zunahme der Theta-Aktivität verursacht. Während die Alpha-Aktivität mit einem entspannten Wachzustand in Verbindung gebracht wird, ist die Theta-Aktivität mit Schläfrigkeit und einer allgemeinen Verlangsamung der Fähigkeit des Gehirns, Informationen zu senden oder zu empfangen, verbunden. Dies führt zu einer verminderten Wachsamkeit und einem Zustand passiver Unaufmerksamkeit. Merrelyn Emery, eine der Forscherinnen der australischen Studie, kam zu dem Schluss, dass eine konstant hohe Theta-Aktivität, die während des Fernsehens einem benommenen oder schläfrigen Muster nahekommt, die Art und Weise beeinflusst, wie Wissen verarbeitet und erworben wird. »Wir können mit Sicherheit vorhersagen, dass mit zunehmender Theta-Aktivität während des Fernsehens auf der ontogenetischen Ebene nur das ›Wissen von‹ und nicht das ›Wissen‹ (Wissen generell) zunimmt (Emery 1987). Die Theta-Aktivität wird auch mit einer anderen Art der Wahrnehmung in Verbindung gebracht. Ein Anstieg der Theta-Aktivität bedeutet einen Bruch der Beziehung zwischen Person und Umwelt in dem Sinn, dass die Aufmerksamkeit für die Umwelt auf der Strecke bleibt.« (ebd.)

Diese Art von Wissen aus zweiter Hand, das nicht aus eigener Erfahrung, sondern aus passiver Beobachtung stammt, wird nicht auf die gleiche Weise aufgenommen wie Informationen, die aus direkter Erfahrung gewonnen werden. Nur dadurch wird das Wissen im Selbst verankert. Krugman (2000) beschrieb dieses aus passiver Beobachtung stammende Wissen als »Erkennen ohne Erinnern, Betrachten ohne Wahrnehmen«.

Suchtpotenziale

Studien haben ergeben, dass Bildschirmzeit nicht nur einen Gewöhnungseffekt hat, sondern dass hierbei auch das eng mit Suchtverhalten verbundene Dopamin eine Rolle spielt. Bei der Bildschirmnutzung wird Dopamin im Gehirn freigesetzt, was sich negativ auf die Impulskontrolle auswirken kann. Aus weiteren Studien geht hervor, dass die Bildschirmzeit auch Auswirkungen auf den frontalen Kortex des Gehirns hat, vergleichbar mit der Wirkung von Kokain. Wie bei Drogen setzt die Bildschirmzeit einen Lust-/Belohnungszyklus in Gang, der negative Auswirkungen haben kann.[27]

Dopamin ist ein Neurotransmitter, der am körpereigenen Belohnungssystem im Gehirn sowie an der Hemmung unwillkürlicher Bewegungen im Ruhezustand beteiligt ist. Es ist einer von drei Neurotransmittern, die zusammen als ›Monoamine‹ bezeichnet werden. Die beiden anderen sind Noradrenalin und Serotonin. Noradrenalin ist eine Schlüsselsubstanz bei der Steuerung der körperlichen Veränderungen, die mit Erregung einhergehen. Es spielt eine wichtige Rolle bei der Regulierung von Hunger und Aufmerksamkeit. Serotonin ist wichtig für die Regulierung des Schlafs, insbesondere in der Einschlafphase. Dopamin spielt viele Rollen im Körper und ist an Belohnung, Motivation, Gedächtnis, Aufmerksamkeit und Körperbewegungen beteiligt. Ein niedriger Dopaminspiegel kann sich negativ auf Stimmungslage, Motivation und Gedächtnis auswirken. Alle Monoamine stehen in engem Zusammenhang mit der emotionalen Befindlichkeit und, wenn sie schlecht reguliert sind, mit psychischen Störungen.

In dem Buch ›Healing ADD: The Breakthrough Program that Allows You to See and Heal the 7 Types of ADD‹ *(Das bahnbrechende Programm, mit dem Sie die sieben Arten von ADS erkennen und heilen können)* sagt Amen (2013), dass Kinder mit ADHS besonders anfällig für die suchtfördernden Eigenschaften von elektronischen Spielen seien. In einer in Nature veröffentlichten Studie[28] führten Forscher PET-Scans bei Probanden durch, die Action-Videospiele spielten. Dabei entdeckten sie, dass die Basalganglien, in denen Dopamin produziert wird, aktiver waren, wenn die Probanden das

Spiel spielten, als wenn sie in Ruhe waren. Wie Amen (2001) weiter ausführt, wirken »sowohl Kokain als auch Ritalin (ein stimulierendes Medikament, das zur Behandlung der Symptome von ADHS eingesetzt wird) ebenfalls in diesem Teil des Gehirns«. Eine der Eigenschaften von Ritalin besteht darin, dem Gehirn mehr Dopamin zur Verfügung zu stellen.

Videospiele sorgen für Spaß und erhöhte Konzentration, indem sie die Dopaminausschüttung erhöhen. Das Problem dabei ist: Je mehr Dopamin ausgeschüttet wird, desto weniger Neurotransmitter stehen dann später zur Verfügung, um Schularbeiten, Hausaufgaben, häusliche Pflichten und Ähnliches zu erledigen.

> *Während die Theorie der Gehirnwellen die dämpfende Wirkung des Fernsehens auf das Gehirn zu einem gewissen Teil erklärt, liefert die neurochemische Theorie eine Erklärung für die süchtig machenden Eigenschaften des Fernsehens und die damit einhergehenden Entzugserscheinungen.* (Amen 2001)

Visuelle Fähigkeiten

Eine übermäßige, schon im frühen Kindesalter stattfindende Nutzung von Computern und Computerspielen kann sich auch auf die Entwicklung der visuellen Fähigkeiten von Kleinkindern auswirken. Während eine zu frühe Konzentration auf Aktivitäten im Nahbereich (z.B. frühes Lesen, bevor die notwendigen unterstützenden posturalen und visuellen Fähigkeiten vorhanden sind) mit visuellem Stress in diesem Bereich (Skeffington 1943) in Verbindung gebracht werden kann, erfordert die Computernutzung intensive Phasen der Fokussierung auf eine erweiterte Nahdistanz. Diese Fokussierungsdistanz liegt knapp jenseits der idealen Lesedistanz. Der hierdurch erzeugte visuelle Stress führt tendenziell zur Entwicklung von Konvergenz- und Fokussierungsproblemen in der Lesedistanz und möglicherweise auch zur Entwicklung einer nicht erblich bedingten Kurzsichtigkeit. Eine signifikante Anzahl von Kindern, die in den letzten Jahren am INPP getestet wurden, wiesen Schwierigkeiten mit der Konvergenz im Nahbereich (Lesedistanz) auf und konnten von einer kleinen, zeitlich begrenzten ‹Plus›-Verordnung für eine Brille profitieren, die den

Nahbereich in der Lesedistanz entlastete, bis der Reflexstatus gereift war und die Akkommodations- und Konvergenzfähigkeit flexibler geworden war. Dieses Phänomen ist in den letzten zehn Jahren immer deutlicher geworden. Ob dies mit der zunehmenden Bildschirmnutzung zusammenhängt, ist bislang noch nicht sicher geklärt.

Viele Computerspiele, die auf in der Hand gehaltenen Geräten gespielt werden, helfen zwar dabei, die Akkommodation zwischen dem peripheren und zentralen Gesichtsfeld zu trainieren, aber sie schulen nicht die für das Lesen erforderlichen Fähigkeiten der Augenfolgebewegungen. Kinder werden zwar gut darin, ihre visuelle Aufmerksamkeit innerhalb ihres Blickfelds schnell zu verlagern, doch fördern Computerspiele nicht die fließenden Augenfolgebewegungen, die erforderlich sind, um einer Textzeile zu folgen, ohne dass die Augen zu weit nach vorne oder zu der Zeile darüber oder darunter springen. Kinder sind gut darin, einzelne Symbole, Formen oder Bilder auf einem Bildschirm schnell zu entschlüsseln, aber sie sind nicht so gut darin, einer Reihe von Symbolen von links nach rechts zu folgen und sie in einer genauen Reihenfolge zu dekodieren. Dies ist jedoch wichtig für die Rechtschreibung.

Längere Zeit am Bildschirm kann auch die Augen überanstrengen. Sie ermüden schnell, brennen und jucken dann. Blaues Licht beeinträchtigt nicht nur den Schlaf, sondern ist auch schädlich für die Netzhautzellen und kann die Makuladegeneration beschleunigen. Abhängig von der Art des Geräts, das üblicherweise verwendet wird – in der Hand gehaltene Geräte, wie z.B. Smartphones, werden in der Regel im Nahbereich benutzt, während bei Laptops ein erweiterter Nahbereich üblich ist –, kann dies auch zur Entwicklung von Kurzsichtigkeit bei Kindern führen.

Körperhaltung

Lange Zeit über ein Smartphone oder ein Tablet gebeugt zu sitzen, kann die Körperhaltung und die sich entwickelnde Wirbelsäule beeinträchtigen (→ Abbildung 6.5). Dies kann zu lebenslangen körperlichen Beeinträchtigungen führen, wie zum Beispiel chronische Rücken- und Kopfschmerzen.

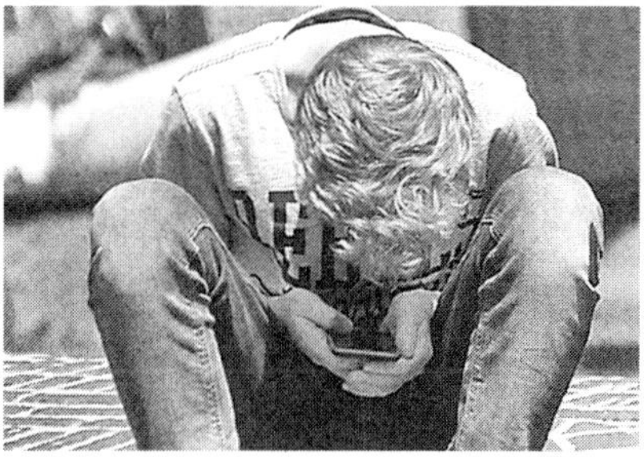

Abbildung 6.5: Sitzposition eines Teenagers bei Smartphonenutzung

Körpergewicht

Wie bereits erwähnt, ist die Zeit am Bildschirm eine sitzende Aktivität. In Verbindung mit dem Verzehr kalorienreichen Junkfoods und geringer körperlicher Bewegung kann dies bei Kindern zu Fettleibigkeit und Muskelschwäche führen. Wenn Kinder und Erwachsene Mahlzeiten oder Snacks zu sich nehmen, während sie vor einem Bildschirm sitzen, haben sie weniger Kontrolle darüber, was oder wie viel sie essen.

Fast Food ist genau das, was es vorgibt zu sein: sofort verfügbar, schnell verzehrt, oft unterwegs und in der Regel mit einem hohen Gehalt an Fett, Zucker und raffinierten Kohlenhydraten. Wenn Lebensmittel schnell verzehrt werden, hat das Sättigungszentrum im Gehirn keine Zeit, die vom Darm gesendeten Signale zu erkennen, dass der Körper genug gegessen hat, und darauf zu reagieren, indem es die Hungersignale ausschaltet, bevor weitere Lebensmittel verzehrt werden. (Goddard Blythe 2001)

Die Darm-Hirn-Achse steuert Appetit und Sättigung normalerweise über neuronale und hormonelle Signale, wenn der Eintritt von Nährstoffen in den Dünndarm die Freisetzung von Peptiden anregt. Diese wirken als negative Rückkopplungssignale, um den Umfang der Mahlzeit zu verringern und die Nahrungsaufnahme zu beenden. Aber es dauert mindestens 20 Minuten, bis diese Rückkopplung im Gehirn erkannt wird. Fast Food kann dieses System außer Kraft setzen. Das Sättigungsgefühl hängt auch vom Verhältnis der Nährstoffe zu den Kalorien, vom Eiweiß- und Ballaststoffgehalt sowie von der Insulinreaktion ab.

In diesem Zusammenhang besteht für Kinder, die sich angewöhnt haben, während der Bildschirmzeit zu essen, ein erhöhtes Risiko, übergewichtig zu werden. Die Kombination aus erhöhtem Gewicht und geringerer körperlicher Aktivität kann die Entwicklung des Muskeltonus beeinträchtigen, was die Ausübung regelmäßiger sportlicher Aktivitäten erschwert und weniger attraktiv macht.

Im Gleichgewicht

Obwohl eine achtsame (und regulierte) Nutzung digitaler Geräte das Wohlbefinden fördern kann, haben die durch die COVID-19-Pandemie in den Jahren 2020 bis 2022 auferlegten Maßnahmen zu einem erheblichen Anstieg der Bildschirmnutzung bei Kindern und Erwachsenen geführt. Pandya und Lodha führten eine Bestandsaufnahme der Bildschirmnutzung durch, um die nur virtuelle soziale Verbundenheit, die übermäßige Nutzung digitaler Technologien und deren Folgen zu verstehen und Strategien für eine ausgewogene Nutzung dieser Technologie vorzuschlagen. Sie stellten fest, ...

> ... *dass übermäßige Bildschirmzeit mit einer Reihe negativer Auswirkungen auf die psychische Gesundheit verbunden ist, wie z.B. psychische Probleme, geringe emotionale Stabilität und eine höhere Anfälligkeit für Depressionen oder Angstzustände.* (Allen et al. 2019; Aziz Rahman et al. 2020; Ministry of Human Resource Development, 2020)
> *Negative Folgen ergeben sich häufig, wenn die digitale Nutzung impulsiv, zwanghaft, unreguliert oder suchterzeugend ist.* (Kuss und Lopez-Fernandez 2016; Pandya und Lodha 2021)

Wie viel ist zu viel?

Elektronische Medien sind nicht per se schlecht. Während der COVID-19-Pandemie haben sie dafür gesorgt, dass isolierte Gemeinschaften in Verbindung blieben, dass Familien sich online sehen konnten, dass lebenswichtige Güter geliefert wurden, dass Unternehmen überleben konnten und dass technologische Fortschritte gemacht wurden. Vor der Pandemie waren sie eine Informations- und Unterhaltungsquelle. Sie ermöglichten den Zugang zu Bildern, Wissen und Daten, die weit über die eigenen persönlichen

Zugangsmöglichkeiten hinausgingen. Dies wird auch weiterhin der Fall sein. Doch wie bei Medikamenten ist der Unterschied zwischen Nutzen und Schaden bzw. dem Auftreten von Nebenwirkungen dosisabhängig, was die Frage aufwirft: Wie können wir sicherstellen, dass die Nutzung von Bildschirmen durch Kinder altersgerecht ist? Tabelle 6.4 zeigt die Empfehlungen der American Academy of Pediatrics.[29]

Alter	Empfohlene Bildschirmzeit
18 Monate und jünger	Vermeiden Sie die Nutzung von Bildschirmmedien, ausgenommen Videochats
18 bis 24 Monate	Wählen Sie qualitativ hochwertige Programme aus und sehen Sie diese gemeinsam mit Ihren Kindern an, damit sie verstehen, was sie sehen
2 bis 5 Jahre	Beschränken Sie die Bildschirmnutzung von hochwertigen Programmen auf eine Stunde pro Tag
6 bis 12 Jahre	Setzen Sie konsequente Grenzen für die Dauer der Mediennutzung und die Art der Medien und stellen Sie sicher, dass die Medien nicht an die Stelle von ausreichendem Schlaf, körperlicher Bewegung und anderen für die Gesundheit wichtigen Aktivitäten treten
12 Jahre und älter	Legen Sie gemeinsam medienfreie Zeiten fest (auch die Eltern sollten sich daran halten), wie z.B. Essenszeiten, Spaziergänge und Autofahrten, und schaffen Sie medienfreie Zonen zu Hause, z.B. im Schlafzimmer

Tabelle 6.4:
Empfehlungen zur Bildschirmnutzung für Kinder (American Academy of Paediatrics 2022)

Zusammenfassung

Unabhängig von der Kultur ist das Aufwachsen eines jeden Kindes gänzlich einzigartig. Auch Kinder, die in derselben Familie aufwachsen, teilen nicht in gleichem Maße die Zeit, Aufmerksamkeit oder Zuneigung ihrer Eltern. Geschwister, die im selben Elternhaus aufwachsen, werden die Erziehung, die sie erfahren haben, und ihre Erinnerungen an die Kindheit oft sehr unterschiedlich beschreiben. Selbst eineiige Zwillinge, die die identischen genetischen Voraussetzungen haben, werden unterschiedliche Positionen im Mutterleib, Geburtserfahrungen, Ernährungsgewohnheiten und elterliches Engagement gehabt haben. Dies sind nur einige Beispiele dafür, wie die Umwelt neben der Anlage die neurologischen und emotionalen Verbindungen gestaltet, die jeden von uns zu dem machen, was er ist.

Ob die Zahl der Kinder in Regelschulen mit Anzeichen neuromotorischer Unreife tatsächlich zunimmt oder ob solche Probleme nur deshalb deutlicher geworden sind, weil sie in Studien untersucht wurden, ist nicht abschließend geklärt. Die Gründe für diese Probleme sind vielschichtig. Unabhängig von den Gründen können sich unreife neuromotorische Fähigkeiten auf die Fähigkeit von Kindern auswirken, ihr volles Potenzial in der Schule auszuschöpfen. Darüber hinaus hat sich gezeigt, dass diese Kinder im späteren Leben häufig unter emotionaler Instabilität leiden.

Auch bei unklarer Ursache ermöglicht ein entwicklungsneurologischer Ansatz, der die Anzeichen spezifischer Lernschwierigkeiten, von unterdurchschnittlichen Leistungen oder Verhaltens- bzw. emotionalen Problemen deuten und lösen kann, der Lehrkraft, der Therapeutin oder dem Arzt, hinter die Symptome zu blicken und die eigentlichen Hintergründe zu erkennen. Primitive Reflexe und posturale Reaktionen geben Aufschluss über den Reifegrad der inneren Funktionsweise des Zentralen Nervensystems und bieten ein Fenster, durch das wir den jeweiligen Entwicklungsstand eines Kindes betrachten können.

Die Beobachtung von Tansley, die er vor über 50 Jahren gemacht hat, gilt immer noch:

Viel zu lange haben sich die Lehrer auf die psychologischen Probleme des Kindes oder auf das sozioökonomische Umfeld konzentriert, anstatt die Frage zu stellen, ob das Kind über das Rüstzeug verfügt, das es braucht, um die von ihm erwarteten schulischen Leistungen zu erfüllen und bei den ihm auferlegten Lehrmethoden erfolgreich zu sein. (Tansley 1967)

Diese Frage war es, die Peter Blythe dazu veranlasste, nach einer physischen Grundlage für Lernschwierigkeiten und emotionale Probleme zu suchen, für die die damals verfügbaren Therapien noch keine Lösungen fanden. Sie ist heute und für künftige Generationen noch genauso aktuell wie vor mehr als einem halben Jahrhundert. Wenn die physischen Grundlagen, auf denen das Lernen und die emotionale Belastbarkeit basiert, gestärkt werden, dann kann der Unterricht effektiv sein, und das Kind kann sich entwickeln. In unserer modernen Welt gibt es wenig Spielräume für Schulversagen, und wenn es doch vorkommt, müssen wir weiterhin die Frage nach dem WARUM stellen.

7

Eine kurze Geschichte über Reflexe und die INPP-Methode

Alle Wahrheit durchläuft drei Stufen.
Zuerst wird sie lächerlich gemacht oder verzerrt.
Dann wird sie bekämpft. Und schließlich
wird sie als selbstverständlich angenommen.

Arthur Schopenhauer zugeschrieben

Das Wort ›Reflex‹ ist eine Ableitung des lateinischen Wortes ›reflexio‹, das etymologisch ›zurückbeugen‹ bedeutet. Die früheste Verwendung des Begriffs ›Reflex‹ in diesem Zusammenhang geht auf Thomas Willis (1621-75) zurück, einen der ersten medizinischen Physiologen des 17. Jahrhunderts, der sein Vertrauen in die klinische und labortechnische Beobachtung setzte und sich damit gegen die Theorie der ›Säfte‹ und die Philosophien der griechisch-römischen Tradition stellte. Willis (1670, zitiert in Finger 2000) verwendete die Begriffe ›motus reflexus‹ und ›reflexion‹, um zu beschreiben, wie Impulse oder ›Lebensgeister‹ in den Nervenleitungen zum zentralen Nervensystem wieder zurück zu den Muskeln ›reflektiert‹ werden konnten. Er beschrieb die durch diesen Prozess ausgelöste automatische Aktion (Muskelkontraktion) als vergleichbar mit Licht, das von einem Spiegel zurückgeworfen wird. Willis war es auch, der uns moderne medizinische Begriffe wie ›Neurologie‹, ›Lappen‹ und ›Hemisphäre‹ hinterließ.

Roger Whytt (1751) führte Tierversuche durch und versuchte, die funktionelle Beziehung zwischen Reflexen und Schutzverhalten aufzuzeigen. Er war fasziniert von der fortgesetzten motorischen Aktivität von Tieren nach der Dekapitation (Enthauptung) – ein bekanntes, aber nicht verstandenes Phänomen. Ein englischer

Kinderreim aus dem 17. Jahrhundert erzählt davon: »King Charles ging und sprach noch fünf Minuten lang, nachdem ihm der Kopf abgeschlagen worden war!« Der Begriff ›Reflex‹ tauchte im 18. Jahrhundert wieder auf, als Georg Prochaska aus Wien »die Reflexion von Sinneseindrücken in motorische Eindrücke ... beschrieb, die im allgemeinen sensorischen Zentrum stattfindet und die mit oder ohne Bewusstsein stattfinden kann.« (zitiert in Shepherd 1994)

Im Jahr 1820 erkannten Charles Bell und Françoise Magendie, dass »zwischen Gehirn und Muskel ein Nervenschaltkreis besteht. Der eine Teil überträgt den Impuls des Gehirns auf den Muskel, der andere leitet Informationen über den Zustand des Muskels an das Gehirn«. Die Aktivität könne je nach Reiz oder innerem Zustand in ihrer Intensität variieren, aber das Grundmuster bleibe dasselbe. Diese und andere Wissenschaftler konnten also zeigen, dass es nicht ein einzelner Körperteil, sondern das Gehirn ist, das den Reiz ›fühlt‹, aber sie konnten nicht erklären, wie die verschiedenen Regionen im Gehirn und im Körper diese Informationen kommunizieren.

Es war der spanische Histologe Santiago Ramón y Cajal (1843-1926), der mit seiner Neuronentheorie und dem Gesetz der dynamischen Polarisation das entscheidende fehlende Glied in der Kette lieferte. Cajal verfolgte den Weg der Nerven von den Sinnesorganen, z.B. den Augen zum Gehirn, und stellte fest, dass die sensorischen Nerven von den peripheren Dendriten und Axonen nach innen zum Gehirn projizieren. Bei den motorischen Nerven ist es umgekehrt: Die Dendriten der motorischen Nerven befinden sich im Gehirn und im Rückenmark, die Axone projizieren nach außen in Richtung der Muskeln. Es blieb jedoch die Frage ungelöst, wie die Impulse von einem Neuron zum anderen gelangen. Die Neuronentheorie besagt, dass sich jede Nervenzelle verzweigt und jeder einzelne Zweig an eine Verbindungsstelle gelangt. Sherrington nannte diese Verzweigungen später ›Synapsen‹, doch die Frage, wie die Impulse den synaptischen Spalt überwinden, blieb bis 1914 unbeantwortet. Dann gelang es Henry Hallett Dale, eine Substanz namens Acetylcholin aus dem Mutterkornpilz zu isolieren. Dale fand heraus, dass diese Substanz, wenn sie auf einem Nervenende aufgebracht wurde, eine Reaktion im Muskel hervorrief. Eine Reihe weiterer Experimente von Dale und auch die Arbeiten von Loewi deuteten darauf hin, dass Acetylcholin von den motorischen Nerven als Reaktion auf eine elektrische Stimulation ausgeschüttet wurde und dass Acetylcholin der chemische Wirkstoff war, mit dem die Nerven auf die Muskeln wirkten. Damit war es der erste Neurotransmitter, der identifiziert wurde.

Charles Sherrington (1857-1952) führte eine Reihe von Tierversuchen durch, bei denen er die Nerven, die vom Rückenmark zum Hirnstamm und zurück führten, separierte und identifizierte. Anschließend trennte er den Hirnstamm und das Rückenmark von den höheren Hirnregionen ab und führte weitere Experimente durch, um zu sehen, was mit diesen ›hirnlosen‹ Lebewesen geschah, wenn das zentrale Nervensystem ohne die exekutive Kontrolle höherer Hirnregionen agierte. Auf diese Weise konnte er die Existenz des Reflexbogens nachweisen – der Nervenbahn, an der entlang sensorische Signale gesammelt und zum zentralen Nervensystem weitergeleitet werden, das wiederum daraufhin reagiert, indem es bestimmte Muskelgruppen an- und ausschaltet. Er erkannte auch, dass Reflexe nicht isoliert agieren, sondern in einem koordinierten System (von Systemen) zusammenwirken. Die detaillierten Ergebnisse seiner Forschung wurden in ›The Integrative Action of the Nervous System‹ (*Die integrative Wirkung des Nervensystems*, 1906) veröffentlicht. Es war also die Arbeit vieler Wissenschaftler über viele Jahre hinweg, die die Anfänge unseres modernen Verständnisses von Reflexen und des Zentralen Nervensystems begründete. In der Folge wurden die Reflexe von vielen Autoren in Bezug auf diagnostische, funktionelle und entwicklungsbezogene Zwecke beschrieben.

Heute ist es eine anerkannte Tatsache, dass bestimmte Reflexreaktionen äußere Anzeichen für unterschiedliche Funktionsebenen des Zentralnervensystems liefern. Sie können als Hilfsmittel zur Beurteilung von Verletzungen, Krankheiten und Funktionsstörungen im Zentralnervensystem genutzt werden. Das Hauptmerkmal eines

Reflexes besteht darin, dass das Grundmuster der Reaktion unverändert bleibt und die Aktion, sobald sie einmal ausgelöst wurde, nicht mehr geändert werden kann. Diese letzte Beobachtung liefert den Grund dafür, warum solch tiefgreifende Auswirkungen auf die Funktions- und Anpassungsfähigkeit des Einzelnen bestehen, wenn er eher der Diener als der Herrscher über seine Reflexe ist.

Die in den vorherigen Kapiteln beschriebene Methode zur Überprüfung und Behandlung von Reflexen im Kontext von Lern- und emotionalen Problemen stützte sich in ihrer Entwicklung bis zur Gegenwart auf mehrere Quellen. Keine Geschichtsschreibung kann jemals ein genaues Abbild der Vergangenheit zeichnen, denn Ideen entstehen nicht aus einer sauberen Abfolge von Ereignissen, sondern aus Wissen und vielfältigen Einflüssen, die über einen langen Zeitraum zusammenkamen. »Die wahre Geschichte ist die Geschichte eines Kampfes – der Suche, der Erfolge und Misserfolge sowie des persönlichen Austausches aller Beteiligten auf diesem Gebiet.«[30]

Zur Entstehungsgeschichte der INPP-Methode

Um eine Methode zu verstehen, reicht es nicht aus, nur die Verfahren und Techniken des Systems zu kennen. Es ist wichtig, ihre Geschichte zu kennen: wie sie entstanden ist; welche Ideen ihr zugrunde liegen und zu ihrer Entwicklung beigetragen haben; wer die Menschen sind, die sie entwickelt haben, und welche Probleme sie zu lösen versuchten; welche Diskussionen, Debatten und sogar Konflikte es gab, die auf dem Weg entstanden sind. Die Methode, die sich dabei herausschält, ist nichts anderes als eine Kristallisation dieser Geschichte. Sie kann gelehrt und reproduziert werden, aber um zu verstehen, wie sie bei der Lösung von Problemen funktioniert, und um zu erkennen, wann sie falsch angewendet oder missbraucht wird, muss man ihre Geschichte und die Denkweise kennen, die zu dem geführt hat, was sie heute ist.

Peter Blythe, der Begründer der INPP-Methode, gab an, dass die Anfänge der Methode im Jahr 1969 lagen, kurz nachdem er als leitender Dozent für angewandte Psychologie an ein College in Lancashire berufen worden war. Er sollte vor einer Gruppe von Studenten und Lehrkräften einen Vortrag über Leseschwierigkeiten halten. Dies war ein Thema, von dem er als ehemaliger Psychotherapeut – wie er freimütig zugab – keinen blassen Schimmer hatte. Um sich auf den Vortrag vorzubereiten, durchforstete er eine lokale Buchhandlung, wo er ein kleines Buch entdeckte: ›Reading and Remedial Reading‹ von AE Tansley (1967). Auf der Suche nach Inhalten und theoretischen Hintergründen für seinen bevorstehenden Vortrag stieß er in diesem Buch auf die folgende zentrale Aussage: Man sollte niemals davon ausgehen, dass ein Kind, nur weil es normal aussieht, auch über die neurologische Organisation oder Ausstattung verfügt, die es braucht, um den schulischen Anforderungen gerecht zu werden. Dieses Konzept – dass ein Pädagoge oder eine Therapeutin, anstatt das vorliegende Problem (oder Symptom) zu behandeln, die zugrunde liegenden Ursachen erkunden sollte – war der Beginn der Reise, die zur heutigen INPP-Methode führte.

Blythe hatte sich selbst immer scherzhaft als ›Reduktionist‹ bezeichnet, und das trifft sicherlich auf diese von ihm vorgenommene Darstellung und Vereinfachung zu, mit der er die Entstehung der Methode auf ein einziges Ereignis in den 1960er-Jahren zurückführt. Manche Momente der Inspiration entstehen, wenn neue Fakten oder Herausforderungen auf einen suchenden und aufnahmebereiten Geist treffen. Blythes praktisches Interesse an der Erforschung von Leseschwierigkeiten ergab sich aus seiner langjährigen Tätigkeit in privater Praxis als Psychotherapeut und beratender Hypnotiseur. Ihm war aufgefallen, dass eine Reihe erwachsener Patienten, die unter dem litten, was man damals als ›Neurosen‹ bezeichnete, entweder nicht in der Lage waren, sich auf eine Hypnose einzulassen, oder aber Rückfallpatienten waren, die trotz ihres Wunsches nach Besserung und ihres oft auch guten intellektuellen Verständnisses ihrer Probleme nicht in der Lage waren, langfristig von den angebotenen Therapien zu profitieren.

Blythe hatte erkannt, dass es vielen dieser Patienten nicht möglich war, Kontrolle abzugeben, um sich in Hypnose zu begeben, und/oder dass sie in bestimmten Körperteilen Verspannungen hatten.

Diese nannte er die ›Orte der Kontrolle‹. Er machte die Entdeckung, dass seine Patienten eher die kortikale Kontrolle verloren, wenn er sie dazu ermutigte, die Intensität der Anspannung im Körper noch zu erhöhen, anstatt ihnen zu zeigen, wie man sich entspannt. Wenn Anspannung und Gefühle so stark wurden, dass der Kortex sie nicht mehr unter Kontrolle halten konnte, würden sie sich spontan abreagieren, und emotionale Erinnerungen, die dem Bewusstsein zuvor nicht zugänglich waren, würden an die Oberfläche drängen.

Diese Technik der Lokalisierung und des Aufbaus körperlicher Spannungen im Körper wurde später als ›Psycho-Muscular Release Therapy‹ (PMRT, *psycho-muskuläre Entspannungstherapie*) bekannt. Blythe setzte diese Technik in seiner eigenen Praxis im Vereinigten Königreich ausgiebig ein und gab sie in den 1970er-Jahren an Psychotherapeuten in Schweden weiter. Die PMRT griff einen Teil von Wilhelm Reichs Theorie auf, wonach ein inhärenter Teil eines emotionalen Konflikts, für den es keine unmittelbare Lösung gibt, die Tendenz haben kann, den Körper zu ›verpanzern‹, den Stress zu somatisieren und den Körper zu einem physischen Behälter für Gefühle zu machen. Blythe schrieb dazu:

> *Ein erstes Licht ging mir auf, als ich die Arbeit des verstorbenen Dr. Wilhelm Reich las und erfuhr, dass er vor einem ähnlichen Dilemma gestanden hatte. Er entdeckte, dass Menschen einen ›Charakterpanzer‹ entwickelten, um sich zu schützen. Einfacher ausgedrückt: Reich kam zu dem Schluss, dass wir unsere Neurosen in unseren Körpern widerspiegeln und dass es eine eindeutige Körpersprache gibt, die der Psychotherapeut und die Psychoanalytikerin verstehen müssen. Derjenige, der das, was er anderen Menschen eigentlich sagen möchte, zurückhält, lernt, sich körperlich zu beherrschen, indem er seinen Mund fest verschließt, seine Zähne und Kiefer zusammenpresst. Über kurz oder lang vergisst er dann, was er sagen wollte, da es fest hinter dem ›Charakterpanzer‹ seines Mundes und seiner Kiefer vergraben ist.*
>
> *Wer Angst hat, seine eigenen Körpergefühle in bestimmten Situationen zu erkennen, spannt die Muskeln im Solarplexus (im Oberbauch)*

an und befindet sich schnell in einer aufgerichteten, permanent angespannten Körperhaltung. (Blythe 1974)

Obwohl sich die PMRT-Methode als wirksam erwies, um die im Körper vorhandene Restspannung zu lösen, gab sie keine Antwort auf die Frage nach dem Warum. Warum sind manche Menschen empfindlicher und anfälliger für Stress? Warum sind sie nicht in der Lage, ihre Emotionen zu regulieren, um ihren Stress abzubauen? Warum reagieren sie empfindlicher auf Lebensereignisse als andere? Warum verharren sie in selbstzerstörerischem Verhalten, obwohl sie eine starke Motivation haben, sich gut zu fühlen? Dies waren Fragen, die Blythe im Hinterkopf behielt und auf die die psychodynamischen Theorien jener Zeit keine zufriedenstellenden Antworten hatten.

In seinem neuen Amt als Hochschuldozent war Blythe mit Aspekten des College-Curriculums vertraut, die auf Theorien über Persönlichkeitsstörungen beruhten. So führte er seine Lehramtsstudenten in verschiedene kontrovers diskutierte projektive Tests ein, darunter Karen Machovers (1942) ›Persönlichkeitsprojektion durch das Zeichnen einer menschlichen Figur‹, die Rorschach-Tafeln (1964) und ihre Interpretation sowie weitere projektive Tests, die von Berkowitz und Rothman (1960) für den Einsatz in der Schule entwickelt wurden. Blythe hielt nun ordnungsgemäß seinen Vortrag vor der Fakultät und den Studenten, in dem er die Hauptaussage, die er aus Tansleys Buch gewonnen hatte, zusammenfassend darlegte.

Tansley (1967) hatte drei Hauptbereiche identifiziert, die häufig bei Kindern mit Leseschwierigkeiten anzutreffen sind:

- Unreife oder abweichende Muster der motorischen Entwicklung
- Probleme mit der visuell-motorischen Integration (VMI) oder der Hand-Augen-Koordination
- Kreuzlateralität oder Uneindeutigkeit der Lateralität

David McGlown, einer von Blythes fortgeschritteneren Studenten, war gleichermaßen von Tansleys Thema gefesselt. Gemeinsam machten sich daraufhin Blythe und McGlown daran, eine informelle

Testbatterie zur Überprüfung der körperlichen, emotionalen und perzeptiven Funktionen eines Kindes zu entwickeln.

Die körperliche Überprüfung wurde von Delacatos neuropsychologischem Ansatz zur Untersuchung von Leseschwierigkeiten mit beeinflusst und bezog Beobachtungen des Kriechens und Krabbelns ebenso ein wie Tests zur Seitenpräferenz.

Zur Untersuchung des emotionalen Zustandes wurden die Zeichnungen der Kinder mit Themenstellungen wie »Was ich am meisten hasse«, »Was mich glücklich macht« wie auch »Zeichne eine Person«, »Zeichne eine Familie«, »Zeichne eine gute Person« und »Zeichne eine schlechte Person« bewertet. Die Kinder sollten dann erklären, warum die gezeichnete Person gut oder schlecht sei. Auch wurden sie gebeten, kurze Texte über »die Art von Person, die ich gerne wäre« und »die Art von Person, die ich bin« sowie Antworten auf vorgegebene ›Schlagzeilen‹ zu schreiben.

Die Wahrnehmungsfähigkeit wurde ermittelt, indem die Kinder gebeten wurden, geometrische Formen zu kopieren, die von Tansley (1967), Daniels und Diack (1962) sowie Bender (1946) entwickelt worden waren. Diese liefern Hinweise auf Schwierigkeiten bei der visuellen Diskriminierung (Erkennen von Ähnlichkeiten und Unterschieden zwischen Formen und Figuren), der visuomotorischen Integration (Hand-Augen-Koordination) und der räumlichen Wahrnehmung.

Als Teil seiner normalen Unterrichtspraxis arbeitete McGlown mit einem örtlichen Schulleiter zusammen, der ihm erlaubte, diese informelle Testbatterie an seiner Schule bei einer Reihe von Kindern mit unterschiedlichen Lernschwierigkeiten anzuwenden. Die Ergebnisse ermöglichten es Blythe und McGlown, drei spezifische Funktionsbereiche zu isolieren, die bei spezifischen Lernschwierigkeiten eine signifikante Rolle zu spielen schienen:

- Abweichende Muster der motorischen Entwicklung (Kinder, die die Entwicklungsstufen des Kriechens und Krabbelns nicht durchlaufen hatten). Dabei fiel auf, dass diese Kinder entweder nicht kriechen konnten oder mehrere Jahre später abweichende Krabbelmuster zeigten

- Nachweis von Kreuzlateralität oder ausgeprägter Ambilateralität
- Eindeutige visuelle Wahrnehmungsprobleme einschließlich Schwierigkeiten mit der visuomotorischen Integration (VMI)

Waren alle drei Kriterien erfüllt, nannten Blythe und McGlown (1980) ein solches Syndrom ›organic brain dysfunction‹ (OBD, *organische Hirnfunktionsstörung*).

Der Begriff ›organische Hirnfunktionsstörung‹ wurde gewählt, um Lehrkräfte und Pädagoginnen auf die Tatsache aufmerksam zu machen, dass Kinder mit durchschnittlicher oder überdurchschnittlicher Intelligenz, die in der Schule versagen, eine Reihe leichter körperlicher Funktionsstörungen haben könnten, die sie daran hindern, ihrer Intelligenz gemäße Leistungen zu zeigen, d.h., dass Gehirn und einzelne Körperteile nicht richtig zusammenarbeiten.

Neben der Identifizierung von Schlüsselmerkmalen physischer Funktionsstörungen entwickelten Blythe und McGlown auch ein physisches Therapieprogramm, um die zugrunde liegenden Störungen korrigieren zu können. Basierend auf ihrem damaligen Wissensstand lehnte es sich stark an die Methoden an, die in den Vereinigten Staaten von Carl Delacato und Glen Doman in Rehabilitationsprogrammen für Kinder mit Hirnverletzungen eingesetzt wurden. Obwohl sie die Delacato-Doman-Methoden abgewandelt und verkürzt hatten, um sie für Kinder mit spezifischen Lernschwierigkeiten besser geeignet zu machen, kam Blythe im Nachhinein (1990a) zu dem Schluss, dass die Übungen in dem Programm eher zu unpräzise waren, dass sie mit 40 Minuten pro Tag einen hohen Zeitaufwand erforderten und dass sie darauf ausgerichtet waren, entwicklungsmäßig spätere Muster zu trainieren oder sie früheren Mustern aufzuoktroyieren.

McGlown schloss sein Studium ab, nachdem er die Ergebnisse in seiner Doktorarbeit (1971) niedergeschrieben hatte. Danach trennten sich die beiden Pioniere. Blythe kehrte in seine Privatpraxis zurück und konzentrierte sich auf Erwachsene, die unter stressbedingten emotionalen Problemen litten, während McGlown eine Laufbahn als Lehrer anstrebte. Nun, da sich Blythe der Rolle zugrunde liegender physischer Faktoren bei spezifischen Lernschwierigkeiten bewusst war, erkannte er, dass viele seiner erwachsenen Patienten, die an therapieresistenten Neurosen und stressbedingten Problemen litten, viele Funktionsstörungen aufwiesen wie sie Kinder mit spezifischen Lernschwierigkeiten haben.

Seine Beobachtungen zum Thema Stress wurden als Buch mit dem Titel ›Stress Disease: The Growing Plague‹ (Blythe 1973, *Stresskrankheit: die wachsende Plage*) veröffentlicht. Dank des großen Erfolges dieses Buches wandte sich eine beträchtliche Anzahl stressanfälliger Personen an ihn, die er dann auf mögliche Anzeichen einer Hirnfunktionsstörung untersuchen konnte. Auch wurde er eingeladen, Vorträge vor einer Gruppe schwedischer Ärzte, Zahnärzte und Psychologen zu halten, die einen dreijährigen Aufbaustudiengang in Hypnose und psychosomatischer Medizin absolvierten.

> *Meine Rolle in diesem Studiengang bestand darin, ihnen die neuen von mir entwickelten Techniken beizubringen, um die Hypnose wissenschaftlicher, weniger zeitaufwendig und wirksamer zu machen und – was noch wichtiger war – ihnen die Methoden beizubringen, die ich für Patienten entwickelt hatte, die nicht auf die Hypnose ansprachen oder nicht vollständig von ihr profitierten. Diese spezielle Methodik nannte ich ›psycho-muskuläre Release-Therapie‹, in Schweden ist sie einfach als ›Release-Therapie‹ bekannt.* (Blythe 1990b)

In der Zwischenzeit wuchs McGlowns Frustration über die beruflichen Beschränkungen im Regelschulwesen. Zwar erkannte er als Lehrer, dass Kinder im Unterricht versagten, doch war es ihm nicht gestattet, die zugrunde liegenden Mechanismen zu untersuchen oder etwas dagegen zu unternehmen. 1975 schloss er sich daher mit Blythe in einer privaten Praxis zusammen. Sie entschieden sich für den Namen ›Institut für neuro-physiologische Psychologie‹ (INPP), um die Bereiche zu kennzeichnen, auf die sie sich spezialisieren wollten. Neuro, weil die zugrunde liegenden Zusammenhänge neurologischer Natur waren; physiologisch, weil es sich um funktionelle, physische und biologische Prozesse handelte; und Psychologie, weil diese Systeme das emotionale und kognitive Funktionieren beeinflussten.

Das INPP verfolgte dabei mehrere Ziele:

- Erforschung der Auswirkungen von Dysfunktionen des Zentralen Nervensystems bei Kindern mit spezifischen Lernschwierigkeiten und Erwachsenen mit Neurosen, die auf eine Behandlung nicht ansprechen
- Entwicklung zuverlässiger und reproduzierbarer Testverfahren zur Überprüfung von Anzeichen einer organischen Hirnfunktionsstörung
- Entwicklung geeigneter Interventions- und Rehabilitationsprogramme für das zentrale Nervensystem

In den Anfangsjahren des INPP konzentrierte man sich bei der diagnostischen Beurteilung zunächst vor allem auf die Überprüfung von Mustern der motorischen Entwicklung, der Lateralität und der visuellen Wahrnehmung. Doch bereits 1977 erkannte Blythe die Bedeutung eines primitiven Reflexes – des ATNR – in der kindlichen Entwicklung sowie auch dessen Auswirkung, sollte er über die ersten sechs Lebensmonate hinaus aktiv bleiben. Tests zur Überprüfung des ATNR wurden nun in die Befunderhebung mit aufgenommen, aber erst später im selben Jahr wurde sich Blythe der Bedeutung der primitiven Reflexe und der posturalen Reaktionen im Allgemeinen bewusst.

> *Während einer weiteren Vortragsreise nach Schweden wohnte ich bei Bengt-Göran Fast und seiner Frau Marie-Louise in ihrem Haus in Mölndal, Göteborg. Dabei entdeckte ich in einem seiner Bücherregale ein Buch mit dem Titel ›Pictorial Manual of Neurological Tests‹ (Van Allen und Rodnitzky 1981). Darin fanden sich verschiedene Tests zum Nachweis primitiver Reflexe, die nur in den ersten Lebensmonaten präsent sein und danach von einem höheren Teil des Gehirns gehemmt – kontrolliert – werden sollten. Nach deren Hemmung*

sollte das Gehirn weitere Reflexe – die posturalen Reaktionen – aktivieren, die es dem Individuum ermöglichen, es mit der Schwerkraft aufnehmen zu können und eine gute Koordination zu entwickeln.
Dies war ein weiterer wichtiger Meilenstein auf dem Weg. Von nun an konnten wir das zentrale Nervensystem genau auf Funktionsstörungen überprüfen, anstatt nur auf mögliche soft Signs (leichte Anzeichen) wie Kriechen und Krabbeln zu achten. Auch konnten wir das Ausmaß der Funktionsstörung messen.
Nun waren wir in der Lage, neue Testverfahren zu entwickeln, um herauszufinden, ob die primitiven Reflexe noch präsent oder die posturalen Reaktionen noch nicht vorhanden waren. Wir entwickelten neue Bewegungsübungen, um die noch aktiven primitiven Reflexe zu hemmen und damit höheren Gehirnregionen die Möglichkeit zu geben, die entsprechenden posturalen Reaktionen auszulösen. Diese neuen Verfahren wurden anschließend in ›The Clinician's Handbook for the Detection and Remediation of Organic Brain Dysfunction‹ (Blythe und McGlown 1980, Handbuch für Kliniker zur Erkennung und Behebung organischer Hirnfunktionsstörungen) *zusammengefasst.*

In dem Maße, in dem die Theorie Neugierde erweckte und das Behandlungsprogramm erste Erfolge zeigte, wuchs das Interesse an dieser Methode auch bei einer Reihe anderer Berufsgruppen. Angesichts der Gefahren, die mit dem Kopieren und Anwenden von Aspekten der Methode ohne ausreichende Kenntnisse verbunden sind, wurde beschlossen, eine Schulung in den entwickelten Techniken anzubieten.

Eine der ersten Teilnehmerinnen an solch einer Schulung war eine Kinderpsychologin aus Göteborg, die Blythes Postgraduierten-Vorlesungen für Studenten in Ulricehamn, Schweden, besucht hatte und bereits begonnen hatte, einige der Ideen in der Beratungsstelle für Kinder, in der sie praktizierte, umzusetzen. Catharina Johannesson (später Johannesson-Alvegård) ließ sich bei Blythe weiterbilden, und zusammen mit ihm führte sie ab 1975 Fortbildungskurse für Hunderte von Lehrern, Schulpsychologinnen, Sprachtherapeuten, Physiotherapeutinnen und Schulärzten in Schweden durch. Im

Jahr 1977 gründete sie das schwedische INPP und wurde für die Durchführung von Weiterbildungskursen in Schweden allein verantwortlich.

Ähnlich wie das INPP in Chester verfolgte auch das schwedische Institut unter anderem das Ziel, die Methode zu erforschen. Das hervorstechendste dieser frühen Forschungsprojekte wurde von zwei auf Sonderpädagogik spezialisierten Lehrern durchgeführt und als ›Dala-Klinik Abschlussbericht‹ veröffentlicht (Bernhardsson und Davidson 1982). Die von Blythe und McGlown entwickelten Fördermethoden wurden bei einer kleinen Gruppe von lernbehinderten Kindern angewandt, denen bisher keine anderen Maßnahmen geholfen hatten, ihre Lernrückstände aufzuholen. Die Kinder, die das Programm abschlossen, erzielten alle deutliche Lernfortschritte. Zu den weiteren Studien gehörte eine Magisterarbeit von Christer Telléus, in der er zeigte, dass Arnold Gesell (der gelegentlich als der Großvater der kindlichen Entwicklung bezeichnet wird) und Louise Bates Ames bereits 1947 einen Zusammenhang zwischen der Persistenz des ATNR und der Entwicklung der Händigkeit hergestellt hatten.

Zu den Veröffentlichungen in englischer Sprache gehörte ›Agoraphobia – An Organic Basis?‹ *(Agoraphobie – eine organische Ursache?)*, in der Anzeichen von organischen Hirnfunktionsstörungen (OBD) bei einer Gruppe von Erwachsenen mit Agoraphobie und Panikattacken untersucht wurden. Das Buch enthielt außerdem die Beschreibung einer Patientin über ihren Weg durch die Agoraphobie und ihre Behandlung (Hurst Vose 1981), die gekürzte Fassung eines Vortrags über minimale zerebrale Dysfunktionen (MCD) und OBD, der auf einem Symposium zu diesem Thema in Boden, Schweden, gehalten wurde, sowie ›The Developmental Check List and Evolution of Primitive and Postural Reflexes‹ (McGlown und Blythe 1980, *Entwicklungs-Checkliste und Evolution primitiver und posturaler Reflexe*). Entschlossen, eine wissenschaftliche Grundlage mit unterstützender Literatur und klinischen Erkenntnissen für andere zu schaffen, veröffentlichten Blythe und McGlown dann im Jahr 1979 ein Buch mit dem Titel ›An Organic Basis for Neuroses and Educational

Difficulties‹ *(Eine organische Basis für Neurosen und schulische Lernschwierigkeiten)*, in dem sie die theoretischen Grundlagen, die Forschung und die von ihnen bis dahin entwickelten Diagnose- und Therapieverfahren beschrieben.

Es war von Anfang an vereinbart worden, dass das INPP nicht mit hirngeschädigten Klienten jeden Alters arbeiten würde. Diese sollten an andere Organisationen verwiesen werden, die sich bereits auf intensive Rehabilitationsprogramme für Hirnverletzte spezialisiert hatten. Dies sollte sich später ändern, da McGlown sowohl ein persönliches als auch ein wachsendes berufliches Interesse an Hirnverletzungen entwickelte, das zunächst auf der erfolgreichen Behandlung eines Kindes beruhte und daraufhin zu einem Zustrom von Anfragen anderer Eltern von hirnverletzten Kindern führte. Daher wurde beschlossen, eine neue Abteilung des INPP unter der Leitung von McGlown einzurichten, die den Namen ›Centre for Brain Injury, Rehabilitation and Development‹ (BIRD, *Zentrum für Hirnverletzung, Rehabilitation und Entwicklung*) erhalten sollte.

1982 wurde das BIRD als nationale Wohltätigkeitsorganisation eingetragen. Nach und nach begann sich die Arbeit mit Kindern mit spezifischen Lernschwierigkeiten und Erwachsenen mit sekundären Neurosen von den Programmen für Patienten mit Hirnverletzungen zu unterscheiden. Da die Räumlichkeiten des INPP für die Behandlung von Patienten mit körperlichen Behinderungen nicht geeignet waren, zog das BIRD 1983 in geeignetere Räumlichkeiten um. Damit fand die Partnerschaft zwischen McGlown und Blythe ein Ende.

Von diesem Punkt an unterschieden sich die für die Behandlung der beiden Gruppen verwendeten Methoden. Während BIRD weiterhin motorische Entwicklungsmuster wie Kriechen und Krabbeln als Hauptelemente des Förderprogramms praktizierte, erkannte Blythe, dass es viele andere motorische Muster gibt, die dem Kriechen und Krabbeln in der Entwicklung vorausgehen und die auf natürliche Weise eine Rolle bei der Integration von primitiven Reflexen und posturalen Reaktionen in entsprechenden Entwicklungsstadien spielen.

Kriechen und Krabbeln sind Produkte der Hemmung früher Reflexe und der Entwicklung posturaler Reaktionen. Zwar blieben Kriechen und Krabbeln wichtige Elemente des INPP-Programms, aber sie wurden nicht mehr als primäre Mechanismen der Hemmung und Integration eingesetzt.

Nach dieser Trennung vom BIRD beschränkte das INPP sein Programm zur Reflexhemmung darauf, die stereotypen Bewegungen zu replizieren, die alle normalen menschlichen Säuglinge zu bestimmten Zeiten ausführen, um die neurologische Entwicklung zu fördern, um die primitiven Reflexe zu hemmen und die Entwicklung der posturalen Reaktionen zu unterstützen (Goddard 1990). Diese Verfeinerung der Methoden zur Integration der frühen Reflexe führte dazu, dass ein Programm, das früher 40 Minuten pro Tag dauerte, auf zehn Minuten pro Tag reduziert werden konnte.

In den späten 1980er-Jahren wurde auch deutlich, dass die ursprüngliche Definition und Terminologie der organischen Hirnfunktionsstörung (OBD) die INPP-Methode nicht mehr zutreffend beschrieben. Im Jahr 1987 übernahm das INPP die medizinische Terminologie ›neurologische Dysfunktion‹, um Erwachsene mit einem Cluster aberranter Reflexe zu beschreiben, und ›neurologische Entwicklungsverzögerung‹, um sich auf Kinder zu beziehen, die aufgrund eines Clusters von Reflexen spezifische Lernschwierigkeiten aufwiesen.

Wer eine Weiterbildung beim INPP absolviert und die Abschlussprüfung bestanden hatte, wurde assoziiertes Mitglied des INPP. Im Rahmen ihrer assoziierten Mitgliedschaft nahmen sie an regelmäßigen Update-Schulungstagen teil. Einige dieser Associates leisteten wertvolle Beiträge zur Theorie und Praxis der Methode.

Beiträge von Associates

Einige der wichtigsten dieser Beiträge betrafen zum einen das Verständnis der Auswirkungen des Moro-Reflexes im Falle seiner Persistenz und auch bezüglich einer seiner Funktionen, die er im Säuglingsalter hat. Wie in den Kapiteln 1: *Primitive Reflexe: Wie sie das Leben und das Lernen beeinflussen* (→ Seite 25ff.) und 2: *Vom primitiven Reflex zur posturalen Kontrolle* (→ Seite 79ff.) beschrieben, ist der Moro-Reflex eine Reaktion auf einen plötzlichen unerwarteten Reiz, wobei er in den ersten Lebenswochen besonders empfindlich auf eine vestibuläre Stimulation reagiert.

Der Moro-Reflex fungiert als primitive Kampf- oder Fluchtreaktion des Säuglings und wird ab einem Alter von etwa vier Monaten durch den reifen Schreck- oder Strauss-Reflex ersetzt. Sean Cottrell (1987) – ein Mitarbeiter des INPP – hatte beobachtet, dass die damals angewandten Testmethoden den Moro-Reflex nur in drei bis vier Prozent der von ihm untersuchten Fälle zu erkennen schienen, obwohl die Symptome vieler Patienten darauf hindeuteten, dass der Reflex nicht gehemmt war. Die Testmethode für den Moro-Reflex entsprach dem Verfahren, das Kinderärzte bei Neugeborenen und Kliniker bei älteren Kindern mit Hirnverletzungen anwenden. Bei diesen Gruppen ist der Muskeltonus in der Regel nur schwach, und der Reflex lässt sich leicht auslösen, wenn er in der Rückenlage getestet wird. Cottrell war der Ansicht, dass diese Tests nicht empfindlich genug waren, um Spuren des Moro-Reflexes bei älteren Kindern und Erwachsenen zu erkennen, die bereits Muskeltonus und posturale Kontrolle entwickelt hatten.

Er stellte seine Ergebnisse in einem Beitrag mit dem Titel ›The Moro revisited‹ (1987a) vor, in dem er die physischen und psychologischen Auswirkungen eines nicht erfolgreich gehemmten Moro-Reflexes beschrieb. Als Reaktion auf diesen Beitrag entwickelten drei weitere Mitarbeiter – Roger Benett, John Rowston und Steve Clark – einen neuen, empfindlicheren Test, der in aufrechter Position durchgeführt wurde. Der Test wurde auf seine Validität und Zuverlässigkeit hin überprüft und anschließend in die INPP-Testverfahren für Kinder und Erwachsene aufgenommen.

Benett faszinierten überdies die Auswirkungen, die ein ungehemmter Moro-Reflex auf die Persönlichkeitsstruktur eines Menschen hatte. Seine Beobachtungen über die Beziehung zwischen Moro-Reflex und Persönlichkeitsmerkmalen beschrieb er in einem Beitrag mit dem Titel ›The hidden Moro‹. (1988)

Diese detaillierten Beobachtungen des Moro-Reflexes unter verschiedenen Testbedingungen und sein Zusammenhang mit spezifischen Symptomen und Persönlichkeitsmerkmalen führten zu einer Änderung der Art und Weise, wie der Reflex therapiert wurde. Ursprünglich hatten Blythe und McGlown eine Übung entwickelt, mit der sie versuchten, den Moro-Reflex dadurch zu hemmen, dass dabei eine Position eingenommen und Bewegungen ausgeführt wurden, die der Reflexreaktion entweder entgegengesetzt waren oder sie einschlossen. Dies schien eine Zeit lang durchaus wirksam zu sein, aber oft tauchte der Reflex später wieder auf. Das deutete darauf hin, dass er zwar durch die Übung gehemmt, aber nicht in höhere Reaktions- oder Verhaltensmuster integriert worden war.

Zu diesem Zeitpunkt, 1988, veränderte sich das Behandlungsprogramm von Übungen, die das Einüben von Mustern der motorischen Entwicklung beinhalteten, hin zur Nutzung der Reflexe selbst als Instrumente zur Integration. Blythes zunehmend gewonnene Erkenntnis, dass die normalen, entwicklungsbedingten, stereotypen Bewegungen, die von Säuglingen etwa zur gleichen Zeit ausgeführt werden, eine natürliche hemmende und integrative Funktion haben, veranlasste ihn, normale Bewegungsmuster von Säuglingen zu beobachten und darauf aufbauende Übungen zu entwickeln.

Im selben Jahr kam ich zum INPP hinzu und nahm an einem der Update-Tage für Assoziierte teil. Ich verfolgte die laufenden Diskussionen über den Moro-Reflex und die These von Blythe, dass das Wiederauftreten eines Reflexes, der normalerweise in der frühen Entwicklung vorhanden ist und offensichtlich früh im Behandlungsprogramm gehemmt wurde, darauf zurückzuführen sein müsse, dass ein früherer Reflex noch aktiv ist. In Bezug auf den Moro-Reflex stellte dies ein Rätsel dar, denn damals ging man davon aus, dass der Moro-Reflex der früheste der primitiven Reflexe sei, der sich entwickelt. Wenn dies zutrifft, welcher frühere Reflex oder welches Muster könnte dann die langfristige Hemmung des Moro-Reflexes unterminieren?

Bei einem früheren Treffen hatte Ernest Keeling seine Kolleginnen und Kollegen auf ein schmales Buch des norwegischen Professors Birger Kaada (1986) aufmerksam gemacht. Darin vertrat Kaada die Theorie, dass der FPR *(Fear Paralysis Reflex, deutsch: Furchtlähmungsreflex)* als Auslöser des plötzlichen Kindstodes (Sudden Infant Death Syndrome SIDS) fungieren könnte. Als ich dieses Buch einige Monate später las, kam ich auf die Idee, dass es einen Reifungszusammenhang zwischen dem Furchtlähmungs- und dem Moro-Reflex geben könnte, wobei ersterer als früheste und primitivste der Schreckreaktionen agiert und später modifiziert wird, wenn sich der Moro-Reflex und dann der reife Schreckreflex herausbilden. Dies war nur eine Hypothese, aber wenn sie zuträfe, würde sie darauf hindeuten, dass der Moro-Reflex eine Funktion hat, die primitivere ›Rückzugsreaktion‹, die ein Merkmal des FPR ist, zu überlagern. Wenn dies der Fall wäre, dann würde der Versuch, den Moro-Reflex einfach nur zu hemmen oder unter Kontrolle zu bringen, nicht ausreichen. In einigen Fällen wäre es vielmehr erforderlich, den Moro-Reflex zunächst zu stimulieren, um ihn dann zu hemmen.

Zur selben Zeit gelangte ich zu der Erkenntnis, dass der FPR ein zugrunde liegender Faktor beim Auftreten von selektivem Mutismus sein könnte – der Unfähigkeit, unter bestimmten Bedingungen zu sprechen. Es folgte eine Reihe von Beiträgen: ›The fear paralysis response and its interaction with the primitive reflexes‹ (1989, *Der Furchtlähmungsreflex und seine Interaktion mit den primitiven Reflexen*); ›The continued presence of the fear paralysis reflex in its effect upon subsequent central nervous system development‹ (1989, *Die fortgesetzte Präsenz des Furchtlähmungsreflexes in seiner Auswirkung auf die nachfolgende Entwicklung des Zentralnervensystems*); ›Elective mutism – the unchosen silence‹ (1991, *Elektiver Mutismus – das unfreiwillige Schweigen*); ›The developmental basis for learning difficulties and language disorders‹ (1990, *Die Entwicklungsbasis für*

Lernschwierigkeiten und Sprachstörungen. Alle hier genannten Titel gibt es nicht in deutscher Übersetzung. Anm. Übers.). Die letztgenannte Arbeit war ein Versuch, die Änderungen zusammenzufassen, die an den ursprünglich von Blythe und McGlown entwickelten Methoden vorgenommen worden waren, und die INPP-Methode so zu beschreiben, wie sie sich im Jahr 1990 präsentierte.

So hatte ich es damals formuliert:

> *Die Arbeit des Instituts für Neuro-Physiologie (INPP) in Chester konzentriert sich auf die Überprüfung und anschließende Behandlung aberranter Reflexe. Bei einer vollständigen entwicklungsneurologischen Untersuchung werden Tests zum Nachweis primitiver Reflexe und posturaler Reaktionen sowie Tests zu Kleinhirnfunktionen, Dysdiadochokinese, Gleichgewicht, grob- und feinmotorischer Koordination, Okulomotorik, visueller Wahrnehmung und visuell-motorischer Integrationsfähigkeit durchgeführt. Auf diese Weise werden sowohl die Auswirkungen als auch die möglichen Ursachen untersucht. Nach Abschluss der Untersuchung kann auf der Grundlage der Punktwerte in den einzelnen Testbereichen ein Index der Funktionsstörung ermittelt werden. Dann kann festgelegt werden, ab welcher Stufe der Entwicklung ein individuelles Interventionsprogramm erstellt werden sollte. Es ist auch möglich, während der Behandlung den Verlauf zu evaluieren und eine Korrelation zwischen Reflexhemmung und Verbesserung in verschiedenen Funktionsbereichen zu messen.*
> *Blythe (1980) zufolge sind »die angeborenen Mechanismen, die an der Hemmung, Modifizierung und Umwandlung der primären Reflexe beteiligt sind, in jedem Alter beobachtbar und, was noch wichtiger ist, wiederholbar, um bei der Rehabilitation neurologischer Beeinträchtigungen zu helfen«. Die Replikationstheorie ist die Grundlage für alle vom INPP angewandten Reflexhemmungstechniken, d. h. dass es möglich ist, dem Gehirn eine zweite Chance zu geben, die hemmenden Bewegungsmuster zu registrieren, die in der entsprechenden Entwicklungsphase hätten ausgeführt werden sollen, oder eine Entwicklungsphase zu wiederholen, die aus dem einen oder anderen Grund während des intrauterinen Lebens oder im Säuglingsalter ausgelassen oder unvollständig durchlaufen wurde.*

Die Behandlung aberranter Reflexe stützt sich auf das Grundkonzept der Replikation sowie auf drei damit zusammenhängende Theorien:
1 *Jeder Reflex hat eine Aufgabe und kann erst dann vollständig gehemmt werden, wenn er die ihm zugedachte Aufgabe erfolgreich erfüllt hat.*
2 *Alle menschlichen Säuglinge machen im ersten Lebensjahr bestimmte stereotype Bewegungen (Thelan 1979). Diese Bewegungen beinhalten das natürliche ›Gegenmittel‹ zum entsprechenden Reflex in diesem Entwicklungsstadium. Auf diese Weise wird einerseits die Hemmung eines primitiven Reflexes und andererseits die anschließende Herausbildung einer posturalen Reaktion zusammen mit der weiteren Entwicklung des ZNS (Zentralnervensystem) vorangetrieben.*
3 *Bei der Hemmung der Reflexe gibt es eine Abfolge und ein Muster. Es beginnt mit der Herausbildung eines jeden Reflexes, dann wird er stärker und erreicht seinen Höhepunkt, und schließlich wird er gehemmt. Seine Hemmung fällt mit dem Erstarken des nächsten Reflexes in der Kette zusammen, wobei der letztere die Hemmung des ersteren unterstützt. So kann beispielsweise der ATNR bei der Hemmung des Moro-Reflexes eine Rolle spielen, während die Landau-Reaktion und der symmetrische tonische Nackenreflex (STNR) die Hemmung des TLR unterstützen. Auf diese Weise scheint die Natur es so eingerichtet zu haben, dass sie die Tür zu einem Reflex schließt, indem sie die Tür zum nächsten öffnet.*
Jede Entwicklungsstufe ist wie ein Baustein, der sorgfältig an der richtigen Stelle platziert wird, damit das Gebäude als Ganzes stabil ist, wenn es fertig ist. Ein falsch platzierter Baustein im Fundament oder in Bodennähe wirkt sich auf alle darauf aufbauenden Stockwerke aus, sodass die möglichen Auswirkungen auf die weitere Entwicklung umso größer sind, je früher die Störung auftritt. Beim Aufbau eines Förderprogramms bildet der früheste der entdeckten aberranten Reflexe den Ausgangspunkt für die Replikation.
Im Durchschnitt dauert das Übungsprogramm etwa ein Jahr, also ungefähr so lange, wie ein Baby braucht, um den Übergang vom hilflosen Neugeborenen zum Laufen zu vollziehen. In dem Maße, wie die aberranten Reflexe modifiziert und korrigiert werden, durchlaufen auch viele der vorliegenden Symptome eine Transformation.

> *Zusammenfassend lässt sich sagen, dass die primitiven Reflexe die frühesten Entwicklungsmarker darstellen, anhand derer es möglich ist, spezifische Bereiche von Funktionsstörungen zu erfassen. Sie bilden auch den Stamm des Baumes, aus dem die Äste der motorischen Entwicklung, der Wahrnehmung und der Kognition wachsen. Je größer die Anzahl aberranter Reflexe ist, desto härter muss der Kortex arbeiten, um die daraus resultierenden Dysfunktionen zu kompensieren.*
> *Wenn die aberranten Reflexe festgestellt und die entsprechenden Bewegungen zur Reflexhemmung täglich wiederholt werden, haben die höheren Gehirnregionen und die damit verbundenen Nervenverbindungen eine zweite Chance, die aberranten Reflexe zu hemmen und die Herausbildung der posturalen Reaktionen zu gewährleisten. Wenn dies geschieht, ist der Kortex frei, sich auf die geistigen Aufgaben zu konzentrieren, die seine eigentliche Spezialität sind.* (Goddard 1990)

1989 erstellte Jane Field in Zusammenarbeit mit Blythe eine neue, gekürzte Version des ursprünglichen Handbuchs für Kliniker, die Studierenden der Methode eine Anleitung zum Testen jener Reflexe an die Hand geben sollte, die in dem diagnostischen Assessment des INPP enthalten sind.

Ein weiteres assoziiertes Mitglied des INPP, Patricia Faulkner, untersuchte die Präsenz aberranter Reflexe in einer Gruppe von 18 Kindern mit hoher Intelligenz (IQ von 140+), die grafomotorische Schwierigkeiten hatten. Ihre Arbeitshypothese lautete, »dass Kinder mit hoher Intelligenz, die Schwierigkeiten mit der Handschrift haben, einen gewissen Grad an ZNS-Dysfunktion aufweisen«. (Faulkner 1988a; siehe auch Faulkner 1988b)

Eine Funktionsstörung des Zentralen Nervensystems wurde damals durch folgende Merkmale definiert:
- Aberrante primitive Reflexe
- Kreuzlateralität oder Uneindeutigkeit der Lateralität
- Visuelle Wahrnehmungsschwierigkeiten

Zur Überprüfung ihrer Hypothese führte Faulkner mit ihren Probanden (im Alter von acht bis zwölf Jahren) standardisierte pädagogische Tests zum logischen Denken, Lesen, Textverständnis und Schreiben durch. Alle wurden auf das Vorhandensein oder Fehlen einer Reihe primitiver Reflexe getestet, von denen angenommen wird, dass sie mit Lernschwierigkeiten in Zusammenhang stehen, nämlich: ATNR, STNR, spinaler Galant-Reflex und Kopfstellreaktionen. Außerdem wurden Tests zur Überprüfung des Gleichgewichts, der Okulomotorik und der visuellen Wahrnehmungsleistung durchgeführt.

Die erzielten Ergebnisse stützen die Hypothese, dass Kinder mit hoher Intelligenz, die grafomotorische Schwierigkeiten haben, ein gewisses Maß an Funktionsstörungen des Zentralen Nervensystems aufweisen. Bei allen wurde festegestellt, dass aberrante primitive Reflexe, Kreuzlateralität und visuelle Wahrnehmungsstörungen vorhanden waren.

1994 führte Gwen Wilkinson eine Replikation einer Studie durch, die 1972 von Barbara Rider in den Vereinigten Staaten durchgeführt worden war. Rider hatte die Reflexe einer Gruppe normaler Kinder in der zweiten Klasse mit denen einer Gruppe lernbehinderter Kinder verglichen. Sie stellte fest, dass die Häufigkeit aberranter Reflexe in der Gruppe der lernbehinderten Kinder signifikant höher war als in der Gruppe der Kinder ohne Lernbehinderung. Die Ergebnisse zeigten, dass die Kinder mit normalem Reflexstatus bei den ›Wide range achievement tests‹ (WRAT, *viele Lernbereiche umfassende Leistungstests*) alle durchweg besser abschnitten. Wilkinson bestätigte nicht nur einen Zusammenhang zwischen aberranten primitiven Reflexen und schlechteren schulischen Leistungen, sondern auch, dass es möglich ist, Kinder mit Leistungsschwächen zu identifizieren, indem man einfach deren Reflexprofil betrachtet. Bei genauerer Analyse der Ergebnisse stellte sie fest, dass der gemeinsame Nenner in Bezug auf die Reflexe bei den Gruppen, die bei Leistungsmessungen unter den Erwartungen lagen, die Präsenz des TLR war, der bei allen lernbehinderten und leistungsschwachen Probanden zu finden war. Sie stellte auch einen möglichen Zusammenhang zwischen einem residualen Moro-Reflex und Problemen in Mathematik fest.

Das INPP in Deutschland

Zwischen Oktober 1993 und 1994 absolvierte eine Gruppe von Pädagogikstudentinnen und -studenten der Universität Hamburg einen Lehrgang bei Peter Blythe in Chester. Dieses Projekt wurde von der Diplompädagogin Thake Hansen-Lauff initiiert und von ihrem Ehemann Prof. Dr. W. Lauff unterstützt. Beide hatten im März 1993 an der Fifth European Conference of Neuro-Developmental Delay in Chester teilgenommen. Als Erziehungswissenschaftler waren sie davon überzeugt, dass die Arbeit des INPP Chester eine äußerst wertvolle und wichtige Bereicherung für Praxis und Theorie der Pädagogik in Deutschland sein könnte. Die Gruppe der Studierenden, die an dem Kurs in Chester teilnahm, war zuvor von Thake Hansen-Lauff im Rahmen zweier Lehraufträge am Pädagogischen Institut der Universität Hamburg inhaltlich auf den Lehrgang vorbereitet worden.

1995 wurde Hansen-Lauff vom INPP zur Repräsentantin des Instituts in Deutschland ernannt. In dieser Funktion erhielt sie die Erlaubnis, die INPP-Methode nun selbst in Weiterbildungskursen zu lehren. Die ersten beiden Lehrgänge fanden an der Universität Hamburg statt, noch unter Beteiligung von Peter Blythe. Danach und bis 2020 fanden die meisten Kurse in Laboe statt, dem Sitz des INPP Deutschland bis heute.

Zwischen 1996 und 2020 hat Hansen-Lauff rund 400 Fachkräfte mit professionellem Hintergrund geschult. Im Jahr 2023 waren rund 280 aktive Anwenderinnen und Anwender der INPP-Methode als INPP International Licentiates gelistet, die die vorgegebenen Standards und das Qualitätsmanagement von INPP International erfüllten. Um dem stetig wachsenden Interesse an der INPP-Methode gerecht zu werden, bieten inzwischen drei weitere Co-Trainerinnen an drei verschiedenen Standorten in Deutschland INPP-Weiterbildungskurse an. Im September 2023 hat Johanna Lauff M.A. die Leitung von INPP Deutschland übernommen.

Förderprogramme für Hörverarbeitungsprobleme

1987 organisierte Peter Blythe die erste internationale Konferenz über neurologische Entwicklungsverzögerungen bei Kindern mit spezifischen Lernschwierigkeiten. Zu den Referenten gehörten Harold Levinson, einer der ersten Kliniker, der die Rolle des vestibulär-zerebellären Systems bei Legasthenie und phobischen Zuständen erkannte und erforschte, Harry Wachs, ein Funktionaloptometrist, der mit Sehtrainings arbeitete, und Damian Downing, der sich auf die Untersuchung und Behandlung von Ernährungsfaktoren bei einer Reihe von Störungen spezialisiert hatte. Diese drei Fachrichtungen schienen die wichtigsten Verbindungen zu denjenigen Bereichen zu sein, die bei denselben Problemen, die das INPP behandelte, eine Rolle spielten. Das einzige fehlende Element bei dieser ersten Konferenz war die auditive Verarbeitung.

In den darauffolgenden Jahren lernte das INPP folgende Methoden kennen: die Tomatis-Methode, nachdem einige Associates an einem Workshop-Wochenende zum Thema teilgenommen hatten; das von dem französischen Ohrenarzt Guy Bérard entwickelte Auditory Integration Training (AIT), das von Svea Gold anhand von Annabel Stehlis Buch ›The Sound of a Miracle‹ (1992) vorgestellt wurde. Das Buch erzählt die Geschichte von Stehlis Familie, die Hilfe für ihre Tochter suchte, die eine Reihe von Problemen hatte, die mit ASS (Autismus-Spektrum-Störung) zusammenhängen. Dazu gehörten ferner die von Ingo Steinbach entwickelte Samonas-Klangtherapie, die Programme von Paul Madaule, die über das Listening Centre in Kanada angeboten wurden, und das Listening Program von Alex Doman. Alle hatten ihren Wert bei der Identifizierung und Behandlung von Problemen, die mit auditiven Verarbeitungsschwierigkeiten oder auditiver Überempfindlichkeit zusammenhingen. Doch die Methode, die am besten zu der Klientel zu passen schien, mit der das INPP hauptsächlich arbeitete und die auch Blythes ursprüngliches Bestreben am ehesten erfüllte, kam 1993 in das Blickfeld des INPP. Ihm war es immer wichtig, in der Lage zu sein, die angewandten Methoden zu evaluieren und somit evidenzbasierte Forschung zu betreiben.

Kjeld Johansen, ein ehemaliger dänischer Lehrer, der an einer Fortbildung bei Catherina Johannesson-Alevgård in Schweden teilgenommen hatte, nahm danach Kontakt zu Blythe auf und bat um ein Treffen mit ihm, da er auf dem Weg nach Kanada war, um sich mit Alfred Tomatis' Schüler Paul Madaule zu treffen. Während seiner Studienzeit hatte Johansen eine von dem dänisch-amerikanischen Forscher Christian A. Volf (1894-1967) in Kalifornien entwickelte Methode der auditiven Stimulation kennengelernt und auch angewandt.

Später, als Lehrer, stellte Johansen fest, dass mehrere Schüler, die wegen ihrer Schriftsprachprobleme als Legastheniker eingestuft wurden, in Wirklichkeit Probleme mit der auditiven Wahrnehmung im Allgemeinen und der Wahrnehmung bestimmter Frequenzbereiche im Besonderen hatten. Gleichzeitig hatten sie oft Probleme in Bezug auf Ohrpräferenz und Lateralität. Auf der Grundlage der Ideen von Volf, Tomatis, Orton und vielen anderen sowie seiner eigenen Erfahrung entwickelte Johansen im Laufe der Jahre ein System zur Überprüfung der auditiven Wahrnehmung, das eine Kombination aus Reintonaudiometrie und Tests auf binaurales und dichotisches Hören umfasste. In Zusammenarbeit mit dem Komponisten Bent-Peder Holbech entwickelte er eine Musik, um die auditive Wahrnehmung durch frequenzspezifische Stimulation zu schulen – eine Methode, die weltweit als Johansen Individualised Auditory Stimulation Therapy bekannt ist. JIAST wird zur Unterstützung von Schülerinnen und Schülern eingesetzt, die unter Lern- und/oder Verhaltensproblemen leiden.*

Johansen (1993), ein bescheidener Mann, der mehr daran interessiert war, für den Einzelnen etwas zu bewirken als für seine eigenen Methoden zu werben, führte Blythe und mich in das Konzept ein, frequenzspezifische Musik zur Verbesserung der auditiven Diskriminierung, der lateralen Präferenz und der auditiven Verarbeitung

* In Deutschland, Österreich und der Schweiz ist die Methode unter der Bezeichnung Johansen Individualisierte Auditive Stimulation (JIAS), ein individualisiertes, frequenz- und hemisphärenspezifisches, auf Musik basierendes Hörtraining bekannt. Siehe auch www.jias.de; www.jias.ch, www.jias.at *(Anm. Übers.)*

einzusetzen. Blythe interessierte sich sofort für das Element der Lateralität, und ich, die ich aus einer Familie stamme, in der klassische Musik eine große Rolle spielte, wollte unbedingt mehr über den Einfluss der Musik über die musikalische Ausbildung hinaus erfahren. Auf unsere Bitte hin kehrte Johansen im Oktober 1994 nach Chester zurück, um uns in seiner Methode zu schulen.

Die Methode war für uns beide aus zweierlei Gründen attraktiv. Erstens beinhaltete sie eine detaillierte Untersuchung mithilfe anerkannter Testmethoden wie der Reintonaudiometrie und der Überprüfung binauralen und dichotischen Hörens. Damit wurde eine klare klinische Ausgangsbasis geschaffen, von der aus eine begründbare Entscheidung über die Auswahl der Musik für das Hörtraining und die Evaluierung der Veränderungen während und nach der Intervention getroffen werden konnte. Zweitens handelte es sich um ein sanftes Trainingssystem, das zu Hause durchgeführt und im Laufe eines Jahres in sechswöchigen Abständen überprüft werden konnte. Dies passte gut zur Struktur des INPP-Programms, und es war zudem ein Verfahren, bei dem das Risiko von Overload (Überladung) des Klienten minimal schien.

Das Konzept der Überladung

Die Risiken einer sensorischen Überladung sind seit Langem bekannt. Zu einer Überladung kommt es, wenn ein Patient durch Fördermaßnahmen überstimuliert wird, die seinem Organismus eine schnellere Anpassungsleistung abverlangen, als er in der Lage ist, sie zu erbringen. Dies ist vergleichbar mit dem Problem der Überdosierung bei der Verwendung von Arzneimitteln. Dies ist zwar bekannt, wird aber in der psychiatrischen Behandlung häufig übersehen. Wird einem Patienten das falsche Medikament oder eine Dosis verabreicht, die seine Verträglichkeit übersteigt, kann dies den paradoxen Effekt haben, dass sich genau die Symptome verstärken, die damit behandelt werden sollen.

1975 schrieb Arnold M. Ludwig in einem Beitrag:

> *Höhere Gehirnzentren sind ständig damit beschäftigt, den sensorischen Input zu filtern, zu modifizieren, zu regulieren und zu kontrollieren sowie ihm Bedeutung zuzuschreiben. Die sich daraus ergebende Interaktion zwischen zentralen und peripheren Abläufen führt dazu, Typen von kognitiv-perzeptiven Stilen hervorzubringen, die nicht nur die Persönlichkeit des Einzelnen, sondern auch seine Sicht der Welt prägen.*

Er führte weiter aus:

> *Die Wechselwirkung zwischen dem Menschen und seiner Umwelt lässt sich in zahllosen trivialen und tiefgreifenden Formen sowohl im normalen als auch im psychopathologischen Verhalten beobachten, da der Mensch die Umgebung auswählt, die seine Sinne entweder beruhigt oder erregt. Hyperaktive Kinder und manische Patienten neigen zu einer Art Stimulus-Hunger, während depressive Patienten eher geneigt zu sein scheinen, Reize auszublenden. Bei chronisch Schizophreniekranken scheinen einige für die häufigsten Formen sensorischer und sozialer Stimulation unempfänglich zu sein, während andere geradezu besessen nach äußeren Formen der Stimulation suchen oder gar Autostimulation betreiben.* (Ludwig 1975)

Als sich das INPP-Übungsprogramm Anfang der 1980er-Jahre vom Training motorischer Entwicklungsmuster oder von Übungen zur Hemmung von Reflexen auf die Auswahl von Bewegungen, die Babys natürlicherweise ausführen, verlagerte, wurde deutlich, dass letztere wirksamer zu sein schienen und dass eine geringere ›Dosis‹ zu schnelleren und nachhaltigeren Ergebnissen führte. Mit zunehmender Wirksamkeit stieg jedoch auch das Risiko einer Überladung. Aufgrund der sorgfältigen Berücksichtigung der Erfahrungen von Familien und erwachsenen Patienten zwischen den Reviews wurde schnell klar, dass nur eine begrenzte Anzahl von Übungen erforderlich war, um positive Ergebnisse zu erzielen, ohne eine Überladung zu verursachen.

Zu den Anzeichen einer Überladung gehören bei Kindern u. a. vermehrtes Bettnässen, schlechte Träume, Verhaltensauffälligkeiten zu Hause oder in der Schule und Wutanfälle. Erwachsene, die besser in der Lage sind, ihre Erfahrungen zu artikulieren, beschrieben eine erhöhte Empfindlichkeit gegenüber allem, was sie umgibt, verbunden mit der Unfähigkeit, sich zu schützen, bevor die Gefühle zu stark werden. Diese Überempfindlichkeit kann sich auf sensorische Reize, emotionale Ereignisse oder eine Kombination aus beidem beziehen. Von entscheidender Bedeutung ist, dass eine sensorische Überladung zu intensiven emotionalen Reaktionen führen kann. Das ist dann der Fall, wenn die sensorische Überladung infolge einer Überempfindlichkeit in einem oder mehreren Sinnesmodalitäten auftritt oder durch emotionalen Stress oder die Anpassungsleistungen, die durch das Übungsprogramm eingefordert werden, verstärkt wird. Dies gilt auch im umgekehrten Sinne. So kann eine zugrunde liegende Hypersensibilität durch eine erhöhte emotionale Erregung noch verstärkt werden, und emotionaler Stress kann wiederum die Erregungsschwelle herabsetzen, was dazu führt, dass sich beide Zustände gegenseitig verstärken. Erwachsene beschrieben auch, dass sie von Ereignissen träumten und sich wieder an diese erinnern konnten, an die sie seit vielen Jahren nicht mehr gedacht hatten oder nicht mehr bewusst in Erinnerung rufen konnten. Diese Reaktionen schienen den explosiveren spontanen Abreaktionen zu ähneln, die in den 1970er-Jahren durch PMRT (psychomuscular-release therapy) ausgelöst wurden.

Hier stellte sich erneut die Frage nach dem Warum. Was hatte es mit diesen Übungen auf sich, dass sie nicht nur ihren primären Zweck der Integration primitiver Reflexe und posturaler Reaktionen erfüllten, sondern auch eine emotionale/psychologische Wirkung zu haben schienen? Die genaue Antwort und die beteiligten Wirkmechanismen sind noch immer nicht vollständig bekannt, aber es wurde vermutet, dass die Hypersensitivität aus einer Reihe von systembedingten Anpassungsprozessen resultieren könnte.

Eine Theorie besagt, dass emotionale Erinnerungen körperliche Entsprechungen haben und dass die Wiederholung früherer, jahrelang nicht genutzter Bewegungsmuster unterdrückte Erinnerungen auslösen kann, dass also der Körper ein Gedächtnis hat und dass das Bewegungsvokabular des Körpers mit dem präverbalen Ausdruck von Gefühlen oder Affekten verbunden ist. Wenn diese Bewegungen regelmäßig wiederholt werden, können sie als Schlüssel zum Öffnen und Freisetzen verschütteter emotionaler Erinnerungen dienen, die im Körper gespeichert sind.

Eine weitere mögliche Erklärung ist, dass Veränderungen in der Art und Weise, wie der Körper und das Nervensystem auf die Übungen reagieren, eine Anpassung sowohl auf psychologischer als auch auf physischer Ebene erfordern. Dazu gehört die Änderung von Gewohnheiten und kompensatorischen Verhaltensweisen, die sich im Laufe der Zeit entwickelt haben. Während sich neue Systeme entwickeln, um etablierte, aber weniger effiziente Systeme zu ersetzen, kann es eine kurze Zeit des ›Niemandslands‹ geben, in der die alten Systeme an Nützlichkeit verlieren und die neuen noch nicht ausreichend etabliert oder vertraut sind, um sich gut und sicher zu fühlen. Es kann sich eher so anfühlen, als ob man aufgefordert wird, eine neue Technologie ohne jegliche Schulung zu benutzen. Für eine kurze Zeit kann dies zu einer verstärkten Desorientierung, Unsicherheit und Erregung führen.

Im Laufe der Zeit zeichnete sich ein Profil von Personen ab, die anscheinend anfälliger für eine Überladung im Rahmen eines Programms waren und auf verschiedene Kombinationen von Übungen reagierten. Der gemeinsame Nenner dieser Gruppe waren eindeutige vestibuläre Störungen mit oder ohne Anzeichen eines noch aktiven Moro-Reflexes. Es zeigte sich, dass diese Gruppe besser auf das Programm ansprach, wenn sie nur ein oder zwei Übungen erhielt, die speziell auf die Verbesserung der vestibulären Funktion und/oder die Integration des Moro-Reflexes abzielten. Diese Personen schienen auch empfindlicher auf die gleichzeitige Anwendung von mehr als einer Art von Programm zu reagieren. Wurde beispielsweise in der Anfangsphase des Programms gleichzeitig mit der vestibulären Arbeit eine Klangtherapie durchgeführt, traten mit größerer Wahrscheinlichkeit Anzeichen einer Überladung auf.

Aus diesem Grund wurde JIAS als die bevorzugte Methode des Hörtrainings ausgewählt, die parallel zum INPP-Programm eingesetzt werden könnte. Als allgemeine Richtlinie gilt, dass bei vorliegenden vestibulären Dysfunktionen diese zuerst behandelt und ein Hörtraining besser später in das Programm aufgenommen werden sollte. Allerdings sollte betont werden, dass dies keine absolute Regel für die Praxis ist. Die Vorgehensweise hängt von den vorliegenden Problemen, den Bedürfnissen, dem Alter und dem Profil der oder des Patienten ab. Manchmal werden auch andere Hörtherapiemethoden empfohlen, entweder vor oder nach Abschluss eines INPP-Programms. Während der Weiterbildung werden die INPP-Therapeutinnen und -Therapeuten darin geschult, im Rahmen der Erstkonsultation einige dieser Faktoren aus der Anamnese und den Fragebögen zum Hörscreening herauszufinden und Empfehlungen auf der Grundlage des individuellen Bedürfnisprofils zu geben.

Entwicklungen im Vereinigten Königreich

Währenddessen wurden im Vereinigten Königreich – als immer mehr Patienten sowohl am INPP in Chester als auch von den Associates in ihren eigenen Praxen behandelt wurden – Beobachtungen, Erfahrungen und Ideen ausgetauscht, diskutiert und getestet. Einige wurden verworfen, andere wurden Bestandteil der gängigen Praxis. Es gab auch zunehmenden Anlass zur Befürchtung, dass Menschen, die von der Methode gehört hatten, versuchen würden, Aspekte davon ohne angemessene Kenntnisse oder Schulung anzuwenden. Damit bestand die Gefahr, dass die Methode in Verruf geriet, da Fehlinformationen, die bei informellen Gesprächen und Treffen ausgetauscht wurden, schnell zu einer Reihe von Memes wurden, die zwischen verschiedenen Berufsgruppen weitergegeben wurden.

Literatur

Als Reaktion auf dieses wachsende Problem und auf eine Anfrage des in Schweden tätigen Psychologen Björn Gustafson nach einer Informationsbroschüre für Leser in Schweden über die Bedeutung der primitiven Reflexe und der posturalen Reaktionen bei vorliegenden spezifischen Lernschwierigkeiten schrieb ich mein erstes Buch ›Ett Fönster in i barnets huvud‹ (Goddard 1996, *Ein Fenster in den Kopf des Kindes*). Darin beschrieb ich die Schlüsselreflexe und ihre spezifischen Auswirkungen auf verschiedene Funktionsbereiche. Als Svea Gold, die Verlegerin und Autorin von ›If Kids Just Came With Instruction Sheets‹ (1998, *Wenn Kinder doch nur mit Gebrauchsanweisung zur Welt kämen*), einige Monate später von der bevorstehenden Veröffentlichung erfuhr, schlug sie vor, das Buch zu erweitern und auf Englisch zu veröffentlichen. Die erste Ausgabe von ›A Teacher's Window Into The Child's Mind‹ wurde 1996 von Fern Ridge Press veröffentlicht. Das Buch wurde später als ›Reflexes Learning and Behavior‹ (Goddard 2002) aktualisiert und erschien in vielen Sprachen.

Der nächste Schritt bestand darin, die Reliabilität einiger der klinischen Instrumente, die Blythe und McGlown entwickelt hatten, kritisch zu untersuchen, um einen akzeptierten Standard für andere Berufsgruppen zu setzen.

1998 nahm ich eine Analyse der Antworten der Eltern auf den INPP-Screening-Fragebogen vor. Der Fragebogen wurde als erstes Screening-Instrument verwendet, um zu entscheiden, ob ein Kind für eine INPP-Untersuchung infrage kommen könnte. Er umfasste 26 Kriterien, die Aspekte der Entwicklungsgeschichte von der familiären Vorgeschichte bis in die Gegenwart abdeckten. Wenn ein Kind mehr als sieben ›Ja‹-Antworten auf Fragen zu möglichen Ursachen oder Markern von Entwicklungsproblemen erhielt, war die Wahrscheinlichkeit hoch, dass bei einer eingehenden Untersuchung Anzeichen für eine neurologische Entwicklungsverzögerung festgestellt würden, die auf eine Intervention nach der INPP-Methode ansprechen würden. Der Fragebogen war bereits seit 20 Jahren verwendet worden, war jedoch bislang nicht auf seine Validität und Reliabilität hin überprüft worden.

Ich verglich die Fragebogenantworten der Eltern von 72 Kindern, die sich wegen Lese-, Schreib- oder Rechtschreibschwächen ihres

Kindes an das INPP gewandt hatten, mit den Antworten der Eltern von 72 Kindern derselben Altersgruppe in einer örtlichen Grundschule, die keine Vorgeschichte oder Symptome von Lese-, Schreib- oder Rechtschreibschwächen aufwiesen. Die Ergebnisse wurden einer unabhängigen statistischen Analyse unterzogen, um die Reliabilität der Bewertung von sieben ›Ja‹-Antworten zu überprüfen und um zu analysieren, ob bestimmte Risikofaktoren eine hohe Gewichtung haben. Der Bericht der Statistiker besagte:

> *Die Ergebnisse des Zweistichproben-t-Tests von Student* (Pseudonym des Testentwicklers William Sealy Gosset; *Anm. Übers.) deuten darauf hin, dass der INPP Developmental Screening Questionnaire tatsächlich zwischen Kindern mit spezifischen Lernschwierigkeiten und Kindern ohne spezifische Lernschwierigkeiten unterscheidet, und zwar auf der Grundlage einer Reihe von Faktoren in der frühen Entwicklung, wobei eine Gesamtzahl von sieben ›Ja‹-Antworten oder mehr für die Unterscheidung zwischen den beiden Gruppen ausschlaggebend ist.*

Dieses einfache Screening-Instrument könnte damit für Lehrkräfte, Schulpsychologinnen, Ergotherapeuten und andere Fachleute bei ihrer Erstüberprüfung von Nutzen sein, wenn es darum geht, die Bedürfnisse eines Kindes zu ermitteln und festzustellen, ob neurologische/entwicklungsbedingte Faktoren den Schwierigkeiten eines Kindes zugrunde liegen. Kinder mit einer neurologischen Entwicklungsverzögerung, die durch eine fortgesetzte Präsenz eines Clusters aberranter Reflexe und Reaktionen gekennzeichnet ist, sprechen auf ein körperlich-sensorisches Förderprogramm an. Dies sollte bei allen Empfehlungen zur Behandlung ihrer spezifischen Lernschwierigkeiten berücksichtigt werden. (Goddard Blythe und Hyland 1998)

In der Zwischenzeit wuchs die Zahl der im Vereinigten Königreich und in Deutschland geschulten Personen weiter an. Nicht alle, die sich weiterbilden ließen, wollten assoziierte Mitglieder des INPP werden oder bleiben. Einige trennten sich vom INPP, um unabhängige Forschung zu betreiben oder die Methode außerhalb der

Beschränkungen einer assoziierten Mitgliedschaft zu praktizieren. Einige davon sind nicht nur wegen ihrer Studienergebnisse erwähnenswert, sondern auch, um den Ursprung von Programmen zu verstehen, die sich in der Folge herausgebildet haben.

2000 veröffentlichte Martin McPhillips, ein ehemaliger Associate des INPP, zusammen mit seinen Kollegen die Ergebnisse einer randomisierten, kontrollierten Doppelblindstudie, in der die Wirksamkeit von Bewegungsübungen, die die ursprünglichen Reflexbewegungen nachahmten, bei Kindern mit spezifischen Leseschwierigkeiten untersucht worden war.

> *Wir untersuchten die Wirksamkeit eines Interventionsprogramms, das auf der Wiederholung der vom System der Primärreflexe während des fötalen und neonatalen Lebens generierten Bewegungen basiert. Es wurde ein randomisiertes, individualisiertes, doppelblindes, Placebo kontrolliertes Forschungsdesign verwendet. Die teilnehmenden Kinder (im Alter von acht bis elf Jahren) mit noch aktiven Primärreflexen und einer schlechten Leseleistung wurden in eine von drei Behandlungsgruppen aufgenommen: Experimentalgruppe (die Kinder erhielten eine spezifische Bewegungssequenz), Placebo-Kontrollgruppe (die Kinder erhielten unspezifische Bewegungen) und Kontrollgruppe (keine Bewegungen). Von einer anfänglichen Stichprobe von 98 Kindern wurden 60 Kinder, 20 in jeder Gruppe, hinsichtlich Alter, Geschlecht, verbalem Intelligenzquotienten (IQ), Lesefähigkeit und Restreaktionen eines asymmetrisch tonischen Nackenreflexes gematcht. Bei den Werten des asymmetrisch tonischen Nackenreflexes gab es eine signifikante Interaktion (Gruppe nach Zeit; p<0,001). In der Versuchsgruppe kam es im Verlauf der Studie zu einer signifikanten Abschwächung des Reflexes (mittlere Veränderung -1,8; [95 Prozent CI -2,4 bis -1,2]; p<0,001), während die Veränderungen in der Placebo-Kontrollgruppe und der Kontrollgruppe nicht signifikant waren (-0,2; [-0,9 bis 0,6]; und -0,4; [-0,9 bis 0,2]).*
> (McPhillips et al. 2000)

Nach der Veröffentlichung gründete McPhillips Primary Movement als unabhängige, gemeinnützige Organisation.

Blythe war zunächst hocherfreut, dass eine unabhängige akademische Studie bestätigt hatte, dass die Theorie und die zugrunde liegende Methodik, die er und McGlown entwickelt hatten und an deren Entwicklung viele Kollegen mitgewirkt hatten, sich als fundiert erwiesen hatten, doch später musste er enttäuscht feststellen, dass in der Studie die ursprüngliche Quelle der Theorie und einige der in der Studie verwendeten Tests und Übungen nur am Rande Erwähnung fanden

Später im selben Jahr erkrankte Blythe schwer, und da er befürchtete, nicht mehr lange zu leben, ernannte er mich im Jahr 2001 zur Direktorin des INPP.

2001 wurde ich eingeladen, auf der Fifth International British Dyslexia Association Conference in York einen Vortrag zu halten. Da ich wusste, dass die traditionelle Sichtweise auf Legasthenie, die sich damals vor allem auf den Förderunterricht konzentrierte, sich von der Auffassung des INPP stark unterschied, dass nämlich zugrunde liegende physische Faktoren zum Auftreten von Legasthenie-Symptomen beitragen können, beschloss ich, die Testergebnisse einer Gruppe von Kindern mit diagnostizierter Legasthenie zu analysieren, die am INPP auf Anzeichen einer neurologischen Dysfunktion untersucht worden waren. Mit dieser Studie wollte ich zeigen, dass okulo-motorische und visuelle Wahrnehmungsprobleme, die häufig Merkmale von Legasthenie sind, nicht isoliert auftreten, sondern Teil eines umfassenderen Bildes von NMU (Neuromotorische Unreife) sein können.

Bei einer Stichprobe von 54 Kindern mit diagnostizierter Legasthenie wurde eine Reihe standardisierter neurologischer Tests auf aberrante Reflexe durchgeführt, um zu klären, ob eine neurologische Funktionsstörung ein signifikanter Faktor war, der ihren legasthenen Symptomen zugrunde lag. Zusätzliche Tests wurden durchgeführt, bei denen Augenmotorik, visuelle Wahrnehmungsleistung und Kleinhirnbeteiligung einschließlich Dysdiadochokinese beurteilt wurden, um zu sehen, ob andere Bereiche, die mit der motorischen Entwicklung zusammenhängen, ebenfalls signifikante Faktoren in der Stichprobe waren.

> *Es zeigte sich, dass aberrante primitive Reflexe und posturale Reaktionen ein durchgängiger zugrunde liegender Faktor in dieser Stichprobe waren. Ein hoher Prozentsatz der Stichprobe wies auch Probleme bei der Augenmotorik, den visuellen Wahrnehmungsfähigkeiten und der Dysdiadochokinese auf, was auf einen positiven Zusammenhang zwischen aberranter Reflexaktivität und unreifen posturalen, motorischen und visuellen Funktionen schließen ließ.* (Goddard Blythe 2001)

Nach der Präsentation gab es berechtigte Kritik wegen des Fehlens einer Kontrollgruppe in der Studie. Dies erkannte ich an und erklärte, dass das Ziel der Studie darin bestand, zu zeigen, dass bei einigen Kindern mit diagnostizierter Legasthenie eine neurologische Funktionsstörung aufgrund aberranter Reflexe vorliege und dass, obwohl diese möglicherweise nicht die Hauptursache für die Legasthenie-Symptome seien, einige der mit der Legasthenie verbundenen Symptome möglicherweise geringer ausfielen, wenn diese Reflexe korrigiert würden. Mit anderen Worten: Legasthenie sollte nicht nur als ein Problem der kognitiven Verarbeitung behandelt werden. Vielmehr sollten auch die zugrunde liegenden Mechanismen Teil der Untersuchung und Behandlung der mit Legasthenie verbundenen Symptome sein.

Als das Interesse an anderen, die INPP-Methode ergänzenden Interventionen zunahm, wurde deutlich, dass die zur Beschreibung des INPP-Ansatzes verwendete Terminologie präziser sein müsste. Der damals verwendete Begriff ›Neurologische Entwicklungsverzögerung‹ wies auf ein breiteres Spektrum von Symptomen hin als nur auf unausgereifte neuromotorische Fähigkeiten. Auch wurde er zunehmend ganz allgemein zur Beschreibung von Kindern mit neurologischen und/oder geistigen Beeinträchtigungen verwendet. Obwohl der INPP-Ansatz auch Hinweise auf andere Faktoren wie auditive Verarbeitungsschwierigkeiten, orthopädische und ernährungsbedingte Probleme berücksichtigt, basiert die INPP-Methode vorrangig auf der Überprüfung und Förderung neuromotorischer Fähigkeiten. Der Begriff ›Neuromotorische Unreife‹ ist daher eine genauere Beschreibung der spezifischen Probleme, die mit der

Methode behoben werden sollen. Er wird im medizinischen Kontext verwendet, um eine allgemeine oder spezifische Unreife der neuromotorischen Funktionen zu beschreiben. Das INPP verwendet diesen Begriff in dem Sinn, dass ein vorliegendes Cluster aberranter Reflexe und Reaktionen ein Indikator für die Unreife der Funktionsfähigkeit des Zentralen Nervensystems darstellt.

Überprüfung und Förderung neuromotorischer Schulreife

Mehrere Associates des INPP in unterschiedlichen Ländern hatten versucht, das klinische Programm zu adaptieren und es auf informelle Weise in ein schulisches Umfeld zu integrieren (Johannesson-Alvegård 1990; Lloyd 1994/1995). 1995 kehrte die erste Gruppe Studenten und Studentinnen aus Deutschland nach Chester zurück, um an ihrer ersten Supervision teilzunehmen. Die Rückmeldung aus Deutschland lautete, dass zwar ein deutliches Interesse an der Methode in pädagogischen Kreisen bestand, dass aber in erster Linie der Wunsch nach etwas bestand, was Lehrkräfte in Schulen auf dem neuesten Stand der Pädagogik bringen könnte. Etwa zur gleichen Zeit wurde ich gebeten, Vorträge an mehreren Schulen in der Umgebung von Chester und Nordwales zu halten. Gewünscht waren nicht nur Informationen über die physischen Grundlagen schulischer Leistungsschwächen, sondern auch handlungsorientierte Vorschläge für die Lehrkräfte. Daraufhin begann ich, eine verkürzte Testbatterie auf der Grundlage des viel umfangreicheren klinischen INPP-Testverfahrens sowie ein allgemeines entwicklungsbezogenes Bewegungsprogramm zusammenzustellen, das im Laufe eines Schuljahres täglich mit einer ganzen Schulklasse unter Aufsicht einer Lehrkraft durchgeführt werden könnte.

Die Idee hinter dem Screening-Test und dem entwicklungsbezogenen Bewegungsprogramm war, dass Lehrkräfte in einer ein- bis zweitägigen Schulung in der Anwendung der verkürzten Testbatterie unterwiesen werden könnten. Diese Testbatterie sollte jedoch nicht als Diagnose-, sondern als Screening-Instrument eingesetzt werden, um Kinder in Schulklassen zu identifizieren, bei denen die

Gefahr besteht, dass sie aufgrund unreifer körperlicher Fähigkeiten nicht ihrer Intelligenz gemäße Leistungen (Underachievement) erbringen. Das entwicklungsbezogene Bewegungsprogramm könnte dann im Rahmen des Schulunterrichts mit allen Kindern durchgeführt werden, wobei das Programm in erster Linie auf die Förderung der Kinder mit unreifen körperlichen Fähigkeiten ausgerichtet wäre. Die Schülerinnen und Schüler würden nicht für sie individuell ausgewählte Übungen bekommen (wie im klinischen Setting, wo die Übungen entsprechend den Ergebnissen der individuellen klinischen Überprüfung bestimmt werden), sondern eine aufeinander aufbauende Abfolge von Bewegungsübungen im Laufe eines Schuljahres durchführen.

Dieses Projekt wurde vom INPP zunächst als limitierte Eigenpublikation herausgegeben (Goddard Blythe 1996) und kurz darauf ins Deutsche übersetzt. Das Interesse an den Schulungskursen, die in Chester und auch als Inhouse-Schulung für Schulen im Vereinigten Königreich und in Deutschland angeboten wurden, wuchs rasch. Lehrkräfte begannen, den Screening-Test und das Interventionsprogramm in den Schulen einzuführen. Viele führten kleinere Pilotprojekte zu folgenden Fragestellungen durch:

- Ausmaß unreifer neuromotorischer Fähigkeiten in Regelgrundschulen
- Verbesserung der neuromotorischen Fähigkeiten vor und nach Abschluss des Schulprogramms unter Verwendung des Screening-Tests als Prä- und Post-Interventions-Messinstrument
- Verbindung zwischen unreifen motorischen Fähigkeiten, schulischen Leistungen und Verhalten
- Verbesserung der motorischen Fähigkeiten und der schulischen Leistungen in den Bereichen Lesen, Schreiben und Rechtschreibung

Im Laufe der Jahre sind zahlreiche empirische Belege aus kleineren Projekten in Schulen zusammengetragen worden, die ihre Ergebnisse in Einzelberichten mitgeteilt haben. Diese haben durchweg gezeigt:

- Das Vorhandensein von Restaktivität primitiver Reflexe bei Kindern im Schulalter (NEELB 2004)
- Verbesserung des Reflexstatus, des Gleichgewichts und der Koordination bei Kindern, die an dem Programm teilgenommen haben (ebd.)
- Verbesserung einiger Schulleistungen bei Kindern, die an dem Programm teilgenommen haben (Goddard Blythe 2005)
- Verbesserung des Verhaltens von Kindern, die vor der Durchführung des Programms an schulpsychologische Beratungsstellen überwiesen worden waren (Marlee 2008)
- Allgemeine Beobachtung der Lehrkräfte, dass sich das Verhalten auf dem Schulhof, die Konzentration und das Benehmen verbessert haben (Silvester 2006)

Über viele dieser Projekte wurden von den beteiligten Schulen unabhängige Berichte für ihre lokale Schulbehörde oder Fördereinrichtung verfasst. Dies reichte jedoch nicht aus, um den Einwand von Wissenschaftlern zu entkräften, dass das Programm keine offizielle und unabhängige Evaluierung unter Einbeziehung von Kontroll- oder Vergleichsgruppen erhalten hatte.

Nach Durchführung eines Schulungskurses für eine Gruppe von Lehrern in Nordirland wurde ich 2003 vom zuständigen Fachberater für Englisch und Lesekompetenz in der Grafschaft Antrim kontaktiert. Er teilte mir mit, dass das nordirische Bildungsministerium Mittel für die Durchführung eines formalen Forschungsprojekts bewilligt hatte, um die Auswirkungen aberranter Reflexe auf den Lese- und Schreibfortschritt von Kindern zu untersuchen und den Zusammenhang zwischen einem Bewegungsprogramm und Verbesserungen beim Lesen und Schreiben zu ermitteln.

Die einzige Beteiligung des INPP an dem Projekt, an dem sieben Schulen beteiligt waren, bestand in der Schulung von Lehrkräften, die die Tests durchführen und das Bewegungsprogramm beaufsichtigen sollten. Außerdem wurden die von den Lehrkräften bei den ersten Tests erzielten Ergebnisse unabhängig ausgewertet, um die Intertest-Reliabilität von Anfang an sicherzustellen. Danach wurden die eigentlichen Testungen der Kinder, die Durchführung des Programms und die Datenerfassung von den Lehrkräften durchgeführt. Die Daten wurden einer unabhängigen statistischen Analyse unterzogen, und die Ergebnisse wurden von einem unabhängigen Gremium im Auftrag des North-Eastern Education and Library Board (NEELB) vorgelegt. In der Zusammenfassung des Projekts heißt es:

> *In einer kontrollierten Studie mit Kindern der Klasse P5 in sieben nordirischen Grundschulen wurden zu Beginn (September 2003) und am Ende (Juni 2004) des Schuljahres Messwerte zu den aberranten Reflexen, zum Gleichgewicht, zur Leistungsfähigkeit und zur Konzentration/Koordination erhoben. In jeder Schule nahm jeweils eine Klasse der Primarstufe fünf (P5) am Übungsprogramm teil und die andere nicht. Zwei Klassen der Primarstufe zwei (P2) pro Schule nahmen ebenfalls an der Untersuchung teil. Keine der P2-Klassen führte die Übungen durch, jedoch wurde untersucht, inwieweit die Präsenz aberranter Reflexe zu Beginn des Schuljahres den Lernerfolg am Ende des Jahres vorhersagen könne. Insgesamt nahmen 672 Kinder der Klassen P2 und P5 an der Untersuchung teil. Es wurden die folgenden Schlussfolgerungen gezogen:*

- 35 Prozent der P5-Kinder und 48 Prozent der P2-Kinder wiesen bei der ersten Untersuchung erhöhte Werte aberranter Reflexe auf.
- Bei 15 Prozent (49) der P5-Kinder lag das Lesealter unter ihrem chronologischen Alter. Von diesen Kindern wiesen 28 ebenfalls erhöhte Werte bei den aberranten Reflexen auf.
- Erhöhte Werte bei aberranten Reflexen stehen in Zusammenhang mit schlechten schulischen Leistungen zu Beginn der Untersuchung.
- Bei den Kindern, die an dem Übungsprogramm teilnahmen, sanken die Werte der aberranten Reflexe statistisch signifikant stärker als bei den Kindern, die nicht an den Übungen teilnahmen.
- Kinder, die an dem Übungsprogramm teilnahmen, zeigten eine hochsignifikante Verbesserung ihres Gleichgewichts und ihrer Koordination sowie einen kleinen, aber statistisch signifikanten Anstieg bei einer Messung ihrer kognitiven Entwicklung im Vergleich zu Kindern, die nicht an den Übungen teilnahmen. Bei

Kindern, die in ihrem Leistungsvermögen bereits dem chronologischen Alter entsprachen oder sich ihm annäherten, wurde kein Unterschied im Lesen, Schreiben oder Rechtschreiben festgestellt. Doch diejenigen Kinder mit hohen Werten an aberranten Reflexen und einem Lesealter unterhalb ihres chronologischen Alters machten durch die Teilnahme am Übungsprogramm größere Fortschritte.

- Aberrante Reflexe korrelieren mit einer schlechteren kognitiven Entwicklung, Gleichgewichtsproblemen und nach Einschätzung der Lehrkräfte mit Konzentrations-/ Koordinationsproblemen bei P2-Kindern. Die neurologischen Werte und die Einschätzung der Lehrkräfte bei Studienbeginn sagten schlechtere Lese- und Schreibfähigkeiten am Ende der Studie voraus. (NEELB 2004)

Kritiker bemängelten, dass der Bericht nicht in einer Fachzeitschrift mit Peer-Review veröffentlicht worden war. Ich verfasste daher eine Zusammenfassung der Ergebnisse der nordirischen Studie und einiger unabhängiger Berichte anderer kleinerer Studien, die in Schulen durchgeführt worden waren, und reichte den Bericht zur Begutachtung durch Fachkollegen ein. Dieser wurde dann 2005 in der peer-reviewed Fachzeitschrift Child Care in Practice veröffentlicht.

Sofern diese Ergebnisse repräsentativ für die damalige Schülerschaft waren, deuteten sie darauf hin, dass fast die Hälfte der Kinder, die in Nordirland im Alter von vier oder fünf Jahren eingeschult wurden (P2), nicht über die für schulisches Lernen erforderlichen körperlichen Fähigkeiten verfügten. Darüber hinaus zeigte sich ein Zusammenhang zwischen schlechteren motorischen Fähigkeiten und schlechteren schulischen Leistungen. Und dennoch wurden die Ergebnisse lediglich mit höflichem Desinteresse zur Kenntnis genommen.

Die Ergebnisse der älteren Gruppe (P5), die an dem Interventionsprogramm teilnahm, gaben Anlass zur Kritik, da die Ergebnisse keinen eindeutigen Zusammenhang zwischen der Verbesserung der neuromotorischen Fähigkeiten und den schulischen Leistungen zeigten. Ich stimmte zu, dass weitere groß angelegte, unabhängige

Forschungsarbeiten durchgeführt werden müssten, wies aber darauf hin, dass die nordirische Studie Kinder aller Leistungsniveaus einbezogen hatte – einschließlich derjenigen, deren Lesealter bereits auf oder über dem erwarteten Niveau lag – und dass daher bei diesen Kindern keine weiteren signifikanten Fortschritte zu erwarten waren. Die Zahl der Kinder in der Stichprobe, die die Kriterien erfüllten, für die das Programm konzipiert worden war – mehr als 25 Prozent Anzeichen von Unreife in den neuromotorischen Fähigkeiten und schulische Leistungen unterhalb der Erwartungen für die Altersgruppe zu Beginn der Studie –, war nicht groß genug, um statistisch signifikante Ergebnisse zu erzielen. Fest stand jedoch, dass die Interventionsgruppe größere Fortschritte machte als die Vergleichsgruppe.

Wissenschaftler sind zu Recht skeptisch und raten zur Vorsicht gegenüber Behauptungen, dass eine Intervention andere Fähigkeiten, als die durch die Übungen im Programm trainierten verbessert, aber diese Skepsis hat den Zugang zu laufenden und zukünftigen Forschungen erschwert. Ziel des Programms ist es, die körperlichen Grundlagen für das Lernen zu stärken, nicht nur das Gleichgewicht und die Koordination, sondern auch die Augenmotorik und die visuelle Wahrnehmung. Im Einzelnen und kollektiv unterstützen diese Fähigkeiten mehr als nur Lesen und Schreiben. Sie beeinflussen die Art und Weise, wie ein Kind mit seiner Umwelt interagiert, die Körpersprache des Kindes und seine Fähigkeit, die Körpersprache anderer richtig zu interpretieren und angemessen darauf zu reagieren. Diese Fähigkeiten können sich auf die Selbstwahrnehmung, die Selbstkontrolle, den Erregungslevel, die Ängste und das Selbstvertrauen auswirken. Lehrkräfte in Schulen, in denen das Programm eingesetzt wurde, berichten von verbesserter Aufmerksamkeit und Ausdauer, besserem Verhalten auf dem Schulhof (weniger Streitereien und mehr Kontrolle über den persönlichen Raum) und besserem Selbstwertgefühl. In einem Schulbezirk wurden Kinder, die an den schulpsychologischen Dienst überwiesen worden waren, ein halbes Jahr nach Beginn des Programms von der Warteliste gestrichen, ohne dass spezifische verhaltenstherapeutische Maßnahmen durchgeführt worden waren. (Marlee 2008)

Zu betonen ist auch, dass die Einführung eines entwicklungsfördernden Bewegungsprogramms in den Schulen keinesfalls den normalen Unterricht oder den Förderunterricht ersetzen soll. Kinder mit NMU werden weiterhin pädagogische Unterstützung benötigen, um die Defizite aufzuholen, die sich während der Zeit, in der sie nicht mithalten konnten, aufgebaut haben. Der Screening-Test soll den Lehrkräften lediglich dabei helfen, Kinder zu erkennen, bei denen die Gefahr besteht, dass sie aufgrund von NMU unterhalb ihrer Leistungsfähigkeit bleiben, und ihnen die Möglichkeit geben, ihre neuromotorischen Fähigkeiten mithilfe des Bewegungsprogramms zu verbessern. Die nordirische Studie ergab, dass sich die NMU-Werte der Kinder, die an dem Programm teilnahmen, signifikant stärker verbesserten als die der Kinder, die nicht teilnahmen.

In der Zwischenzeit liefen die Schulungen und die Verbreitung des öffentlichen Interesses weiter. Hawthorn Press lud mich ein, ein Buch für Eltern und ein allgemeines Publikum zu schreiben. 2004 wurde daraufhin ›The Well Balanced Child‹ (*›Warum Ihr Kind Bewegung braucht‹; in deutscher Übersetzung nicht verfügbar;* Anm. Übers.) veröffentlicht, einige Jahre später folgten ›What Babies and Children Really Need‹ (2008), ›The Genius of Natural Childhood‹ (2011) und ›Movement – Your Child's First Language‹ (2018). Auch Wiley (später Wiley-Blackwell) trat an mich heran und forderte mich auf, einen Vorschlag für ein Buch einzureichen, das sich an eine eher akademische Leserschaft richtet. ›Attention Balance and Coordination. The ABC of Learning Success‹ wurde 2009 veröffentlicht (Hogrefe Verlag 2001: *›Attention Balance and Coordination. Das ABC des Lernerfolgs‹*), 2012 folgte die formale Veröffentlichung des Schulprogramms: ›Assessing neuromotor readiness for learning: The INPP screening test and school intervention programme‹ (Hogrefe 2021, 3. Auflage: *›Neuromotorische Schulreife. Testen und fördern mit der INPP-Methode‹*; Anm. Übers.), und schließlich wurde dann noch 2014 ein Screening-Test für Ärzte und Gesundheitsfachkräfte publiziert: ›Neuromotor immaturity in children and adults: The INPP screening test for clinicians and health practitioners‹ (Hogrefe 2016: *›Neuromotorische Unreife bei Kindern und Erwachsenen: Der INPP-Screeningtest für Ärzte‹; Goddard Blythe 2014;* Anm. Übers).

Neurologische Entwicklungsverzögerung bei Erwachsenen und Jugendlichen

Während in Chester die Nachfrage für die Behandlung von Kindern die Anfragen für Erwachsene übertraf, begann Dr. med. Lawrence Beuret, der 1985 in Chester geschult worden war, sich in den Vereinigten Staaten auf die Diagnose und Behandlung von Heranwachsenden und jungen Erwachsenen zu spezialisieren. 2002 verfasste er für die INPP-Konferenz in Chester ein Paper über seine Erkenntnisse.

Auf einer früheren Konferenz hatte er bereits die häufigsten Reaktionen zusammengefasst, die er bei den Testdurchführungen bei dieser Gruppe beobachtet hatte, unter anderem Schwindel, das Gefühl zu fallen und Kopfschmerzen. Diese Symptome variierten stark von fast keinen erkennbaren Reaktionen bei dem bereits im Vorfeld identifizierten lernbehinderten Patienten bis hin zu ...

> *... irritierend massiv und verstörend bei Patienten mit Panik-Agoraphobie. Wie sich später herausstellte, hing diese Vielfalt von Reaktionen davon ab, ob das Vorhandensein oder Fehlen von Reflexen von einer vestibulär-propriozeptiven Funktionsstörung/Fehlanpassung begleitet war. In der Tat verstärkte eine vestibuläre Funktionsstörung mit ihren Auswirkungen auf die Propriozeption die zugrunde liegenden Anomalien bei den primitiven Reflexen und den posturalen Reaktionen.* (Beuret 1992)

Er führte aus, dass eine neurologische Entwicklungsverzögerung in dieser älteren Population von Jugendlichen und jungen Erwachsenen weitaus schwerer fassbar ist als bei Kindern mit spezifischen Lernschwierigkeiten oder Underachievement. Sie ist weniger durch das Vorhandensein eines Clusters primitiver Reflexe gekennzeichnet als durch eine Kombination aus unterentwickelten posturalen Reaktionen, vestibulären Anomalien und hoch entwickelten kompensatorischen Verhaltensmechanismen, die dazu dienen, ein einheitliches symptomatisches Bild zu maskieren oder zu verzerren. Infolgedessen wird bei dieser Gruppe häufig davon ausgegangen, dass sie ihr Potenzial voll ausschöpft und die Symptome erst dann auftreten, wenn das System zur Anpassung gezwungen oder überlastet ist.

Die gravierendsten Beeinträchtigungen ergeben sich, wenn drei Faktoren zusammentreffen: aberrante primitive Reflexe, fehlende oder stark unterentwickelte posturale Reaktionen und eine vestibulär-propriozeptive Fehlanpassung. »Solche Patienten zeichnen sich durch die Involvierung mehrerer Bereiche aus: kognitive und Verarbeitungsstörungen, immunologische Störungen, psychische Symptome und eine ausgeprägte Stressempfindlichkeit« (Beuret 1992). Beuret hat bei diesen Patienten ein besonderes Profil festgestellt:

> *Auf anfängliche gute Schulleistungen folgte eine allmähliche Verschlechterung, die zum Teil durch mehr Zeit zum Lernen kompensiert wurde. Kopfschmerzen und Müdigkeit bei längerem Lesen müssen durch immer häufigere Pausen ausgeglichen werden. Hinzukamen okulomotorische Symptome – unbemerktes häufiges Überspringen oder erneutes Lesen von Druckzeilen, gelegentliches Verdoppeln oder ›Verschieben‹ von Buchstaben oder Wörtern. Nach anfänglich guter Schreibschrift wurde zur Verringerung der Ermüdung der Hände auf Druckschrift umgestellt. Wurde früher zum Vergnügen gelesen, hörte dies in Klassenstufe fünf auf. Eine familiäre Veranlagung von Reiseübelkeit wurde durch Lesen verstärkt.*
> *Die Häufung dieser in Klasse fünf (Alter zehn) beginnenden Veränderungen steht in engem Zusammenhang mit dem Beginn einer Steigerung der schulischen Anforderungen – differenziertes Leseverstehen, Schlussfolgerungen und Synthese aus dem gelesenen Material, mehr Textarbeit, mehr Hausaufgaben. Der Verzicht auf das Lesen zum Vergnügen und die Verringerung des Lesestoffs zählen zu den durchgängigen Anzeichen für diese Entwicklung.*
> *Ein überdurchschnittlicher IQ ermöglichte es einem Schüler, in der High School so gut abzuschneiden, dass er zum Studium an einer Universität zugelassen wurde. Für diesen Schüler schien der ›Knackpunkt‹ darin zu bestehen, dass sich seine Universität in größerer Entfernung zu seinem Elternhaus befand.* (Beuret 2009)

Um festzustellen, ob eine neurologische Entwicklungsverzögerung ein Schlüsselfaktor war, verwendete Beuret die Holmes-Rahe Social Readjustment Rating Scale, mit der eine Reihe von Lebensereignissen bewertet wird. Ein Wert von weniger als 150 für alle Kriterien deutet auf ein relativ geringes Ausmaß an Lebensveränderungen und auf eine geringe Anfälligkeit für stressbedingte gesundheitliche Störungen hin. 150 - 300 Punkte ergeben eine 50-prozentige Wahrscheinlichkeit für einen schweren gesundheitlichen Zusammenbruch in den nächsten zwei Jahren. Bei einer Punktzahl von mehr als 300 Punkten steigt die Wahrscheinlichkeit eines schweren gesundheitlichen Zusammenbruchs auf 80 Prozent. Der Unterschied in der Ausprägung der Gesundheitsprobleme bei den verschiedenen Punktzahlen hängt von der Resilienz ab. Beuret stellte die Theorie auf, dass die von einer neurologischen Entwicklungsverzögerung geforderten Kompensationen die Widerstandsfähigkeit gegenüber belastenden Lebensereignissen verringern und dass der Übergang zur Universität – der mit zahlreichen Anpassungen verbunden ist, darunter die Entwicklung neuer Lerntechniken, das Verlassen des Elternhauses und das Knüpfen neuer sozialer Beziehungen – die Entwicklung von Symptomen begünstigen könnte, die zuvor durch ein stabiles Umfeld verdeckt wurden.

Einige Jahre später fügte er den Minnesota Multiphasic Personality Inventory (MMPI-2) zu den Tests hinzu, die er zur Einschätzung seiner Patienten vor Beginn und nach Abschluss des klinischen INPP-Programms verwendete. Der MMPI-2 ist das am weitesten verbreitete und erforschte klinische Assessment-Instrument, das von psychiatrischen Fachkräften eingesetzt wird. Obwohl die Ergebnisse von Beuret nicht veröffentlicht wurden, deuteten empirische Belege aus Fallstudien darauf hin, dass junge Erwachsene mit signifikanter Ausprägung von NMU bei der Erstbeurteilung hohe Werte in Bezug auf psychische Probleme (Depression, Angst), allgemeine Persönlichkeitsmerkmale wie Jähzorn, Somatisierung, Hypochondrie und eine geringe Ich-Stärke aufwiesen. Nachdem sie das INPP-Programm absolviert hatten, verringerten sich einige dieser Werte. Diese klinischen Befunde stimmten mit Blythes Theorie und seinen Beobachtungen bei der Behandlung von Erwachsenen mit Agoraphobie und Panikstörungen überein, wonach eine NMU dazu prädisponiert, einen hohen Grad an Erregung zu erleben, der mit einer Überempfindlichkeit gegenüber Umweltreizen und einer Neigung zur Somatisierung von Affekten einhergeht.

2009 stellte Curtis Cripe, ein auf Neurofeedback spezialisierter Psychologe, seine klinischen Ergebnisse der EEG-Analyse von Patienten vor, die das INPP-Programm absolviert hatten. Das EEG ist ein Test, mit dem Probleme im Zusammenhang mit der elektrischen Aktivität des Gehirns festgestellt werden können. Die elektrische Aktivität des Gehirns wird in einem EEG als Wellenmuster dargestellt. Unterschiedliche Bewusstseinszustände wie Schlaf und Wachsein haben bestimmte normale Frequenzbereiche der Wellen pro Sekunde. So bewegen sich die Wellenmuster im Wachzustand schneller als im Schlaf, sind im wachen Zustand schneller als in entspannter Kontemplation und im Tiefschlaf am langsamsten. Mit einem EEG wird untersucht, ob die Wellenfrequenzen oder -muster normal sind. Die Hirnwellenaktivität spiegelt aber auch den Grad der Erregung in unterschiedlichen Situationen wider. Cripe stellte fest, dass Patienten mit einem Moro-Reflex bei der Erstuntersuchung ein erhöhtes Maß an Erregung aufwiesen, das mit der Hemmung des Moro-Reflexes und dem Nachlassen der Angstsymptome nach der Anwendung des INPP-Programms abnahm.

Neuromotorische Unreife und ADS/ADHS

2004 absolvierte eine australische Masterstudentin eine verkürzte Schulung bei Blythe, um Tests für bestimmte Reflexe im Rahmen ihrer Masterarbeit durchführen zu können, in der sie das Auftreten von Restreaktionen primitiver Reflexe bei Kindern mit der Diagnose ADHS untersuchte. Die Ergebnisse ihrer Forschung ließen sich wie folgt zusammenfassen:

> *Die vorliegende Studie untersuchte die Überlappung der Symptome von ADHS-Verhaltensweisen und vier aberranten primitiven Reflexen (Moro, Tonischer Labyrinthreflex [TLR], Asymmetrisch tonischer Nackenreflex [ATNR], Symmetrisch tonischer Nackenreflex*

[STNR]) bei 109 Jungen im Alter von sieben bis zehn Jahren. 54 hatten eine ADHS-Diagnose, 34 zeigten subsyndromale (Symptome, die nicht stark genug für die Diagnose als klinisch anerkanntes Syndrom sind; Anm. Übers.) *Koordinations-, Lern-, emotionale und/oder Verhaltenssymptome von ADHS, und 21 hatten keine (oder fast keine) ADHS-Symptome. Die ADHS-Symptomatik und die schulischen Leistungen der Jungen wurden zudem mit der Conners-Ratingskala bzw. dem WRAT-3 gemessen. Die Ergebnisse wiesen darauf hin, dass Jungen, bei denen ADHS diagnostiziert wurde, im Allgemeinen ein signifikant höheres Maß an aberranten Reflexen aufwiesen als Jungen ohne Diagnose. Die Ergebnisse wiesen auch auf direkte und indirekte Wechselwirkungen zwischen der noch bestehenden Präsenz von Moro-, ATNR-, STNR- und TLR und der ADHS-Symptomatik sowie auch auf mathematische Leistungen hin. Das Muster der Beziehungen zwischen diesen Variablen stimmte auch mit der Auffassung überein, dass der Moro-Reflex als Ausgangspunkt für die Hemmung der anderen drei Reflexe dient.* (Taylor et al. 2004)

2020 untersuchte eine Gruppe unabhängiger Forscher die Präsenz primitiver Reflexe bei einer Gruppe von 80 Kindern mit der Diagnose ADHS im Alter von acht bis elf Jahren. Ihre Ergebnisse zeigten, dass ADHS-Symptome und Gleichgewichtsdefizite im Vergleich zu einer Kontrollgruppe stark und spezifisch mit Restreaktionen eines ATNR bei Mädchen und eines STNR bei Jungen korrelierten. Sie schlussfolgerten: »Diese Ergebnisse liefern den ersten Nachweis in der medizinischen Literatur, dass ADHS bei Mädchen und Jungen spezifisch mit unterschiedlichen neurologischen Entwicklungsmechanismen im Zusammenhang mit der Desinhibition primitiver Reflexe steht.« (Petr et al. 2021)

Die Verwendung des Begriffs ›Desinhibition‹ (Enthemmung) ist hier interessant, da er davon ausgeht, dass die primitiven Reflexe in einem früheren Entwicklungsstadium gehemmt worden waren. Nach Ansicht der Autorin ist es möglich, dass eine vollständige Hemmung nie stattgefunden hat, es sei denn, diese Reflexe wurden im ersten Lebensjahr untersucht und für gehemmt befunden.

Neuromotorische Unreife und Schulleistungen

2011 wurde ich eingeladen, die Ergebnisse des INPP-Schulprogramms in zwei Schulbezirken des Vereinigten Königreichs auf einer von der Academy of Special Education in Warschau organisierten Konferenz vorzustellen. Zwei unabhängige Projekte wurden mit 64 Kindern in Schulen in Northumberland und in Berkshire durchgeführt, um zu untersuchen, ob:

- Bei Kindern in Regelgrundschulen noch Restreaktionen dreier primitive Reflexe (als Indikatoren für NMU) vorhanden waren
- Ein Zusammenhang zwischen unreifen motorischen Fähigkeiten und schlechteren Leistungen in den Bereichen Lesen, Schreiben, Rechtschreibung, Mathematik und Zeichnen bestand
- Ob die aberranten primitiven Reflexe auf ein entwicklungsförderndes Bewegungsprogramm (das INPP-Schulprogramm) ansprachen

Achtundachtzig Prozent der Kinder im Alter von sieben bis acht Jahren und vierzig Prozent der Kinder im Alter von vier bis sechs Jahren in Northumberland wiesen Restreaktionen von primitiven Reflexen (>25 Prozent) auf. Höhere Werte in den Tests für aberrante primitive Reflexe korrelierten mit schlechteren Leistungen im DAP-Test (*Draw-A-Person-Test /Menschzeichnungstest;* Anm. Übers.).

Bei den Kindern in der INPP-Gruppe war der Rückgang der aberranten Reflexe deutlich größer als bei den Kindern, die an einem täglichen allgemeinen Bewegungsprogramm teilnahmen.

Bei sechs von sechs Kindern, die am INPP-Programm in Berkshire teilgenommen hatten, kam es zu einem signifikanten Rückgang der aberranten Reflexe und zu Verbesserungen im Salford Sentence Reading Test im Vergleich zu sechs Kindern, die nicht am INPP-Programm teilgenommen hatten. (Goddard Blythe 2011b)

In der Zwischenzeit wurden ähnliche Projekte an Schulen in den Midlands (Griffin 2013), in London (Harte 2015) und in jüdischen Kindergärten in New York City durchgeführt.[31] Alle zeigten ähnliche

Trends: Die Häufigkeit von NMU bei Kindern in Regelschulen ist signifikant; es gibt eine Korrelation zwischen höheren NMU-Werten und schlechteren Leistungen bei standardisierten pädagogischen Tests. Obwohl immer mehr Belege dafür vorliegen, dass motorische Fähigkeiten in der Schule wichtig sind, besteht bei Bildungsbehörden und Politikern nach wie vor Widerstand dagegen, die mögliche Rolle von Bewegungsprogrammen zur Hemmung von Reflexen bei der Förderung der Leistung von Kindern in Betracht zu ziehen oder weitere unabhängige Studien dazu in Auftrag zu geben.

Doch statt weiter zu untersuchen, ob es einen Zusammenhang zwischen beiden gibt, besteht die Tendenz, empirische Ergebnisse unter den akademischen Teppich zu kehren, wenn sie auf unliebsame Trends hinweisen. Im Jahr 2017 veröffentlichten Preedy und Duncombe die Ergebnisse eines Projekts, bei dem sie die MABC-2-Testbatterie* zusammen mit einigen der Tests aus Assessing neuromotor readiness for learning *(Neuromotorische Schulreife. Testen und fördern mit der INPP-Methode; Goddard Blythe 2012)* mit 120 Kindern im Alter von vier bis fünf Jahren an vier Schulen – zwei staatlichen und zwei unabhängigen Schulen – durchgeführt hatten. (Preedy et al. 2017)

Als 2007 die MABC-2 Testbatterie konzipiert und die Daten normiert wurden, lag der Mittelwert bei 50 (basierend auf einer Normalverteilung; Sugden und Henderson 2007). Die aus der obigen Kinderstichprobe gewonnenen Daten zeigten, dass dieser Wert in allen getesteten Bereichen gesunken war:

- Gleichgewicht: 43,8 (n = 116), entspricht einem Rückgang von 6,2 Prozentpunkten seit 2007
- Zielen/Fangen: 30,3 (n = 119), entspricht einem Rückgang von 19,7 Prozentpunkten seit 2007
- Manuelle Geschicklichkeit: 34,2 (n = 118), entspricht einem Rückgang von 15,8 Prozentpunkten seit 2007

* Movement Assessment Battery for Children, d.i. ein Testverfahren, mit dem sich das kindliche Leistungsvermögen in verschiedenen motorischen Bereichen überprüfen lässt. *(Anm. Übers.)*

- Allgemeine körperliche Entwicklung: 31,9 (n = 115), entspricht einem Rückgang von 18,1 Prozentpunkte seit 2007

Als diese Ergebnisse auf einer Konferenz vorgestellt wurden, war eine der Reaktionen, dass die Normen für diesen Test überarbeitet werden müssten. Dies mag zwar im Hinblick darauf, wie die Zahlen auf einer Normalverteilungsskala erscheinen, zutreffen, doch würde eine einfache Neufestsetzung der Normen die Tatsache verschleiern, dass in dieser Stichprobe offenbar ein signifikanter Rückgang der körperlichen Fähigkeiten der Kinder über einen Zeitraum von zehn Jahren stattgefunden hat.

Weitere groß angelegte vergleichende Studien sind erforderlich, um festzustellen, ob es einen korrespondierenden Zusammenhang zwischen der Verschlechterung der körperlichen Fähigkeiten von Kindern und ihren schlechteren schulischen Leistungen gibt.

In Norwegen wurde die Wirksamkeit des klinischen INPP-Programms bei der Verbesserung von Anzeichen von NMU untersucht, und in Polen wurden Studien zur Inzidenz von NMU publiziert.

Norwegen

Die folgende Studie, die von zwei INPP-Therapeutinnen zwischen 2004 und 2011 mit 87 Kindern (66 Jungen und 21 Mädchen) durchgeführt wurde (Berg und Fitzgerald 2013), untersuchte die Auswirkungen des klinischen INPP-Programms auf die motorischen Fähigkeiten der Kinder, wobei der MABC-2 als unabhängiges Maß für die motorischen Fähigkeiten der Kinder vor und nach der Anwendung des klinischen INPP-Programms verwendet wurde. Das Durchschnittsalter vor dem Test betrug neun Jahre.

Bei allen teilnehmenden Kindern ergaben die Testergebnisse zu Beginn der Studie positive Werte für ATNR, STNR, TLR und Moro. Die durchschnittliche Übungsperiode, in der die Teilnehmer einmal täglich unter elterlicher Aufsicht die vorgegebenen Übungen durchführten, betrug 9,6 Monate. Folgeuntersuchungen wurden alle sieben bis acht Wochen durchgeführt.

Die Ergebnisse zeigten eine signifikante Verbesserung des Reflexstatus nach Abschluss des Trainings (t = 17,99, df = 86, p < 0,001). Nach Abschluss des Übungsprogramms zur Hemmung der primitiven Reflexe hatten sich ebenfalls die motorischen Fähigkeiten signifikant verbessert (t = 15,09, df = 86, p < 0,001).

Die Forscherinnen kamen zu dem Schluss, dass die Ergebnisse darauf hindeuten, dass primitive Reflexe mit der INPP-Methode gehemmt werden können und dass sich die Verbesserung des Reflexstatus in einer signifikanten Verbesserung der motorischen Fähigkeiten niederschlägt, wobei der MABC-2 als unabhängiges Maß für die Veränderung verwendet wird. Aufgrund von Schwächen in der Validität der Studie rieten sie jedoch zur Vorsicht bei der Interpretation der Ergebnisse.

Polen

In Polen wurde eine Reihe unabhängiger Studien durchgeführt, bei denen der Screening-Test ›Assessing neuromotor readiness for school‹ (Goddard Blythe 2012) zur Anwendung kam. Die erste Studie untersuchte die andauernde Präsenz primitiver Reflexe und damit verbundene motorische Probleme bei gesunden Vorschulkindern. In einer Stichprobe von 131 Kindern im Alter von vier bis sieben Jahren erwies sich der TLR als der häufigste nicht gehemmte primitive Reflex, von dem die Forschenden (Madejewska et al. 2016) annahmen, dass er mit anderen während der Studie festgestellten Funktionsstörungen verbunden sein könnte. Die Mädchen der Gruppe zeigten signifikant bessere Ergebnisse in den Tests zur neuromotorischen Leistungsfähigkeit und entsprachen in ihren neuromotorischen Fähigkeiten den Alterserwartungen. Madejewska et al. (2016) sprachen sich dafür aus, regelmäßig »Kinder auf ihre neurologische Reife hin zu untersuchen und Kinder mit Entwicklungsverzögerungen frühzeitig zu fördern«.

An einer weiteren Studie (Gieysztor et al. 2017) nahmen 135 Kinder teil, die in zwei Gruppen aufgeteilt wurden:

- Vier bis sechs Jahre
- Sieben bis neun Jahre

Die Ergebnisse zeigten, dass bei Kindern mit zunehmendem Alter die Reflexe auch spontan gehemmt werden, dass dieser Prozess bei Kindern im Schulalter jedoch eher abgeschlossen ist als bei Vorschulkindern. Allerdings bleiben auch einige nicht gehemmte Reflexe weiterhin aktiv. Die Autorinnen schlossen daraus:

> *Die Einführung von Screening-Tests und ein Übungsprogramm zur Reflexhemmung im Vorschulalter und in der frühen Kindheit könnte ein Beitrag zur Prävention von Entwicklungsstörungen sein. Die Durchführung breiter angelegter Populationsstudien, die das Vorhandensein und die Auswirkungen aberranter primitiver Reflexe in verschiedenen Altersstufen gesunder Kinder zeigen, würde helfen, Altersstandards für die Reflexhemmung zu definieren.* (Gieysztor et al. 2017)

Die dritte Studie untersuchte den Reflexstatus als diagnostisches Instrument zur Beurteilung der psychomotorischen Entwicklung gesunder Kinder im Vorschul- und frühen Schulalter (einer der Zwecke des INPP-Screening-Tests):

> *Das Hauptziel dieser Studie besteht darin, die Aktivität von drei tonischen Reflexen bei einer Stichprobe von 112 polnischen Kindern im Alter von vier bis sechs Jahren in Bezug auf ihre motorischen Fähigkeiten aufzuzeigen. Bei den Kindern wurde die Präsenz des asymmetrisch tonischen Nackenreflexes (ATNR), des symmetrisch tonischen Nackenreflexes (STNR) und des tonischen Labyrinthreflexes (TLR) überprüft. Die motorische Leistungsfähigkeit wurde mit dem MOT 4-6 (Motoriktest für vier- bis sechsjährige Kinder) untersucht. Die statistische Analyse zeigt eine umgekehrte Korrelation zwischen der Punktzahl im Test der Reflexe und der motorischen Leistungsfähigkeit (MOT 4-6) bei $p < 0{,}05$ (-0,33). Kinder mit erhöhter Reflexaktivität wiesen eine geringere motorische Leistungsfähigkeit auf. Das multiple Regressionsmodell zeigte, dass sich die motorischen Fähigkeiten der Kinder mit zunehmendem Alter und dem Rückgang der Reflexaktivität verbessern. Daher ist ein frühzeitiges Screening auf primitive Reflexe bei Kindern überaus sinnvoll. Geeignete Übungen und therapeutische Aktivitäten, die darauf abzielen, APRs (aberrante*

> *primitive Reflexe) bei Kindern mit Entwicklungsproblemen zu integrieren, können deren motorische Fähigkeiten, Wahrnehmungsfähigkeiten und emotionales Verhalten verbessern.* (Pecuch et al. 2021)

Als Autorin des dort verwendeten Screening-Tests möchte ich bezweifeln, dass allein die Anwendung der Tests Entwicklungsstörungen vorbeugt, da das Vorhandensein von NMU bereits ein Indikator für die Unreife der Funktionsweise des Zentralen Nervensystems ist. Jedoch könnte die Identifizierung von NMU vor oder zum Zeitpunkt des Schuleintritts Lehrkräfte und Therapeuten in die Lage versetzen, wirksame Bewegungsprogramme einzuführen, um das Auftreten und die Auswirkungen von bereits im frühen Alter erworbener NMU auf die spätere Entwicklung und Leistung zu verringern.

Ein weiteres Forschungsthema war, ob es einen Unterschied im Reflexstatus bei Kindern mit musikalischer Bildung im Vergleich zu Kindern mit allgemeiner Bildung im Grundschulalter gibt. In einer Stichprobe von 45 Kindern im Alter von sechs bis sieben Jahren wurde der Status des ATNR, TLR und STNR bei 22 musikalisch gebildeten Kindern untersucht und mit dem Reflexstatus der 23 nicht musikalisch ausgebildeten Kinder verglichen. Musikalisch gebildete Kinder wiesen ein signifikant höheres Maß an gelungener Reflexhemmung auf als die Vergleichsgruppe, was die Autoren zu der Schlussfolgerung veranlasste, dass »musikalisches Training eine Rolle bei der Hemmung primitiver Reflexe spielen könnte. Musikunterricht könnte demnach die Reifung des ZNS beeinflussen und damit auch Teil einer Therapie zur Reflexhemmung bei Kindern sein« (Gieysztor et al. 2019).

Matuszkiewicz und Gałkowski (2021) untersuchten, ob es einen Zusammenhang zwischen Sprachentwicklungsstörungen (SES) und motorischen Defiziten, einschließlich des Fortbestehens primitiver Reflexe, gibt:

> *Bei der Sprachentwicklungsstörung (SES) handelt es sich um eine Entwicklungsstörung, bei der es Kindern nicht gelingt, Sprache zu erwerben, ohne dass eine eindeutige Ursache dafür vorliegt. Viele*

Studien haben auf allgemeine motorische Defizite bei Kindern mit SES hingewiesen, aber keine hat bisher eine erfolgreiche Behandlungsmöglichkeit aufgezeigt. Ziel unserer Studie ist es, die der SES zugrunde liegenden motorischen Defizite besser zu verstehen, wobei wir von nicht vollständig gehemmten Primärreflexen ausgehen, die die grundlegendste Stufe der motorischen Entwicklung darstellen. Das Wissen um diesen Zusammenhang zwischen Motorik und Sprache sollte zu einer früheren und gezielteren Intervention bei Kindern mit SES führen. Zur Vorgehensweise: Kinder mit SES (n = 75, Altersspanne: 4-10 Jahre) und 99 altersgleiche Kinder mit normaler Entwicklung absolvierten einen Non-word-Wiederholungstest zur Beurteilung der SES und sechs weitere Tests zur Beurteilung des Reflexstatus. Ergebnisse: Kinder mit SES wiesen im Vergleich zu Kindern mit normaler Entwicklung ein höheres Ausmaß an noch persistierenden primitiven Reflexen auf.

Obwohl diese Studie einen Zusammenhang zwischen SES und unreifen neuromotorischen Fähigkeiten aufzeigte, wurde nicht untersucht, welche Aspekte von SES auf motorische Interventionsprogramme ansprechen, die darauf abzielen, primitive Reflexe zu hemmen. Diese Reihe von Studien bestätigt zwar einen Zusammenhang zwischen aberranten primitiven Reflexen, schlechteren motorischen Leistungen und SES, doch wurde die Wirksamkeit von physischen Interventionsprogrammen nicht untersucht. Es besteht ein dringender Bedarf an weiterer unabhängiger Forschung, um folgende Aspekte zu untersuchen und zu bestätigen:

- Programme zur Ausreifung und Hemmung von Reflexen verringern das Vorkommen von Restreaktionen primitiver Reflexe bei Kindern im Schulalter. (Die 2004 in Nordirland durchgeführte Studie zeigte einen signifikanten Rückgang aberranter Reflexe in der Versuchsgruppe im Vergleich zur Kontrollgruppe.)
- Die Reflexhemmung ist mit einer Verbesserung motorischer Fähigkeiten verbunden
- Reflexhemmung ist verbunden mit einer Verbesserung schulischer Leistungen, belegt durch standardisierte Messungen
- Reflexhemmung führt zu messbaren Verbesserungen des Sozialverhaltens

Obwohl die oben genannten Themen bereits Gegenstand früherer Pilotprojekte waren, ist eine unabhängige Forschung in größerem Maßstab erforderlich, um die in diesen früheren Projekten festgestellten Ergebnisse zu überprüfen. (Micklethwaite 2004; Goddard Blythe 2005; Marlee 2008)

Neuromotorische Unreife und okulo-motorische Funktionsstörungen

Ein Zusammenhang zwischen spezifischen aberranten Reflexen und Beeinträchtigungen der Okulomotorik ist seit Langem bekannt und diskutiert worden (Goddard 1995). 2004 stellte Wibke Bein-Wierzbinski, die zu der Gruppe von Studierenden der Universität Hamburg gehörte, die 1994 in Chester fortgebildet worden waren, die Ergebnisse einer Studie vor, in der sie den Zusammenhang zwischen Restreaktionen primitiver Reflexe und unreifen Augenbewegungen untersucht hatte.

Mithilfe eines computergestützten Infrarot Eye-Tracking-Gerätes (*ermöglicht die Aufzeichnung und Analyse von Blickbewegungen;* Anm. Übers.) sowie INPP-Reflextests vor und nach der Intervention bestätigte sie nicht nur einen Zusammenhang zwischen einem aberranten ATNR und beeinträchtigten horizontalen Augenfolgebewegungen, sondern entdeckte auch einen Zusammenhang zwischen einem aberranten STNR und beeinträchtigten vertikalen Augenfolgebewegungen. Dies hat möglicherweise Auswirkungen auf das korrekte Ausrichten von Spalten in Mathematik und die Wahrnehmung von Höhen und Tiefen.

In jüngerer Zeit untersuchten Andrich et al. (2018) den Zusammenhang zwischen visuellen Wahrnehmungsstörungen (VWS) und aberranten primitiven Reflexen bei Kindern. In einer Stichprobe von 135 Kindern im Alter von sechs bis vierzehn Jahren fanden sie signifikante Zusammenhänge zwischen VWS und drei von fünf primitiven Reflexen (TLR, ATNR und STNR):

Bewertungen des Draw-a-Person-Tests (Menschzeichnungstest) und des Detroit Visual Motor Speed and Precision Tests deuten ebenfalls auf einen Zusammenhang mit noch bestehender Restaktivität primitiver Reflexe und VWS hin. Die logistische Regressionsanalyse legt nahe, dass der tonische Labyrinthreflex ein potenzieller Indikator für VWS ist.

Die Autoren kommen zu dem Schluss, dass bei Kindern mit VWS das Risiko besteht, Aufmerksamkeitsprobleme, Depressionen und Angstzustände zu entwickeln, weil sie in ihrer Leistungsfähigkeit nicht den an sie gestellten Erwartungen entsprechen können.

Memes und Abweichungen

Da sich die INPP-Methode durch eine Kombination aus Literatur, Schulung und Mundpropaganda verbreitet hat, gab (und gibt) es die Tendenz, dass Menschen sich den Zugang zur Methode ohne Schulung an der Quelle erschließen. Dies hat zur Verbreitung diverser Memes* in unterschiedlichen Gruppen geführt. Ein Meme ist eine Form, in der kulturelle Ideen, Symbole oder Praktiken durch Schrift, Sprache, Gesten, Rituale usw. von einem zum anderen weitergegeben werden können. Die Memes können auch mutieren und die grundlegenden Eigenschaften der ursprünglichen Information verändern.

Derartige Mutationen sind auch bei der INPP-Methode aufgetreten. Als Antwort auf die Sorge, es könnte zu Missverständnissen und eine mögliche falsche Darstellung der Methode in einigen Kreisen kommen, schrieben Blythe und Goddard Blythe einen Artikel mit dem Titel ›Correcting clinical facts‹ (2012), in dem sie eine Reihe von Tests und fehlerhaften Interpretationen von Tests auflisteten, die sich unbeabsichtigt in die professionelle Praxis anderer Gruppen eingeschlichen hatten.

* Der Begriff wurde in den 1970er-Jahren vom englischen Evolutionsbiologen Richard Dawkins geprägt. Im heutigen Internetzeitalter wird er genutzt, um die virale Verbreitung von Internetinhalten zu beschreiben. *(Anm. Übers.)*

Im Laufe der Zeit gab es viele, die von dem Konzept begeistert waren, dass der Körper etwas über die Reife des Zentralen Nervensystems aussagt und dass körperliche Übungen den Körper dabei unterstützen können, das Gehirn zu trainieren. Doch sie wollten diese Idee auf andere Weise erforschen und weiterentwickeln. Einige gaben die Quelle an, wie z.B. Harold Blomberg, der Rhythmic Movement entwickelt hat und anerkannte, dass sein Programm auf rhythmischen Übungen basierte, die er 1985 von der schwedischen Körpertherapeutin Kerstin Linde gelernt hatte, die zuvor an einer INPP-Weiterbildung in Schweden teilgenommen hatte. Andere tun dies nicht.

Bei der Weitergabe von Memes von einer Generation von Lernenden an die nächste kennen die nachfolgenden Generationen oft nicht den Ursprung der Theorie und Praxis der Methoden, die sie anwenden, wobei Methoden Anwendung finden, von denen einige auf der Theorie und/oder Praxis der INPP-Methode beruhen mögen. Viele dieser ›Ableger-Methoden‹ haben eine größere Anzahl von Übungen der INPP-Methode über einen kürzeren Zeitraum eingeführt oder haben mehrere Interventionen oder verschiedene Interventionsebenen gleichzeitig miteinander kombiniert. Obwohl diese Ansätze bei robusten Kindern oder bei Kindern, bei denen die festgestellte Unreife erst später in der Entwicklung auftrat – z.B. vollständig gehemmte primitive Reflexe, aber unreife posturale Reaktionen –, erfolgreich sein können, besteht ein größeres Risiko, sensible Kinder zu überfordern. Anfängliche Erfolge mögen erzielt werden, die aber einige Monate nach Beendigung des Programms wieder abklingen. So wirken derartige Ansätze eher wie ein Pflaster, das zwar die oberflächlichen Symptome verbessert, aber nicht alle zugrunde liegenden Mechanismen anspricht oder integriert. Einige Methoden stützen sich auf Tests für primitive Reflexe und posturale Reaktionen, die von Schulmedizinern nicht als gültige (valide) Tests anerkannt werden.

Blythe und das INPP haben sich immer dafür eingesetzt, dass die Testverfahren, die zur Beurteilung von Klienten in der klinischen Praxis und beim Screening auf Anzeichen von NMU in anderen

Settings eingesetzt werden, von anderen Berufsgruppen anerkannt und replizierbar sein müssen.

Unterschiede zwischen den INPP-Programmen und anderen motorischen Übungsprogrammen

Motorische Übungsprogramme gibt es schon seit vielen Jahren (Kephart 1960; Frostig 1970; Cratty 1973; Lefroy 1990; Kiphard 2000). Viele von ihnen beginnen ebenfalls in der Kriech- und Krabbelphase der kindlichen Entwicklung. Der Unterschied zwischen Programmen zur Ausreifung und Hemmung von Reflexen und allgemeineren motorischen Übungsprogrammen besteht darin, dass erstere die Reflexe als Indikatoren für Entwicklungsstadien nutzen, in denen die Entwicklung möglicherweise vorübergehend gestoppt oder Entwicklungsschritte ausgelassen wurden. Das Kind mit noch aktiven frühkindlichen Reflexen scheint ohne negative Auswirkungen zur nächsten Entwicklungsstufe zu gelangen. Es bleiben jedoch feine Lücken in der Verdrahtung des Zentralen Nervensystems, die aufgrund einer übersprungenen Entwicklungsphase entstehen. Ein Programm zur Ausreifung und Hemmung von Reflexen zielt darauf ab, dem Gehirn eine zweite Chance zu geben, diejenigen Bewegungen zu vollziehen, die in den ersten Monaten der Entwicklung hätten ausgeführt werden sollen. Dadurch wird eine Brücke über die Lücken gebaut und eine effizientere Übertragung und Ausführung von Botschaften zwischen dem Gehirn und dem Körper ermöglicht. Während viele andere Interventionsmethoden vom Kortex abwärts in Richtung Hirnstamm arbeiten, setzen die Programme zur Reflexausreifung/-hemmung in erster Linie am Rückenmark und am Hirnstamm an und arbeiten aufwärts in Richtung Kortex, um durch die Bereitstellung effizienterer Leitungsbahnen eine verbesserte kortikale Kontrolle zu erreichen. So wie das Gehirn den Körper bei der Ausführung koordinierter Aktionen anleitet, kann auch der Körper durch wiederholtes Üben von Bewegungen dazu beitragen, die Funktionsfähigkeit des Gehirns zu verbessern.

Neue Ausrichtungen

Die Veröffentlichung ›Correcting clinical facts‹ (Blythe und Goddard Blythe 2012) sollte die letzte Publikation in Blythes Leben sein. Nach einer langen und schweren Krankheit starb er am 18. August 2013. Für mich bedeutete sein Tod nicht nur den Verlust meines Ehemanns und engsten Freundes, sondern auch den meines Mentors und beruflichen Partners. Ich habe oft gesagt, dass die Entwicklungen, die wir in den 26 Jahren am INPP gemeinsam vollzogen haben, »nicht die Ideen einzelner Individuen waren, sondern die Funken, die zwischen ihnen flogen«. Nach Blythes Tod sah ich meine künftige Aufgabe darin, die Methode für die Weitergabe an künftige Generationen vorzubereiten.

Zu diesem Zweck wurde zwischen 2013 und 2018 intensiv an der Einführung eines Verhaltenskodex für Anwenderinnen und Anwender der INPP-Methode gearbeitet. In den späten 1990er-Jahren wurde das Konzept der ›Associates of the INPP‹ aufgegeben und durch das Konzept der ›Licentiates of the INPP‹ ersetzt. Licentiates sind Praktiker, die sich durch eine INPP-Weiterbildung im Vereinigten Königreich oder in dafür lizenzierten Schulungsstätten in anderen Ländern qualifiziert haben. Die Mitgliedschaft als Licentiate beinhaltet die Zustimmung zu einem Ethikkodex, die Teilnahme an zwei Supervisionstagen alle zwei Jahre und den Abschluss einer eigenen Berufshaftpflichtversicherung. Im Gegenzug dürfen sie das INPP-Logo verwenden und werden auf den nationalen INPP-Websites als qualifizierte und zertifizierte Anwender gelistet.

Ziel der Lizenzierung war es, einen einheitlichen Standard für die Praxis zu sichern, sodass die Öffentlichkeit sicher sein konnte, dass die ihnen angebotene Version der INPP-Methode mit der Weiterbildung und den vom INPP festgelegten Standards übereinstimmt. Diese Ziele sollten die Weiterentwicklung der Methode nicht behindern, sondern sicherstellen, dass neue Erkenntnisse evaluiert werden, bevor sie in die künftige Praxis und Weiterbildung einfließen.

Inhalt, Präsentation und Durchführung der Weiterbildung wurden in allen Ländern standardisiert, in denen nationale Principals (Leiter) eine Lizenz für die Weiterbildung nach der INPP-Methode erhalten haben. Dies und die Festlegung von Mindestanforderungen für die Zulassung zum aus vier Modulen bestehenden Weiterbildungskurs führten dazu, dass der INPP-Kurs 2018 vom Department of Medicine, Faculty of Science, an einer Universität im Vereinigten Königreich als gleichwertig mit 60 Credit Points (50 Prozent eines Master-Abschlusses) anerkannt wurde. Die externe Akkreditierung ist ein optionales Extra für Studentinnen und Studenten, die den INPP-Practitioner-Kurs absolviert haben, da viele Studentinnen und Studenten bereits eine Qualifikation für ein Postgraduiertenstudium besitzen.

Nachtrag: Internationale Entwicklung

2022 wurde die Weiterbildung in der INPP-Methode in zwölf Ländern unter der Leitung des jeweiligen nationalen INPP-Principals angeboten. Die Principals des INPP sind verantwortlich für die Durchführung von Weiterbildungskursen in der INPP-Methode in einem genau definierten Gebiet, für die Durchführung von Supervisionstagen und für die Regelung von Angelegenheiten der Licentiates, die in ihrem Gebiet praktizieren. Die Principals treffen sich mindestens einmal im Jahr, und Entscheidungen über Schulung und Praxis werden zunehmend kollektiv getroffen.

Kulturelle und historische Unterschiede spiegeln sich in der beruflichen Akzeptanz der Methode und der Spezialisierung wider. Im deutschsprachigen Raum hat sich die Methode z.B. schneller verbreitet und etabliert als in vielen anderen Ländern. Thake Hansen-Lauff, von 1996-2022 Leiterin des INPP in Deutschland, schrieb mir dazu Folgendes:

> *Ein Grund dafür mag sein, dass wir – als Pädagogen – von Anfang an die Pädagogik als den wichtigsten theoretischen (und praktischen) Bezugsrahmen für INPP angesehen haben. Für uns war das INPP-Konzept eine Offenbarung, weil es uns ermöglichte, die Pädagogik um die neurophysiologische Dimension zu ergänzen. Daher war die Pädagogik das breite Dach, unter das auch andere Disziplinen subsumiert werden konnten.*

> *Auch vermieden wir die Verwendung des Begriffs ›Therapie‹. Stattdessen zogen wir den Begriff ›Entwicklungsförderung‹ vor, was ebenfalls dazu beitrug, dass die Idee und die Methode in pädagogischen Einrichtungen Zugang fanden.*
> *Eine weitere Erklärung hierfür könnte das deutsche Gesundheitssystem sein. Anders als in England und – soweit ich weiß – auch in Skandinavien, erwarten die Menschen in Deutschland nicht, dass sie durch ein staatliches Gesundheitssystem kostenlosen Zugang zu allen Therapien haben. Die Eltern sind es gewohnt (und viele sind bereit), für zusätzliche Leistungen wie Nachhilfeunterricht für ihre Kinder privat zu zahlen.*
> *In allen Berufen (Lehrkräfte, Ärztinnen, Therapeuten aller Art) wird von den Menschen erwartet, dass sie sich kontinuierlich fortbilden. In den deutschsprachigen Ländern interessieren sich viele Berufsgruppen aus angrenzenden Disziplinen für die Weiterbildung in der INPP-Methode, ohne dass das INPP dafür groß Werbung machen musste. Es hat auch geholfen, dass wir bald nach Abschluss unserer eigenen Schulung begonnen haben, viele Ihrer Vorträge und später Bücher ins Deutsche zu übersetzen, sodass sich das Konzept nicht nur durch mündliche Weitergabe, sondern auch durch veröffentlichte Literatur verbreiten konnte. Ich glaube auch, dass die umfangreiche Unterstützung und Betreuung der Kursabsolventen, die sie von ihren Kursleitern erhalten, eine Rolle gespielt haben könnte.*[32]

Wie in Deutschland ist auch in vielen anderen europäischen Ländern ›Ergotherapie‹ ein anerkanntes Therapiekonzept. Ergotherapie (von altgriechisch ἐργου: *Arbeit*, und Θεραπεία: *Dienst* oder *Behandlung*) ist eine Therapieform, die sich mit der Ausführung konkreter Tätigkeiten und deren Auswirkungen auf den Menschen und seine Umwelt beschäftigt. Beeinträchtigungen werden durch den gezielten Einsatz von individuell sinnvollen Aktivitäten behandelt. Bereiche der Ergotherapie können in der Pädiatrie, der Neurologie, der Orthopädie, der Traumatologie, der Rheumatologie, der Geriatrie und der Psychiatrie angewandt werden und umfassen daher eine Reihe von Fachdisziplinen wie Beschäftigungstherapie, Physiotherapie, Logopädie und Psychologie. Dieses breitere Konzept der interdisziplinären Anwendung hat möglicherweise dazu beigetragen, dass die INPP-Methode in vielen Ländern unter dem Dach der Ergotherapie Eingang fand.

Im Gegensatz dazu werden im Vereinigten Königreich die Finanzierung und die Bereitstellung von Dienstleistungen im Nationalen Gesundheitsdienst (NHS) durch das National Institute for Care and Excellence (NICE) eingeschränkt. Das NICE vergibt Empfehlungen, ob Interventionen sicher, wirksam und kosteneffizient für den Einsatz im NHS sind. Die INPP-Methode wird derzeit vom NICE nicht für den Einsatz im NHS empfohlen, was bedeutet, dass die Anbieter und Anbieterinnen der INPP-Methode nur in privater Praxis arbeiten können. Da das INPP Fachleute aus verschiedenen Disziplinen (Pädagogik, Psychologie sowie mit der Medizin verwandte Berufe) schult, passt die Methode außerdem nicht in das allgemeine medizinische System oder Überweisungssystem. Im Vereinigten Königreich sind Lehrer, mit Ausnahme von Sportlehrern, nicht für die Durchführung von körperlichen Leistungsbewertungen qualifiziert, sodass es aus einer Reihe von Gründen, die mit den Beschränkungen der Berufsfelder zusammenhängen, schwierig sein kann, die Methode in der Praxis zu etablieren. Die Akzeptanz ist daher hier tendenziell geringer.

In Ungarn, wo es eine lange Geschichte von Bewegungstrainingsprogrammen gibt,[33] ist der Boden für die Akzeptanz anderer Methoden, die das vorhandene Wissen ergänzen, fruchtbarer. Magdalena Zweegman, INPP-Principal für Ungarn, hat in Zusammenarbeit mit einem Onkologen und der Abteilung für Rehabilitation am Semmelweis-Krankenhaus eine modifizierte Version des INPP-Standardprogramms für Patienten und Patientinnen mit nicht heilbarem Hirntumor nach der Onkologie eingeführt. Obwohl es sich hierbei nur um Erfahrungswerte handelt, deuten einzelne Fallstudien darauf hin, dass bemerkenswerte Verbesserungen bei der Kontrolle des Gleichgewichts und der Koordination erzielt werden können, die zu größerer Unabhängigkeit und besserer Lebensqualität führen. Dies ist ein Bereich, der in Zukunft weiter erforscht werden sollte.

In Italien ist Manolo Dominguez, der INPP-Principal für Italien, Direktor des Istituti Fay, einer Organisation, die in Spanien gegründet wurde und auf den Grundsätzen und Methoden basiert, die an den Institutes for Human Potential in Philadelphia von Temple Fay, Glen Doman und Carl Delacato entwickelt wurden. Isitituti Fay ist auf intensive Rehabilitationsprogramme für Menschen mit Hirnverletzungen spezialisiert. Bei Bedarf wird das INPP-Programm in ein intensiveres und komplexeres Programm integriert und auch bei Kindern mit besonderen Lernschwierigkeiten eingesetzt.

Dies sind nur einige Beispiele dafür, wie kulturelle Unterschiede und individuelle berufliche Erfahrungen die Anwendung der INPP-Methode auf neue Weise ermöglichen.

Das INPP heute

2022 liegt der Schwerpunkt des INPP nach wie vor auf der Überprüfung und Behandlung von NMU im Rahmen der Praxisarbeit, auf der Schulung von Lehrkräften zur Umsetzung der modifizierten Version des INPP-Programms in (Vor-)Schulen und der Schulung anderer Fachkräfte in Bezug auf den Einfluss von NMU auf Lernen, Leistungsfähigkeit und emotionales Wohlbefinden.

Der soziale Druck auf die Eltern hat zugenommen, und viele von ihnen müssen innerhalb eines Jahres nach der Geburt eines Kindes wieder in den Beruf zurückkehren. Trotz der vielen Vorteile einer Krippenbetreuung gibt es Hinweise darauf, dass die Probleme im Zusammenhang mit NMU zunehmen.

Neben den oben zitierten Studien, in denen die Häufigkeit von NMU bei Kindern in Regelgrundschulen untersucht wurde, deuten auch Erkenntnisse von Organisationen, die sich mit der Untersuchung und Behandlung von Sprachverzögerungen befassen, darauf hin, dass die Zahl der Kinder aus sozial schwachen Verhältnissen, die mit unzureichenden sprachlichen Fähigkeiten in das Schulsystem eintreten, zunimmt (Department of Education 2010). Sprachliche Defizite werden mit schlechteren Bildungserfolgen in Verbindung gebracht und sind nachweislich ein Indikator für das soziale Befinden von Kindern, wenn sie deswegen Schwierigkeiten haben, Freundschaften zu schließen, soziale Kontakte zu knüpfen und sich angemessen zu verhalten. (Waldfogel und Washbrook 2010)

> *Ein früher Spracherwerb wirkt sich auf alle Aspekte der nicht körperlichen Entwicklung von Kleinkindern aus. Er trägt zu ihrer Fähigkeit bei, mit Emotionen umzugehen und Gefühle mitzuteilen, Beziehungen aufzubauen und zu pflegen, symbolisch zu denken und schließlich Lesen und Schreiben zu lernen. Die meisten Kinder lernen mühelos sprechen, jedoch gibt es eine signifikante Minderheit, der dies nicht gelingt.*
> *Im Vereinigten Königreich liegt die Häufigkeit früher Sprachschwierigkeiten bei fünf bis acht Prozent aller Kinder und bei über zwanzig Prozent der Kinder, die in einkommensschwachen Haushalten aufwachsen. Man geht davon aus, dass die hohe Prävalenzrate bei benachteiligten Kindern zu dem Leistungsgefälle beiträgt, das bei Schuleintritt besteht und bis zum Verlassen der Schule anhält. Es ist bekannt, dass Sprachschwierigkeiten Probleme beim Lesen und Schreiben vorhersagen, aber weniger bekannt ist, dass sie auch auf Probleme im Verhalten und in der psychischen Gesundheit der Kinder hinweisen können. So sind beispielsweise mündliche Sprachschwierigkeiten typischerweise im Bildungsprofil junger Straftäter zu finden. Wir glauben, dass der grundlegende Zusammenhang zwischen Sprache und anderen sozialen, emotionalen und Lernleistungen die frühe Sprachentwicklung zu einem wichtigen Indikator für das Wohlergehen von Kindern macht.* (Law und Asmusson 2017)

Sprechen ist nicht nur ein Merkmal der Sprache, sondern auch eine motorische Fähigkeit. Sowohl die sprachlichen als auch die motorischen Fähigkeiten entwickeln sich in einem Kontext sozialer und körperlicher Interaktion und Erfahrung. Die motorischen Aspekte der Sprache hängen von der Koordination der feinen Muskeln der Lippen, der Zunge und des Schluckmechanismus mit der Atmung ab, um eine klare Artikulation zu ermöglichen. Neuromotorische Unreife, andere neurologische Faktoren, Hördefizite und Schwierigkeiten bei der auditiven Verarbeitung können auf unterschiedliche

Weise zu einer verzögerten Sprachentwicklung beitragen. Soziale und umweltbedingte Faktoren wie die übermäßige Verwendung von Schnullern, zu wenig direkte sprachliche Kontakte und Interaktion in den ersten Lebensjahren, zu wenig Zugang zu Lesematerial, das sich zum Vorlesen eignet, und eine übermäßige Exposition gegenüber elektronischen Medien und Hintergrundgeräuschen können die natürliche Bereitschaft des Kindes, Sprache zu entwickeln, beeinträchtigen. Eltern sind sich der Bedeutung all dieser Faktoren für die frühkindliche Entwicklung möglicherweise nicht immer bewusst, Daher besteht ein zunehmender Bedarf, neue Elterngenerationen (die im technologischen Zeitalter aufgewachsen sind) darüber aufzuklären, wie die Umwelt und die elterliche Zeit und Interaktion die Entwicklung von motorischen Fähigkeiten und/oder Sprache entweder fördern oder beeinträchtigen können. Die Arbeit des INPP umfasst in zunehmendem Maße die Aufklärung und Schulung von Eltern und verschiedenen Berufsgruppen über die Hintergründe, warum alle Aspekte der kindlichen Entwicklung wichtig sind.

Vom INPP angebotene Weiterbildungskurse

- Zweitägiger Einführungskurs für Pädagogen in die Anwendung des Schulinterventionsprogramms ›Neuromotorische Schulreife. Testen und fördern mit der INPP-Methode‹
- Eintägiger Kurs für Ärzte und Gesundheitsfachkräfte (mit medizinischem Hintergrund) zur Anwendung von ›Neuromotorische Unreife bei Kindern und Erwachsenen. Der INPP-Screening-Test für Ärzte‹
- Einjähriger aus vier Modulen bestehender Weiterbildungskurs. Teilnahmevoraussetzung ist eine abgeschlossene Berufsausbildung (Bachelor) oder ein abgeschlossenes Studium in einem der Pädagogik, Medizin oder Psychologie verwandten Fach sowie zwei bis drei Jahre Berufserfahrung

Anhang

Studien und ausgewählte Beiträge

Ein Vortrag vor INPP-Associates, gehalten im Rahmen einer Supervision in den 1990er-Jahren

Lawrence Beuret
(Abdruck mit freundlicher Genehmigung von Lawrence Beuret)

Fall 1: Jugendlicher 1

Der Jugendliche 1 wurde zur Untersuchung auf eine mögliche neurologische Entwicklungsverzögerung überwiesen, weil er ungewöhnliche Streuungen in den Ergebnissen der WISC-III (Wechsler Intelligenztest für Kinder) aufwies.

Zum Zeitpunkt der Untersuchung war er 16 Jahre alt. Er hatte zwar keine Vorgeschichte von Leselernschwierigkeiten, hatte aber nie das geringste Interesse gezeigt, außerhalb des Schulunterrichts zu lesen. Es gab keinerlei Anzeichen auf visuelle Probleme, wie zum Beispiel das Verrutschen in der Zeile beim Lesen, doch klagte er über Kopfschmerzen und Konzentrationsschwierigkeiten, wenn er länger als 15 bis 30 Minuten gelesen hatte.

Er war sich keiner besonderen grafomotorischen Schwierigkeiten bewusst, doch hatte er den Übergang von der Druck- zur Schreibschrift noch nicht vollständig vollzogen. Zum Zeitpunkt der ersten Untersuchung belegte er den 17. Rang von unten in einer Gruppe von 675 Schülern.

Bei der Überprüfung seiner neurologischen Entwicklung zeigten sich fehlende Kopfstellreaktionen. Die Amphibienreaktion und die segmentalen Rollreaktionen waren leicht unterentwickelt, und Restreaktionen eines ATNR-, TLR- und Moro-Reflexes waren noch vorhanden. Die Werte für die primitiven Reflexe waren jedoch nicht hoch genug, um die vorliegenden Probleme zu erklären.

Nach einer sechswöchigen Behandlung mit einem Programm zur Ausreifung und Hemmung der Reflexe berichtete er, dass ihm das Lesen leichter fiele, dass er keine Kopfschmerzen oder Augenschmerzen mehr habe und dass er sich Einzelheiten des Gelesenen merken könne. Er schreibe nun ausschließlich kursiv und habe in drei Fächern im Durchschnitt B-Bewertungen (befriedigend). Auch lese er nun sogar zum eigenen Vergnügen.

Fall 2: Jugendlicher 2

Jugendlicher 2 war zum Zeitpunkt der Untersuchung dreizehn Jahre alt. Seine Hauptproblematik waren Schwierigkeiten bei der feinmotorischen Koordination.

Im Alter von fünf Jahren hatten Tests Hinweise auf eine Hochbegabung ergeben, allerdings wurde auch festgestellt, dass seine Bewegungen sehr verkrampft waren und er Schwierigkeiten hatte, schriftliche Aufgaben zu erledigen.

Im Alter von zehn Jahren machte er seine schriftlichen Hausaufgaben nicht mehr oder blieb nicht bei der Sache.

Mit elf Jahren weigerte er sich standhaft, überhaupt noch etwas zu schreiben. Zum Zeitpunkt der Untersuchung (dreizehn Jahre) vermied er das Schreiben und reihte, wenn er dazu angehalten wurde, Sätze ohne Interpunktion oder Großbuchstaben aneinander. Beim Schreiben musste er seinen Kopf mit einer Hand abstützen. Seine Vorgeschichte enthielt keine der üblichen Hinweise, die auf Schreibprobleme hindeuteten, wie z.B. frühe feinmotorische Schwierigkeiten, Klagen über Schmerzen in der Hand oder im Arm bei längerem Schreiben oder eine auffällige Stifthaltung. Sein Reflexprofil zeigte lediglich einen minimalen Rest eines ATNR, der mit Sicherheit in keinem Verhältnis zu den Schreibschwierigkeiten stand, die er hatte. Allerdings waren seine Kopfstellreaktionen unterentwickelt, genauso wie die Amphibienreaktion und die segmentalen Rollreaktionen von den Schultern aus.

Zwei Aspekte seiner Vorgeschichte ließen den Verdacht auf eine unzureichende Beteiligung der posturalen Reaktionen aufkommen:

- Die Notwendigkeit, den Kopf beim Schreiben zu stützen
- Aneinanderreihung von Sätzen ohne Interpunktion oder Großschreibung

Zwei Monate nach Beginn eines Programms zur Stimulierung und Hemmung der Reflexe berichtete seine Mutter, dass er sich beim Schreiben weniger sträubte und begonnen hatte, Großbuchstaben und Interpunktion korrekt zu verwenden. Er saß auch beim Anfertigen schriftlicher Arbeiten inzwischen in einer normalen Position.

Fall 3: Erwachsener 1

Erwachsener 1 war 30 Jahre alt und wurde wegen seiner Aufmerksamkeitsprobleme von einem Psychiater zur Untersuchung überwiesen. Ihm war in der Vergangenheit Ritalin verschrieben worden, doch hatte er nicht darauf angesprochen. Er hatte seit der ersten Klasse Probleme beim Lesen, wurde aber nicht als lernbehindert eingestuft. Von der ersten bis zur zwölften Klassenstufe hatte er Nachhilfeunterricht erhalten und sich durch die High School und das College gekämpft. Wenn er mehr als zwei Seiten las, wurde er müde, konnte sich nicht mehr konzentrieren und bekam Kopf- und Augenschmerzen. Ein Visualtraining im Alter von neun Jahren war zwar hilfreich gewesen, hatte aber nicht alle Probleme gelöst. Im Alter von 30 Jahren entsprach sein Leseniveau dem der sechsten Klasse.

Er litt nicht unter Reiseübelkeit (ein häufiger Indikator für zugrunde liegende neurologische Entwicklungsprobleme bei Jugendlichen und Erwachsenen, wenn diese über die Pubertät hinaus andauern), doch klagte er über Schwierigkeiten, den Blick zu fokussieren und nicht in der Zeile zu verrutschen, wenn er versuchte, im Auto zu lesen. Beim Schreiben vermischte er häufig Druck- und Schreibschrift, und bei längeren Texten ließ er Wörter aus und machte Rechtschreibfehler. Im Alter von 14 Jahren experimentierte er mit

Drogen und war zum Zeitpunkt der Untersuchung bei den Anonymen Alkoholikern angemeldet.

Sein Reflexprofil zeigte minimale Spuren primitiver Reflexaktivität. Die Augen- und Labyrinth-Kopfstellreaktionen waren unterentwickelt, ebenso die Amphibien- und segmentalen Rollreaktionen. Die Testprozedur der Labyrinth-Kopfstellreaktionen löste bei ihm Schwindelgefühle aus. Zusätzlich zu einer Reflexüberprüfung unterzog er sich dem ›Minnesota Multiphasic Personality Inventory‹*(MMPI).

Das anfängliche MMPI-Profil (oberste durchgezogene Linie) zeigte signifikante Erhöhungen auf den in Abbildung A1 (siehe unten) dargestellten Bereichen. Eine erneute Untersuchung fünf und elf Monate nach Beginn eines Programms zur Ausreifung und Hemmung von Reflexen zeigte ein Profil, dass sich im Normbereich befand (gepunktete Linie in Abbildung A 1).

Weitere bedeutsame Veränderungen im Verlauf der Behandlung waren:

- Kann länger als eine Stunde oder mehr lesen und sich konzentrieren
- Verbesserte Fähigkeit, unbekannte Wörter zu erkennen, die er zuvor beim Lesen ausgelassen hatte
- Keine Verspannungen mehr im Lendenwirbelbereich
- Kann sich bei der Arbeit besser selbst organisieren
- Sowohl die Eltern als auch der Betreuer bei den Anonymen Alkoholikern bemerkten eine gesteigerte Energie und Produktivität
- Verbessertes Golfspiel
- Er schaute nicht mehr wie zuvor nur CNN und Sportsendungen im Fernsehen, sondern interessierte sich mittlerweile auch für Dokumentationen
- Verbesserung der auditiven Verarbeitung

* Das ›Multiphasisches Persönlichkeitsinventar Minnesota‹ ist einer der weltweit am häufigsten verwendeten Persönlichkeitstests in der klinischen Psychologie und Psychiatrie. Er wird bei der Untersuchung der Persönlichkeitsstruktur, insbesondere bei psychischen Störungen eingesetzt. *(Anm. Übers.)*

Minnesota Multiphasic Personality Inventory (MMPI)

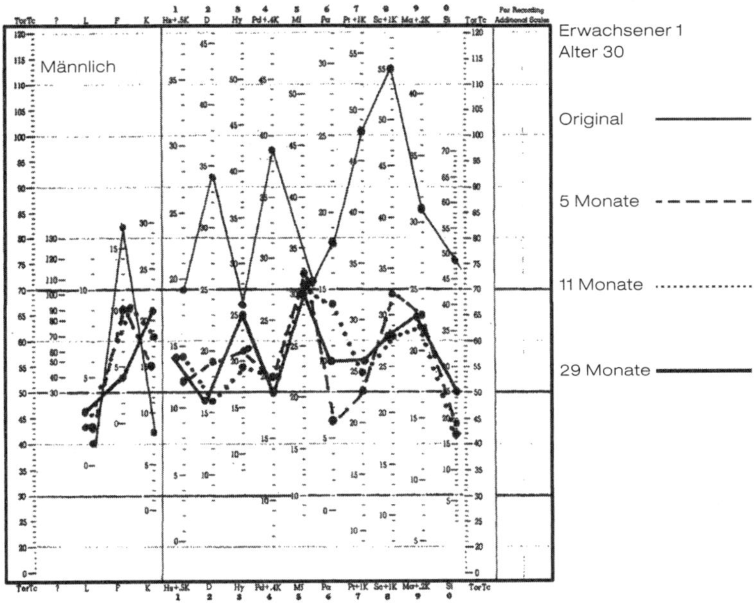

Abbildung A1: MMPI mit Veränderungen im Profil mit signifikanten Kriterien vor und nach einem INPP-Programm

Nach 30 Wochen Teilnahme am Programm war er in der Lage, beim Lesen schon beim ersten Mal mehr Informationen aufzunehmen. Er lernte für die Prüfung zum Börsenmakler und schnitt bei den praktischen Tests gut ab.

Zusätzliche Forschung

Mehrere Schulen haben kleine unabhängige Studien über die Wirksamkeit des ›INPP-entwicklungsbezogenen Übungsprogramms für den Einsatz in Schulen‹ (Goddard Blythe 1996) durchgeführt.

An der Mellor Primary School verbesserte sich das Lesealter der Acht- bis Zehnjährigen in der Versuchsgruppe von 6,3 Jahren im Oktober 1999 auf 8,6 Jahre im Juli 2000, während es in der Kontrollgruppe nur von 6,8 auf 7,8 Jahre stieg. (Pettman 2001)

An der Knowle Church of England School in Solihull erzielten die Kinder der Versuchsgruppe einen Zuwachs von 14 Monaten im Lesen, verglichen mit acht Monaten in der Kontrollgruppe. (Preedy et al. 2003)

An der römisch-katholischen Schule St. Margaret Mary in Carlisle wurden alle Kinder zu Beginn und am Ende des Programms mit dem Draw-a-Person-Test (DAP) überprüft. Der DAP-Test wird seit 1923 eingesetzt, als Burt (1921) erstmals einen Zusammenhang zwischen den Zeichnungen von Kindern und ihrer Intelligenz feststellte. Es hat sich gezeigt, dass er mit anderen Intelligenztests wie dem Binet-Test und dem Wechsler-Test korreliert. Die Zeichnungen geben auch Aufschluss über das allgemeine Raum- und Körperbewusstsein des Kindes. Ohne ein solches Bewusstsein hat das Kind keinen Bezugsrahmen für die Ausübung von Tätigkeiten wie Schreiben, Lesen und sportliche Aktivitäten, die allesamt Bewegungen im Raum erfordern.

Die Zeichnungen der Kinder zeigten eine bemerkenswerte Verbesserung in der Raumaufteilung und in den Proportionen, z.B. bei der Kopfgröße. Auch berücksichtigten sie Körperteile wie den Hals, die Hände, die Finger, die Wimpern wie auch die Details der Kleidung viel stärker. Einige Kinder erreichten auf der Prozentrangskala einen Zuwachs von 50 Punkten. Die zuvor unreifsten Zeichnungen zeigten die größten Verbesserungen. Die Ergebnisse von Schulen, in denen das Programm eingesetzt wurde, deuten darauf hin, dass es eine bestimmte Gruppe von Kindern gibt, die aufgrund ihrer unreifen körperlichen Fähigkeiten nicht ihrer Intelligenz gemäße Leistungen erbringen. (Inspiring Partners 2006)

Das North Eastern Library Board, Nordirland, hat über den Einsatz des INPP-Schulprogramms eine sehr detaillierte Studie mit 672 Kindern durchgeführt. Die Ergebnisse wurden 2005 veröffentlicht und sind auf der INPP-Website zu finden.[34]

Nur selten weist ein einzelner Faktor allein auf eine neurologische Entwicklungsverzögerung hin. Wie bei den primitiven Reflexen auch kann nur dann von einer neurologischen Entwicklungsstörung ausgegangen werden, wenn mehrere Faktoren zusammenkommen. Die Indikatoren dafür sind nicht auf die nebenstehende Liste beschränkt.

Anamnestische Indikatoren für neurologische Entwicklungsverzögerungen

Schwangerschaft

- Hyperemesis (schweres Schwangerschaftserbrechen)
- Schwere Virusinfektion in den ersten zwölf Wochen oder zwischen der 26. und 30. Woche
- Übermäßiger Alkoholkonsum und/oder Drogenmissbrauch
- Strahlenbelastung
- Unfall oder Infektion
- Drohende Fehlgeburt
- Bluthochdruck
- Plazentainsuffizienz (small for date)
- Rauchen
- Toxoplasmose
- Schwerer Stress
- Unbehandelter Diabetes

Geburt

- Verlängerte Wehen oder vorzeitige Wehen
- Plazenta praevia
- Zangen- oder Saugglockengeburt
- Steißgeburt
- Kaiserschnitt
- Nabelschnur um den Hals
- Fetaler Distress
- Frühgeburt (mehr als zwei Wochen zu früh) oder übertragen (mehr als zwei Wochen nach errechnetem Termin)

Probleme beim Neugeborenen

- Geringes Geburtsgewicht (unter 2.500 g)
- Brutkasten
- Verformter Schädel
- Schwere Gelbsucht
- Wiederbelebung erforderlich
- Blaues Baby (Sauerstoffmangel während der Geburt)
- Blutergüsse, blaue Flecken
- Probleme beim Stillen und Füttern in den ersten sechs Monaten

Säuglingsalter

- Krankheiten mit hohem Fieber, Delirium oder Krampfanfällen in den ersten 18 Monaten
- Auffällige Reaktion auf eine der Impfungen
- Spätes Laufen lernen (später als 18 Monate)
- Spätes Sprechen lernen (später als 18 Monate)

Kindheit und Schulzeit

- Reiseübelkeit - Kopfschmerzen oder Übelkeit, insbesondere beim Lesen im Auto, Schiff oder Flugzeug
- Schwierigkeiten, das Radfahren ohne Stützräder zu lernen
- Schwierigkeiten, lesen zu lernen
- Schwierigkeiten beim Erlernen des Schreibens oder beim Übergang von der Druck- zur Schreibschrift
- Schwierigkeiten beim Erlernen der Uhrzeit (analoges Ziffernblatt)
- Schlechte Hand-Augen-Koordination

Tabelle A1: Anamnestische Indikatoren für NMU

Reflex	Herausbildung	Hemmung	Transformation
1 Uterine Rückzugsreflexe	Fünfte bis siebte SSW	9. bis 32. SSW	Moro-Reflex
2 Moro-Reflex	Neunte bis zwölfte SSW	Zweiter bis vierter Lebensmonat	Reife Schreckreaktion (Strauss-Reflex)
3 Palmar-Reflex	Elfte SSW	Zweiter bis dritter Lebensmonat	Willkürliches Loslassen, Weiterentwicklung zum Pinzettengriff
4 Plantar-Reflex	Elfte SSW	Siebter bis neunter Lebensmonat	Reife Plantar-Reaktion (willkürliche Greifbewegungen der Zehen)
5 Asymmetrisch tonischer Nackenreflex	Circa achtzehnte SSW	Dritter bis neunter Lebensmonat	Amphibienreaktion
6 Such- und 7 Saugreflex	24. bis 28. SSW	Dritter bis vierter Lebensmonat	Entwicklung reifer Saug- und Schluckbewegungen als grundlegende Voraussetzung für das Sprechen und für eine klare Artikulation
8 Tonischer Labyrinthreflex vorwärts	Zwölfte SSW	Dritter bis vierter Lebensmonat	Kopfstellreaktionen, Landau-Reaktion
9 Tonischer Labyrinthreflex rückwärts	Bei der Geburt	Zweiter bis vierter Lebensmonat	Kopfstellreaktionen
10 Babinski-Reflex	Erste Lebenswoche	12. bis 24. Lebensmonat	Willkürlich gesteuerte Bewegungen der Zehen
11 Schreitreflex	Erste Lebenswoche	Sechster Lebensmonat	Hemmung spätestens mit sechs Monaten
12 Abdominalreflex	Vierte Lebenswoche	Bleibt aktiv	Hinweis auf zunehmende Reife im oberen pyramidalen Trakt und wird deshalb mit Gleichgewicht und Muskeltonus assoziiert
13 Landau-Reaktion	Vierte bis sechste Lebenswoche	Mit drei Jahren	Steuerung der Balance zwischen Beuge- und Streckmuskeln
14 Kopfstellreaktionen	Zweiter bis vierter Lebensmonat	Bleiben aktiv	Die Grundlage für Gleichgewicht, Augenmuskelfunktionen, Orientierung und räumliche Wahrnehmung

Tabelle A2: Entwicklung und Transformation des Reflexsystems

Elektiver Mutismus: Die unfreiwillige Stummheit

Sally Goddard

Erstmals veröffentlicht als INPP-Monographie im Jahr 1991

Bitte beachten Sie, dass die in diesem Beitrag enthaltenen Informationen auf dem damaligen Wissensstand beruhen und eine Arbeitshypothese darstellen.

Der Terminus ›selektiver Mutismus‹ – früher als ›elektiver Mutismus‹ bezeichnet – umschreibt eine entschiedene Weigerung, in bestimmten Situationen zu sprechen. Das diagnostische und statistische Manual psychischer Störungen (DSM IV; American Psychiatric Association 1994) beschreibt die Merkmale wie folgt:

> *Das wesentliche Merkmal des selektiven Mutismus ist die andauernde Unfähigkeit, in bestimmten sozialen Situationen (z.B. in der Schule, mit Spielkameraden), wo es erwartet wird, zu sprechen, obwohl dies in anderen Situationen durchaus möglich ist. (Diese Diagnose ist nicht zulässig, wenn die Störung weniger als einen Monat andauert, das Kind das Thema, um das es geht, nicht kennt oder an anderen Formen von Sprach- oder Entwicklungsstörungen oder Schizophrenie leidet). Anstelle der üblichen verbalen Äußerungen können sich die betroffenen Kinder durch Gesten, Nicken, Kopfschütteln, Ziehen oder Stoßen oder in einigen Fällen auch durch einsilbige, kurze oder monotone Äußerungen oder eine veränderte Stimme verständigen. Begleitende Merkmale sind unter anderem extreme Schüchternheit, Angst vor einer sozialen Blamage, soziale Isolation und Rückzug, anklammerndes Verhalten, zwanghafte Züge, Wutausbrüche oder andere kontrollierende oder oppositionelle Verhaltensweisen, insbesondere im häuslichen Bereich.*

Selektiver/elektiver Mutismus ist eine vom Autismus zu trennende Störung, kann aber unter bestimmten Umständen als eine leichtere Form des Autismus oder als eine Manifestation eines bestimmten autistischen Verhaltens angesehen werden. Eine 17-jährige Autistin, die seit ihrem sechsten Lebensjahr nicht mehr sprechen konnte, war später in der Lage, ihre Erfahrungen aufzuschreiben, die sie eingeschlossen in einer stummen Welt, gemacht hatte. (Hocking 1990)

Der folgende Originaltext war ohne jegliche Interpunktion geschrieben worden. Zur besseren Lesbarkeit hat die Autorin ein Minimum an Interpunktion eingefügt.

> Caroline wollte so gerne reden, aber das schien eine unmögliche Aufgabe zu sein. »Glauben Sie, dass sie jemals sprechen wird?«, war die Frage, die ihrer Mutter und ihrer Lehrerin immer wieder gestellt wurde. Und die Antwort lautete: »Es gibt keinen Grund, warum sie das nicht tun sollte. Der ganze Sprechapparat ist ja da. Schließlich hat sie schon als kleines Mädchen gesprochen.« Einige Leute konnten das nur schwer verstehen. Sie dachten, ihre Eltern würden sich etwas vormachen und dass sie schon immer stumm gewesen sei. Aber sie hatte gesprochen. Sie konnte sich ganz genau daran erinnern, wann sie ihrer Mama Dinge erzählt hatte. »Schau doch mal den Mond«, hatte sie eines Tages gesagt, überrascht von der plötzlichen Schönheit des Mondes am Tageshimmel. Sie muss damals etwa sechs Jahre alt gewesen sein, ganz verloren in ihrem Leid, aber immer noch empfänglich für die Schönheit, die unversehens vom Himmel kam. Sie konnte sich an andere Momente erinnern, in denen sie versucht hatte, etwas zu sagen, aber in dem schwarzen Netz ihres Unglücks gefangen war und keinen Ton herausbringen konnte. Es ist sehr schwer zu erklären, wie ihre Angst sich in ihren Stimmbändern festsetzte. Es fühlte sich an, als ob unsichtbare Hände auf ihre Kehle drückten und versuchten, das Leben selbst auszulöschen. So wenig Platz für die Luft, um sie ein- und auszuatmen, und so wenig Raum für die Existenz dieser geheimnisvollen Lebenskraft. Dieser Bereich ihres Körpers schien besonders verletzlich, so sehr exponiert, dass er um jeden Preis geschützt werden musste, selbst um den Preis des Schweigens. Es schien, als ob sie die wertvolle Luft für den Prozess des Lebens selbst reservieren wollte. Für das Sprechen war keine Luft mehr da, also musste sie aufhören zu sprechen. Niemand bemerkte, dass dies eine

> der Ängste war, die hinter dem Schweigen steckte: dieses Gefühl der Atemnot, das das wenige Leben, das es gab, zu ersticken und auszulöschen drohte. Als kleines Mädchen war dies ein reales Gefühl, aber erst als sie fast erwachsen war, hatte sie die nötige Distanz, um es zu beschreiben. Jetzt war sie älter, doch mit so vielen Gefühlen ging es ihr immer noch genauso. Sie konnte die Dinge beschreiben, die ihren kindlichen Verstand mit großen Zweifeln und Ängsten belastet hatten. Nun hatte sie die Worte, um zu beschreiben, wie das alles gewesen war. Deshalb hielt sie es für so wichtig, ein Buch zu schreiben, um es zu erklären. Es war, wie ihre Lehrerin gesagt hatte: In ihrer Situation konnte sie anderen helfen. Reale und präzise geschilderte Erfahrungen waren tausendmal mehr wert als Spekulationen wohlmeinender Experten. Was so weh tat, war die bei Studierenden der Psychiatrie offenbar weit verbreitete Annahme, dass jemand, der schweigt, nichts versteht. Wer keine Sprache benutze, könne auch keine Gedanken äußern. Aber woher sollten sie auch wissen, dass viele sprachlose Menschen den Kopf voller schöner, ausdrucksstarker Sprache haben, die sie aber nicht einsetzen, weil niemand den Schlüssel zu ihrem Vertrauen gefunden hatte.

Es wäre sehr einfach, die Gefühle dieses Mädchens unter psychologischen Gesichtspunkten zu analysieren, doch soll in diesem Beitrag gezeigt werden, dass der elektive Mutismus eine körperliche Grundlage hat. Im Folgenden sollen die zugrunde liegenden Mechanismen untersucht werden, die in bestimmten Situationen die Organe der Sprachproduktion hemmen können.

Zwei der stärksten Bilder, die die Beschreibung dieses Mädchens hervorruft, sind die der Angst und der Atemlosigkeit. Viele Ausdrücke in der englischen Sprache implizieren eine Verbindung zwischen Angst und der Unfähigkeit zu sprechen: ›petrified‹ (versteinert), ›speechless with fear‹ (sprachlos vor Angst), ›frozen to the spot‹ (starr vor Schreck), ›tongue-tied‹ (keinen Ton herausbringend) und ›struck dumb‹ (verstummt) – allesamt Ausdruck einer normalen, momentanen Reaktion auf extreme Angst. Die Frage, die sich hier stellt, lautet: Warum sollten bestimmte Personen in ihrem täglichen Leben eine so extreme Angst erleben, dass sie nicht mehr in der Lage sind, effektiv mit der Außenwelt zu interagieren?

Eine Erklärung könnte die Betrachtungsweise der neurologischen Entwicklungsverzögerung liefern. Eine neurologische Entwicklungsverzögerung umfasst eine Vielzahl von Symptomen, von denen der elektive Mutismus eines sein kann. Diese Symptome lassen sich auf eine gestörte oder ausgelassene Entwicklungsphase während der Fötal- oder Säuglingszeit zurückführen. Die weitere Entwicklung verläuft danach normal, aber es bleibt eine zugrunde liegende Schwäche oder Unreife im zentralen Nervensystem bestehen, die dazu führen kann, dass andere Systeme im Körper unter bestimmten Bedingungen fehlerhaft arbeiten. Das Vorhandensein und das Ausmaß einer neurologischen Entwicklungsverzögerung wird durch die Präsenz und die Stärke primitiver Reflexe, die über den normalen Zeitpunkt ihrer Hemmung hinaus noch aktiv bleiben, und durch das Fehlen von posturalen Reaktionen gemessen. Letztere sollten sich so weit entwickelt haben, dass das Individuum in der Lage ist, sich mit seiner Umwelt effektiv auseinanderzusetzen und mit ihr zu interagieren. Sind primitive Reflexe über das erste Lebensjahr hinaus noch aktiv und/oder sind die posturalen Reaktionen im Alter von dreieinhalb Jahren noch nicht voll ausgebildet, so ist dies ein Hinweis auf die Reife des Zentralen Nervensystems.

Während der normalen Entwicklung sollten sich die primitiven Reflexe herausbilden, stärker werden, eine Funktion erfüllen und dann im Verlauf des ersten Lebensjahres gehemmt werden. Diese Reflexstruktur sollte eine strikte Chronologie, Abfolge und einen Rhythmus aufweisen, sodass bis zu einem bestimmten Alter bestimmte Meilensteine erreicht sind. Jede Unterbrechung dieser Abfolge führt dazu, dass Reste dieser frühen Reflexe im System verbleiben, wodurch die Herausbildung nachfolgender Reflexe bzw. Reaktionen gestört wird und die weitere Entwicklung des Zentralen Nervensystems auf einem unsicheren Fundament aufgebaut wird.

Die frühesten bekannten Reflexe bilden sich fünf bis sieben Wochen nach der Konzeption heraus. Dabei handelt es sich um eine Gruppe von ›Rückzugsreflexen‹. Diese repräsentieren die früheste beobachtete Entstehung eines taktilen Bewusstseins beim Embryo, der, kaum sichtbar für das bloße Auge, auf taktile Stimulation in der Mundregion mit einer schnellen amöbenartigen Rückzugsbewegung des gesamten Organismus reagiert. Es wurde vermutet (Goddard 1989b), dass der frühe Rückzugsreflex eine Manifestation des von Kaada (1986) genauer beschriebenen Furchtlähmungsreflexes (FPR) sein könnte, der im späteren Leben erhebliche Auswirkungen haben kann, falls er nicht bereits im Verlauf der Schwangerschaft gehemmt wurde.

Capute (1986) unterteilt die primitiven Reflexe in fünf Kategorien:
- Intrauterine Reflexe, die während der intrauterinen Entwicklung auftreten und noch vor der Geburt wieder gehemmt werden
- Intrauterine Reflexe/Geburtsreflexe
- Reflexe, die während der späteren intrauterinen Entwicklung auftreten, bei der Geburt präsent sind und bis zum Alter von sechs Monaten gehemmt werden
- Posturale Reaktionen
- Reflexe, die im späteren Säuglingsalter nach Hemmung der primitiven Reflexe auftreten

Die Rückzugsreflexe gehören zur ersten Kategorie und sollten zum Zeitpunkt des Auftretens des Moro-Reflexes (9. bis 32. Schwangerschaftswoche) gehemmt sein. Dies deutet darauf hin, dass der Moro-Reflex selbst eine hemmende Rolle für den vorhergehenden Reflex spielt und dass nur die Entwicklung eines vollständigen und starken Moro-Reflexes diese Aufgabe bewältigen kann. Entwickelt sich der Moro-Reflex in diesem Zeitraum nicht zu seiner vollen Stärke, so könnten sowohl die Rückzugsreflexe als auch der Moro-Reflex über den normalen Zeitpunkt ihrer Hemmung hinaus im System eingeschlossen und aktiv bleiben.

Wie kann nun die Präsenz dieser beiden Reflexe spätere Funktionsbereiche – und hier insbesondere die Sprachfunktionen

– beeinträchtigen, wenn sie auf subkortikaler Ebene über den Zeitpunkt ihrer Hemmung hinaus aktiv bleiben?

Kaada (1986) beschrieb die Merkmale des FPR anhand der Analogie des ›verängstigten Kaninchens‹, das an dem Ort erstarrt, an dem es in plötzliche Angst verfällt. Im Tierreich mag dies dazu dienen, dass das regungslose Tier nicht die Aufmerksamkeit seines Fressfeindes auf sich zieht. Für Menschen stellt eine solche Verhaltensweise jedoch eine Fehlanpassung an Situationen dar, mit denen sie nicht zurechtkommen.

Auch die Begleitmerkmale sind von Bedeutung. Die Aktivierung des FPR führt zu einer sofortigen Bewegungslähmung, die mit einer Unfähigkeit auszuatmen verbunden ist. Der Muskeltonus ist verringert, und es findet keine Reaktion auf äußere Reize statt. Ein schmerzunterdrückender Mechanismus wird ausgelöst, begleitet von Bradykardie und peripherer Gefäßverengung. Nach Kaada (1986) ist der FPR »ein im gesamten Tierreich vorkommender Reflex, der bei extremer Angst vorübergehend aus der kortikalen Kontrolle entlassen wird«. Wird er beim Menschen nicht rechtzeitig vollständig gehemmt, bleibt er auf subkortikaler Ebene aktiv und senkt die Angstschwelle des Individuums, sodass er durch geringfügige Reize aktiviert werden kann, die für das Individuum eigentlich keine wirkliche Bedrohung darstellen.

Der Moro-Reflex sollte sich zwischen der neunten und der zweiunddreißigsten Schwangerschaftswoche herausbilden, bei der Geburt vollständig präsent sein und zwischen dem dritten und vierten Lebensmonat gehemmt werden. In der neunten bis zwölften SSW entwickeln sich auch andere lebenswichtige Systeme des Körpers: das vestibuläre System, das Kleinhirn und der Hypothalamus. Wenn sich der Moro-Reflex, der die primitive Alarmreaktion des Fötus auf Stress oder Bedrohung darstellt, zu diesem Zeitpunkt noch nicht vollständig entwickelt hat, ist es möglich, dass die Stressreaktionen des Fötus nur unzureichend sind. So beschreibt Odent (1986), wie das gesamte Hormonprofil für das spätere Leben in dieser dynamischen Entwicklungsphase reguliert wird:

In einem frühen Stadium des fötalen Lebens kann die Hypophyse, die alle anderen endokrinen Drüsen steuert, alle bekannten Hypophysenhormone ausschütten. Wenn der Fötus elf bis zwölf Wochen alt ist, verbinden sich die Gefäße, aus denen sich der Hypothalamus und die Hypophyse entwickeln werden. Zu diesem Zeitpunkt steuert der Hypothalamus bereits die Hypophyse, und wenn der Fötus drei Monate alt ist, sind die täglichen Schwankungen des Stresshormons ACTH (adrenocorticotropes Hormon) bereits gut eingespielt.

Bestimmte hormonelle Verhältnisse in einem Alter, in dem das grundlegende Anpassungssystem noch nicht ausgereift ist, können den Hormonspiegel für das ganze spätere Leben bestimmen. So führt zum Beispiel ständiger, unbewältigter Stress beim Fötus oder Baby zur Ausschüttung von Stresshormonen, wodurch der Hypothalamus so eingestellt wird, dass die Saat für zukünftige Probleme wie schlechte Stresstoleranz und Bluthochdruck gesät wird.

Der Hypothalamus fungiert als Brücke zwischen dem Gehirn und dem Hormonsystem: Er gehört zu beiden und spielt eine wichtige Rolle bei der Reaktion auf psychischen Stress. Gemeinsam mit dem limbischen Lappen stimuliert er die Hypophysenachse, das retikuläre Aktivierungssystem und den sympathischen Ast des autonomen Nervensystems – drei getrennte Schaltkreise, die auf Ungewohntes und auf Herausforderungen reagieren. Die Aktivierung dieser drei Schaltkreise führt zur Ausschüttung des Stresshormons ACTH sowie anderer Hormone aus dem Hirnstamm und den Sympathikusnerven, die einen Anstieg der Herzfrequenz, eine Erweiterung der Pupillen und eine verstärkte Entladung des retikulären Aktivierungssystems zur Folge haben. Dies wiederum führt zu einer Erhöhung der Muskelspannung, einem Anstieg des Blutdrucks und der Herzfrequenz sowie zur Hemmung einer reflektorischen Bradykardie. All dies sind körperliche Symptome des aktivierten Moro-Reflexes, der manchmal als Auslöser des Kampf- oder Fluchtmechanismus bezeichnet wird. Der Moro-Reflex kann zudem auch als Auslösemechanismus eines aktivierten FPR betrachtet werden.

Welche Folgen könnte es haben, wenn sowohl der FPR als auch der Moro-Reflex bei einem Menschen auf der subkortikalen Ebene aktiv bleiben?

Wir hätten es mit einer Person zu tun, die eine niedrige Angstschwelle und eine niedrige Stressschwelle hat. Sie reagiert möglicherweise überempfindlich auf Berührungen, Geräusche, bestimmte Tonfrequenzen und Veränderungen in ihrem Gesichtsfeld, auf Geruch und vielleicht auch auf Geschmack. Es kann sein, dass sie in der Lage ist, ihre Hypersensitivität in vielen Situationen zu kompensieren oder auch zu überwinden, aber dies erfordert ein bewusstes Überwinden der instinktiven reflexartigen Reaktionen durch den Kortex. Es kommt schnell zu einer Ermüdung, und mit der Ermüdung nimmt die Fähigkeit zur Kompensation ab, sodass eine reflexartige Reaktion leichter ausgelöst werden kann. Welcher Reflex dabei jeweils ausgelöst wird, hängt von den Umständen ab. In bestimmten Situationen werden beide Reflexe durch bewusste Kontrolle überwunden, und die Person reagiert rational und effektiv. In einigen Fällen kann die Situation den Moro-Reflex oder eine Überreaktion provozieren. In anderen Fällen haben die Rückzugsreflexe Vorrang, und der Betroffene kann überhaupt nicht mehr reagieren. Elektiver Mutismus kann das Ergebnis des letztgenannten Szenarios sein.

Es bleibt jedoch die Frage: Wie kann es sein, dass bestimmte soziale Situationen eine solch extreme Angst auslösen können?

Wenn der FPR und der Moro-Reflex weiterhin aktiv sind, können spätere Reflexe in der hierarchischen Struktur ebenfalls bis zu einem gewissen Grad davon betroffen sein. Restreaktionen eines TLR können bewirken, dass jede Bewegung des Kopfes nach vorne oder hinten über die Mittellinie hinaus zu einer automatischen Beugung oder Streckung der Arme und Beine führt – eine Reaktion, die nur durch bewusste Muskelanstrengung kontrolliert werden kann. In einem solchen Fall ist das Gleichgewicht in aufrechter Haltung eher instabil oder inkonstant. Außerdem können sich dann die Labyrinth- und Augen-Kopfstellreaktionen, die im Alter von sechs

Monaten vorhanden sein sollten, nicht vollständig entwickeln. Dies wiederum hat Auswirkungen auf die Augenmuskelfunktionen.

Darüber hinaus übt der TLR auch einen direkten Einfluss auf das Labyrinth aus. Das Labyrinth ist ein komplexes Organ zur Sicherung des Gleichgewichts, das durch die Bewegung von Flüssigkeit in drei orthogonalen Röhren, ähnlich wie eine Wasserwaage, funktioniert und spezielle Nerven aktiviert, die dem Gehirn Signale über die Bewegung des Kopfes senden. Der Vestibularapparat registriert dann Änderungen der Richtung und Position des Kopfes im Raum, insbesondere wenn die Bewegung beginnt und endet. Die Informationen des Vestibularapparats werden mit Informationen aus anderen Sinneskanälen kombiniert.

Sowohl vor als auch nach der Geburt steuert das vestibuläre System die Körpereigenwahrnehmung und auch die Kinästhesie (Bewegungs- und Lagesinn des Körpers).

Der Vestibularapparat übt auch eine Filterfunktion für Schall aus. Das Ohr fungiert als Sammelbecken nicht nur für Schallreize, sondern auch für jene Reize, die für die Koordinierung des vestibulären Teils des Labyrinths verantwortlich sind (Tomatis 1980). Wenn das vestibuläre System aufgrund aberranter Reflexe mit widersprüchlichen Botschaften aus anderen Sinneskanälen konfrontiert wird, kann dieser sensorische Konflikt die Weiterleitung der auditiven Reize vom Ohr zu den Sprachverarbeitungszentren im Kortex beeinträchtigen. Kommt zu einem FPR und einem Moro-Reflex noch ein TLR hinzu, ergeben sich für den Betroffenen eine Reihe neuer Probleme. Die automatische Kontrolle des Gleichgewichts ist nicht gewährleistet, die Augenmotorik ist beeinträchtigt, und es kann zu Problemen bei der genauen Lautunterscheidung kommen. Das sogenannte ›Cocktailparty-Syndrom‹ kann die Folge sein. Dabei klingt eine Aneinanderreihung von Wörtern wie eine sinnfreie Einheit. Unterhaltungen von Einzelpersonen in einer Gruppe können als ein Konglomerat durcheinandergewürfelter Laute wahrgenommen werden, die keinen unmittelbaren Sinn ergeben. Dieser Zustand wird manchmal auch als ›auditive Verzögerung‹ oder ›auditive Konfusion‹ bezeichnet.

Eine solche Person kann dann eine erhöhte Sensitivität für bestimmte Tonfrequenzen und eine geringere Sensitivität für andere Frequenzen haben. Das führt dazu, dass einzelne Wortteile nicht mehr wahrgenommen werden und Nebengeräusche leichter ins Bewusstsein dringen. Unter diesen Umständen verwandelt sich die Umwelt in eine verwirrende und verunsichernde Welt. Jeder von uns hat schon einmal erlebt, wie unangenehm und beängstigend es ist, sich an einem fremden Ort zu verlaufen. Ein Kind mit ausgeprägtem TLR, Moro-Reflex und FPR weiß, wie es ist, hat es doch ein solches Gefühl des Verlorenseins mehrmals täglich. In solchen Situationen kann der FPR leicht ausgelöst werden.

Der Vestibularapparat ist auch mit dem Vagus oder dem zehnten Hirnnerv auf der Ebene des Rückenmarks verbunden (Blythe 1990). Der Vagusnerv enthält sowohl sensorische als auch motorische Fasern. Die sensorischen Fasern leiten die Empfindungen zu einem Teil des Außenohrs und übermitteln afferente Impulse vom Pharynx (Rachen) und vom Larynx (Kehlkopf) sowie von den inneren Organen des Thorax und des Abdomens. Die motorischen Fasern und akzessorischen Nerven versorgen die quergestreifte Muskulatur des Gaumens, des Larynx und des Pharynx. Wenn ein Kind bereits durch äußere Reize überlastet ist, sind seine Kompensationsmechanismen so überbeansprucht, dass nur noch wenig Energie für das Sprechen zur Verfügung steht. Es verwendet viel zu viel Aufmerksamkeit dafür, widersprüchlichen Wahrnehmungen einen Sinn zu verleihen. Das verwirrte vestibuläre System innerviert den Vagusnerv und seine Impulse an die Organe der Sprachproduktion.

Die Überreaktion des vestibulären Systems aktiviert frühere aberrante Reflexe. Die Rückzugsreflexe kommen ins Spiel, und das Kind ist unfähig zu sprechen. Der FPR erschwert die Atmung und beeinträchtigt die Sprechmuskeln, die zeitweise gelähmt sind. Das Kind hat die Fähigkeit zu sprechen – aber nicht in dieser speziellen Situation. Sein Filtersystem für äußere Reize arbeitet unzureichend. Seine Fähigkeit zur Kategorisierung und Unterscheidung und damit seine Fähigkeit, sich in seiner Umgebung zurechtzufinden, ist beeinträchtigt. Vor diesem Hintergrund ergeben die eingangs zitierten

Schilderungen des 17-jährigen Mädchens über seine Angst und Atemnot einen Sinn.

Das Vorhandensein eines weiteren Reflexes – des ATNR – kann die Situation noch weiter verkomplizieren. Im Schlaf kann der ATNR zwar auch nach sechs Monaten noch ausgelöst werden, doch wenn er im Wachzustand über das sechste Lebensmonat hinaus aktiv bleibt, können verschiedene Funktionsbereiche beeinträchtigt sein. In seiner ursprünglichen Form wird der Reflex ausgelöst, wenn das Kind seinen Kopf zur Seite dreht. Die Gliedmaßen auf der Seite, zu der der Kopf gedreht ist, strecken sich, während sich die Gliedmaßen auf der anderen Körperseite beugen.

Wenn ein Kind beginnt, feinmotorische Aktivitäten wie das Schreiben zu erlernen, wird die Kontrolle über die Schreibhand jedes Mal gestört, wenn das Kind seinen Kopf dreht, um seinen Stiftbewegungen zu folgen. Die Hand-Augen-Koordination könnte generell unreif sein. In aufrechter Position kann sein Gleichgewicht ins Wanken geraten, da jede Bewegung des Kopfes in seitlicher Richtung zu einer Streckung der Gliedmaßen auf der betreffenden Seite führt. Gleichmäßige Augenbewegungen können dahingehend beeinträchtigt sein, dass sich Augen, Kopf und Körper nicht unabhängig voneinander bewegen können und nur als Einheit funktionieren. So können saccadische Augenbewegungen nur mit Mitbewegung von Kopf- und/oder Körper gelingen. Eine andauernde Präsenz des ATNR stört darüber hinaus auch die Etablierung einer Dominanz in den Hirnfunktionen (Gesell und Ames 1947). Aufgaben, bei denen die Mittellinie gekreuzt werden muss, sind oft mit Schwierigkeiten verbunden (Bobath 1975). Ein dominantes Ohr und ein dominantes Sprachzentrum haben sich möglicherweise nie vollständig herausgebildet, sodass das Kind bei rezeptiven und expressiven sprachlichen Aufgaben immer wieder von der linken auf die rechte Hemisphäre wechselt.

Sowohl die linke als auch die rechte Gehirnhälfte verfügen über Sprachzentren, aber die linke Seite ist bei den meisten Menschen die effizientere. Die linke Gehirnhälfte ist auch für die Ausführung von methodischen, sequenziellen Aufgaben zuständig, während die rechte Seite z.B. für das Überfliegen eines Texts (Scanning) und das Erfassen von Zielen (Targeting) zuständig ist. Wenn ein Kind über einen unzureichenden Filtermechanismus verfügt, wird sein Kortex schnell mit Informationen überladen, die eigentlich schon früher im Wahrnehmungsprozess hätten gefiltert werden müssen. Sie sollten den Kortex bereits teilweise kategorisiert erreichen, wobei verschiedene Informationen schon hätten aussortiert werden müssen. Wenn dies nicht der Fall ist, wird die linke Gehirnhälfte mit Aufgaben überlastet, die letztlich bereits eher im Rezeptionsprozess hätten erledigt werden müssen. Die Verarbeitung muss dann möglicherweise auf das Sprachzentrum in der rechten Gehirnhälfte verlagert werden, welches das Kind jedoch nicht so schnell und so effizient nutzen kann. Das Gehirn schaltet möglicherweise weiterhin von der rechten auf die linke Seite um. In Situationen, in denen zu viele Reize vorhanden sind, erfolgen die Aufnahme, die Verarbeitung und der Ausdruck von Sprache für dieses Kind nicht automatisch. Viel zu schnell ist das Kind überladen. Mit der Reizüberladung einhergehend erfolgt Konfusion: Konfusion erzeugt Angst, die dann wiederum den FPR aktivieren kann. Das Kind ist erneut nicht in der Lage zu sprechen.

Kommen wir nun auf die frühere DSM-III-Definition des elektiven Mutismus zurück, so kann die Interpretation im Licht dieser Reflexe ganz anders ausfallen. ›Sprachverweigerung‹ kann dann als ›Unfähigkeit zu sprechen‹ verstanden werden, und ›auch in der Schule‹ kann durch ›vor allem in der Schule‹ ersetzt werden, einem Ort, an dem das Mädchen sich nicht sicher fühlt, weil es sich darin nicht zurechtfinden kann. Hingegen erscheint seine Bereitschaft, sich durch Gesten und Nicken mitzuteilen, durchaus sinnvoll. Auch die damit verbundenen Auffälligkeiten bedürfen einer näheren Betrachtung. Der Furchtlähmungsreflex führt zu übermäßiger Schüchternheit, sozialer Isolation und Rückzug, begleitet von Schulangst. Zwanghafte Züge und eine Negativhaltung stellen oft den Versuch dar, Ordnung und Sicherheit in einer unsicheren und bedrohlichen Welt zu schaffen. Auch wenn diese Strategien für das Individuum in dieser Situation selbstzerstörerisch sind, bieten sie doch eine zeitweilige Sicherstellung der Selbstkontrolle in einer Welt, in der es ansonsten keine Möglichkeit sieht, sicher und effektiv zu agieren. Dass sowohl im DSM III als auch im DSM IV ›Wutanfälle‹ als weiteres Symptom aufgeführt werden, stellt die zweite Hälfte des Puzzles dar: Ein Kind mit derartigen Problemen erlebt schneller als andere eine Reizüberflutung. Da es nicht in der Lage ist, Sinneseindrücke schnell genug mit angemessenen verbalen Reaktionen zu verknüpfen, um den unmittelbaren Anforderungen der Umwelt gerecht zu werden, greift es auf nonverbale Formen der Kommunikation zurück. In diesem Zusammenhang wird das Verhalten zur Sprache.

Der Furchtlähmungsreflex ruft einen Zustand des Rückzugs und der zeitweiligen Lähmung hervor. Der Moro-Reflex hingegen löst eine Überreaktion auf bestimmte Reize aus. Bleibt der FPR im System auf der subkortikalen Ebene aktiv, so bleibt auch der Moro-Reflex aktiv. Wenn dies nicht der Fall ist, steht kein Schutzmechanismus zur Verfügung, um das Individuum aus dem FPR wieder zu befreien. Schlimmstenfalls kann dies zum Tod führen. Der plötzliche Kindstod kann ein Beispiel dafür sein.

Das Kind, das in den Zustand des Rückzugs versunken ist, kann sich daraus nur mit einem heftigen Wutausbruch, mit Tränen der Frustration oder hyperaktivem Verhalten befreien. Wenn schließlich der Moro-Reflex aktiviert wird, erlöst er es aus seinem gelähmten Zustand. Das Verhalten solcher Kinder ist das Ergebnis eines ungelösten Konflikts zwischen zwei sich gegenseitig widersprechender Reflexe, die eigentlich nicht über das Alter von vier Monaten hinaus präsent sein sollten.

Auch andere Ausprägungen des elektiven Mutismus können Teil dieses Konflikts sein. So kann eine Person ihre Gefühle nicht verbalisieren oder von Ereignissen berichten, die einen traumatischen Inhalt haben. Die damit verbundenen Gefühle oder Empfindungen sind so stark, dass die Person in ein Schweigen verfällt, das sowohl ihre Gefühle gefangen hält als auch in einen Schockzustand münden kann. Ein elfjähriges Mädchen fragte später: »Warum konntest du nicht sehen, dass die Art und Weise, wie ich mich verhielt, dir sagte, was mit mir los war?« Ihr Schweigen sprach doch lauter und beredter, als alle Worte es hätten tun können! In derartigen Situationen scheint es so zu sein, als ob die Schreck-, Kampf- oder Fluchtreaktion zwar aktiviert wird, aber das Element ›Schreck‹ oder ›Erstarren‹ wie eine Bremse für die Kampf- oder Fluchtreaktion wirkt. Die Furchtlähmungsreaktion hält die Gefühle im Körper gefangen und verhindert, dass der Kampf- oder Fluchtmechanismus in Gang kommt und innere Erregung freigesetzt wird. Der Effekt ist vergleichbar mit der gleichzeitigen Betätigung von Bremse und Gaspedal in einem Auto. Das wiederholte Erleben einer Notsituation, ohne die Fähigkeit zu kämpfen oder zu fliehen, kann zu Zuständen extremen Rückzugs (Hilflosigkeit) und zu Depression führen, da die aktivierten Gefühle nach innen gekehrt werden, aber nicht verschwunden sind. Personen dieses Typs empfinden die meisten Therapieformen als extrem bedrohlich, da der einzige Befreiungsmechanismus, den sie kennen, explosiver und katastrophaler Natur ist, und den sie deshalb ständig zu kontrollieren versuchen.

Blythe (1971; 1976) beobachtete, dass die emotionale Regressionsphase eines hypnotischen Zustandes immer dann unterbrochen wurde, wenn Sprache eingeführt und von der Versuchsperson erwartet wurde, dass sie während der Regression spricht. Es war, als ob der Patient während des Sprechens den Kontakt zu seinen Gefühlen verlor. Der elektive Mutismus scheint die andere Seite derselben Medaille zu sein: Wenn die Körper- und Wahrnehmungsempfindungen zu stark sind, wird der Zugang zur Sprache abgewürgt.

Das INPP hat mit einer kleinen Anzahl von Personen mit elektivem Mutismus im Rahmen eines Programms zur Reflexausreifung und -hemmung Erfolge erzielt. Ursprünglich bestand das Ziel darin, einen vorhandenen Moro-Reflex so lange zu stimulieren, bis er in seiner ursprünglichen Form vollständig präsent ist. Dadurch erhält das Kind eine zweite Chance, den Moro-Reflex zu nutzen – sowohl als Hemmung seines Vorgängers, des FPR, als auch, um dem Kind die vollen Auslösemechanismen zu geben, die es in einer früheren Phase seines Lebens vielleicht nie hatte. Paradoxerweise nehmen viele Symptome der Überreaktivität und Überempfindlichkeit ab, wenn der Moro-Reflex seine stärkste Ausprägung erreicht hat, als ob der Körper endlich seine instinktiven Reaktionskanäle auf Gefahren voll ausschöpfen könnte.

Brunnström (1962; 1970) könnte eine Erklärung dafür liefern. Sie arbeitete als Physiotherapeutin an der Förderung der Mobilität von Kindern und Erwachsenen mit schwerer Zerebralparese. Sie provozierte primitive Bewegungsmuster, die ihrer Beobachtung nach entweder nach einer Schädigung der Pyramidenbahn oder auch normalerweise beim Fötus vorhanden sind. Sie stellte fest:

> *Ein Patient kann durchaus in der Lage sein, willkürliche Beuge- und Streckbewegungen auszuführen – einfach indem er die unterstützende Wirkung des einen oder des anderen Reflexes nutzt. Wenn allerdings ein Konflikt zwischen seinem Willen und dem hemmenden Reflexirnpuls besteht, gewinnt der Wille nicht immer die Oberhand.* (Brunnström 1970)

Die meisten der betroffenen Kinder haben darüber hinaus gravierende vestibuläre Probleme.

Eine vestibuläre Stimulation scheint ein naheliegender Ansatzpunkt für ein Behandlungs- oder Förderprogramm zu sein. Anwenderinnen und Anwender der INPP-Methode und Ergotherapeuten, die das sensomotorische Trainingsprogramm von A. Jean Ayres einsetzen, haben jedoch festgestellt, dass eine Reihe von Kindern, die eine vestibuläre Stimulation benötigen, diese entweder nicht vertragen oder nur in begrenztem Maße davon profitieren. Wenn FPR und Moro noch präsent sind, kann die vestibuläre Stimulation einen oder beide Reflexe auslösen. Dann empfindet der Patient die Stimulation entweder als zu unangenehm, oder fehlerhafte bestehende Kompensationsstrategien werden verstärkt. Es mag zu einer Verbesserung der grobmotorischen Koordination und des Gleichgewichts kommen, aber nur selten kommt es zu einem Transfer auf die schulischen Leistungen. Wird jedoch zunächst der FPR und der Moro gehemmt und anschließend eine vestibuläre Stimulation durchgeführt, ist die Person weniger empfindlich und das Programm weitaus effektiver, sodass sich gleichzeitig die schulischen Leistungen verbessern.

All dies deutet darauf hin, dass es eine körperliche Basis für den elektiven Mutismus gibt. Zwar gibt es sowohl beim elektiven Mutismus als auch beim traumatischen Mutismus Fälle, die auf psychologische Faktoren zurückzuführen sind, doch glaube ich, dass die psychologischen Faktoren in den meisten Fällen zweitrangig sind. Wenn sowohl ein FPR als auch ein Moro-Reflex in einer Person aktiv bleiben, stellen bestimmte soziale Situationen eine extreme Bedrohung dar. Die extreme Bedrohung führt zu einer Verletzlichkeit bei der dafür empfänglichen Person. Diese Vulnerabilität wird von Angst begleitet, und Angst kann im Fall ›elektiven Mutismus‹ jederzeit frühe primitive Reflexe aktivieren, die die Sprechorgane in bestimmten Situationen lähmen.

Warum purzeln und rollen Kinder umher?

Sally Goddard

Erstmals veröffentlicht im First Steps Magazin, Australien

Von allen Sinnen ist es der Gleichgewichtssinn, der sich als erster entwickelt. Er ist unerlässlich für Körperhaltung, Bewegung und ein Gefühl der ›Zentrierung‹ in Raum, Zeit, Bewegung, Tiefe und im eigenen Selbst. Alle anderen Empfindungen passieren den Gleichgewichtsmechanismus (vestibuläres System) auf der Ebene des Hirnstamms, um anschließend an eine höher gelegene spezialisierte Region im Gehirn weitergeleitet zu werden. Daher sind alle anderen Sinne, auf die ein Kind beim Lernen angewiesen ist, mit dem Gleichgewicht verbunden.

Für ein Neugeborenes sind Wahrnehmung und Bewegung ein und dasselbe. Es ist sich nicht bewusst, dass Töne und Bewegung, Sehen und Berührung getrennte Sinneseindrücke sind. Für das Baby verschmelzen diese Sinneseindrücke zu einem einzigen Erlebnis oder Gefühl. Bewegung ist somit die erste Sprache des Kindes, und je eloquenter es diese erste Sprache beherrscht, desto schneller wird es andere Ausdrucks-, Erkundungs- und Entwicklungsfähigkeiten entwickeln.

Die Stimulierung des Gleichgewichtsmechanismus ist vom Zeitpunkt der Befruchtung an ein integraler Bestandteil des embryonalen Wachstums. Jede Bewegung, die die Mutter macht, wird in der geschützten Welt des Mutterleibs gefühlt. Nach der Geburt spürt es diese Gefühle weiterhin anhand eines riesigen Repertoires an Bewegungsmustern – vom Liegen, Strampeln, Rollen und Sitzen bis hin zum Kriechen und Krabbeln auf Händen und Knien, Gehen, Laufen, Hüpfen, Springen, Schaukeln, Rollen und Purzeln. Durch diese Bewegungen werden weitere Verbindungen zwischen dem vestibulären Apparat und höheren Zentren des Gehirns hergestellt. Erst im Alter von sieben oder acht Jahren sind der Gleichgewichtsmechanismus, das Kleinhirn und das Corpus callosum myelinisiert. In diesen frühen Jahren ist die Stimulation des Gleichgewichtsorgans ein natürlicher Bestandteil des Spiels eines jeden Kindes.

Zunächst beginnt das Kleinkind mit der ständigen Wiederholung von Arm- und Beinbewegungen, übt so die Streckung und Beugung der Muskeln und trainiert die Hand-Augen-Koordination. Ein acht Monate altes Kind, das sich ohne ein bestimmtes Ziel vor Augen auf dem Boden hin und her rollt, bereitet damit sein Gleichgewicht für das Sitzen, Stehen und schließlich das Gehen vor. Für das Kind gilt: Wenn es sich bewegt, bewegt sich die Welt mit, und wenn es damit aufhört, steht auch die Welt wieder still. Das Krabbeln stellt dann eine wichtige Brücke dar, die es ihm ermöglicht, zum ersten Mal seine vestibulären, propriozeptiven und visuellen Systeme zu synchronisieren. Das Gehen erweitert dann nicht nur die Beweglichkeit, sondern erlaubt dem Kind, seine Hände dabei frei nutzen zu können. Dies sind die ersten Bausteine für das Lernen, die dann ständig geübt und mit anderen Systemen integriert werden müssen. So ist in den ersten Jahren Bewegung das wichtigste Vokabular des Kindes, und seine Sprache ist körperbezogen. Willkürliche Bewegungssteuerung kann sich nur durch die Erweiterung des Bewegungshorizonts entwickeln.

Das drei- bis sechsjährige Kind, das beim Herumlaufen auf der Straße ständig hüpft, springt und sich dreht, ist noch dabei zu lernen, sein Gleichgewicht zu kontrollieren, denn die höchstentwickelte

Stufe des Gleichgewichts ist die Fähigkeit, stillzustehen. Sich nicht zu bewegen, erfordert, dass alle Körperfunktionen und Muskelgruppen ohne ständige Regulierungen zusammenarbeiten. Dies ist der Beginn einer ausgereiften posturalen Kontrolle. Ein Kind, das nicht stillstehen kann, weiß instinktiv, dass sein Gleichgewicht noch geübt werden muss. Das Kind, das keine niedrige Mauer neben dem Bürgersteig auslässt, sondern draufklettert und auf ihr hin und her balanciert, trainiert damit noch Muskelkontrolle, Tiefenwahrnehmung und visuell-motorische Integrationsfähigkeiten. Purzelbäume und Radschlagen erleichtern die Trennung der Bewegung von anderen Empfindungen, denn erst wenn ein Kind die vollständige Kontrolle über seine Bewegungen erlangt hat, kann es auch anderen Erfahrungen seine volle Aufmerksamkeit zuwenden.

Hyperaktivität und Aufmerksamkeitsstörungen sind zwei mögliche Anzeichen für eine Unreife der vestibulären Funktionen. Als Eltern, Lehrer und Betreuer neigen wir dazu, unsere hyperaktiven Kinder zu ermahnen, ›still zu sitzen‹ und ›ruhig zu sein‹. Es ist aber nachgewiesen, dass hyperaktive Kinder, die sich 30 Sekunden lang in beide Richtungen um die eigene Achse drehen dürfen, danach bis zu 30 Minuten lang eine erhöhte Aufmerksamkeitsleistung zeigen, was darauf hindeutet, dass sie eine vestibuläre Stimulation benötigen, um ihr Gehirn in Gang zu bringen.

Unsere Augen funktionieren über den vestibulären Schaltkreis im Gehirn. Unsere Ohren teilen sich denselben Hirnnerv, und der Tastsinn ist durch die Bewegung der Haarzellen, deren Rezeptoren sich in der Dermis der Haut befinden, eng mit dem vestibulären System verknüpft. Wenn die Bewegung die erste Sprache des Kindes ist, dann ist die Wahrnehmung die zweite. Nur wenn sowohl Bewegung als auch Wahrnehmung integriert sind, können sich die sprachlichen Fähigkeiten wie Sprechen, Lesen und Schreiben reibungslos entwickeln. Kinder, die toben und Purzelbäume schlagen, absolvieren ihre erste Lektion auf dem Weg zu den Einsteins der Zukunft.

Anmerkungen

1 Die neuronale Entwicklung – und nicht das chronologische Alter – bestimmt, wann jeder Reflex auftritt und wann er gehemmt wird. Daher kann das Vorhandensein oder Fehlen von Reflexen in wichtigen Entwicklungsstadien als diagnostischer Wegweiser für die Reife des Zentralen Nervensystems verwendet werden.

2 Das liegt daran, dass sich die Pupillen bei hellem Licht automatisch zusammenziehen sollten, um die Lichtmenge, die in das Auge gelangt, zu verringern. Bei schwachem Licht sollten sie sich schnell weiten, damit möglichst viel Licht die Netzhaut erreicht. Geschieht dies nicht, kann dies zu Lichtempfindlichkeit führen.

3 P. Blythe, persönliche Mitteilung, 1985.

4 In einer im Jahr 2021 veröffentlichten Studie wurde das Vorkommen primitiver Reflexe bei Kindern mit frühen Sprachstörungen, späteren Schulschwierigkeiten und Anzeichen neuromotorischer Unreife (NMU) untersucht. Während die Anzeichen einer allgemeinen NMU in dieser Gruppe signifikant waren, waren der Palmar-, der Such- und der spinale Galant-Reflex nicht signifikant präsent (Matuszkiewicz und Gałkowski 2021). Die klinische Beobachtung einer großen Zahl von Kindern über einen Zeitraum von vielen Jahren hinweg hat jedoch gezeigt, dass bei Kindern mit einer frühen Sprachentwicklungsverzögerung eine Korrelation zwischen Dysdiadochokinese in den Fingern und spiegelnden Bewegungen des Mundes besteht. Dies ist nicht unbedingt auf das Vorhandensein von Palmar- und oralen Reflexen zurückzuführen, sondern kann auf eine fortbestehende Hand-Mund-Verbindung hindeuten, die sich eigentlich entkoppelt haben sollte.

5 V. Dickson, persönliche Mitteilung, 1991.

6 K. Phillips, Beitrag zum INPP-Seminar, Chester, UK, 1994.

7 L. Beuret, persönliche Mitteilung, 1989.

8 Die Begriffe ›Kriechen‹ und ›Krabbeln‹ werden im Englischen manchmal synonym verwendet. In diesem Buch bezieht sich ›Kriechen‹ auf die Vorwärtsbewegung in Bauchlage und ›Krabbeln‹ auf die Bewegung auf Händen und Knien.

9 Der Begriff ›Attitüde‹ stammt aus dem Französischen und bezog sich ursprünglich auf die Art und Weise, wie der Körper gehalten wird. Inzwischen wird er häufiger verwendet, um die emotionale und psychologische Haltung zu bezeichnen, die mit der Körperhaltung in Verbindung stehen kann, aber nicht muss.

10 P. Blythe, persönliche Mitteilung, 1992.

11 Die Fähigkeit des Auges, die Sehschärfe an unterschiedlich weit entfernte Objekte anzupassen, wird häufig als ›Akkommodation‹ bezeichnet.

12 Reflexbewegungen liefern dem Kind sein frühestes Bewegungsvokabular.

13 M. Portwood, persönliche Mitteilung an P. Blythe, 2001.

14 Hier zeigt sich einer der größten Unterschiede zwischen Männern und Frauen, denn das Corpus callosum kann bei Frauen bis zu 23 Prozent dicker sein als bei Männern. Dies könnte eine Erklärung dafür sein, dass Männer dazu neigen, Probleme ›zielstrebiger‹ anzugehen, während Frauen eher einer Reihe von Faktoren gleichzeitig berücksichtigen. (Die Forschungslage hierzu ist allerdings nicht unumstritten; *Anm. Übers.*)

15 Die funktionelle Beziehung zwischen dem visuellen und dem vestibulären System wird auf vielfältige Weise erlebt. Wenn beispielsweise das vestibuläre System durch Rotation oder Schaukeln stimuliert wird, entsteht durch das Schwindelgefühl die vorübergehende Illusion, dass sich die sichtbare Welt bewegt. Wenn man in einem Bahnhof in einem wartenden Zug sitzt und der Zug neben einem anfängt, sich zu entfernen, wird dem Gehirn durch den visuellen Reiz vorgegaukelt, dass sich der Körper bewegt. Die Diskrepanz zwischen dem, was gefühlt wird, und dem, was real ist, führt zu Desorientierung, die als Angst erlebt werden kann.

16 Zu den Ganzkörper-Rückzugsreflexen siehe Kapitel 1: *Primitive Reflexe: Wie sie das Leben und das Lernen beeinflussen* (→ Seite 25)

17 Unzureichende taktile Erlebnisse können auch im Alter und in Situationen der Einsamkeit und Isolation auftreten. Wenn man der liebevollen Berührung eines anderen liebenden Menschen beraubt ist, können auch die Immunfunktion und die Stimmungsregulierung beeinträchtigt werden.

18 Auch Väter können dabei eine Rolle spielen. Darauf wird in Kapitel 6: *Was kann man tun?* näher eingegangen (→ Seite 218).

19 Einige Kinder, die anfangs entweder eine Linksohrpräferenz haben oder bei den ersten Tests keine eindeutige Ohrpräferenz zeigen, werden für einen kurzen Zeitraum eher linksohrig, wenn sie mit dem auditiven Diskriminierungstraining beginnen, was darauf hindeutet, dass es entwicklungsbedingt normal sein könnte, in bestimmten Stadien des Spracherwerbs linksohrig zu sein und dass die Rechtsohrpräferenz ein Hinweis auf die Reife in der Sprachentwicklung ist. Dies würde zu Allan Schores Theorie des kontinuierlichen Austauschs zwischen der linken und rechten Hemisphäre des Kortex während der Lernphasen neuer Fähigkeiten passen.

20 A. Duighan, persönliche Mitteilung, 1994.

21 Bericht der Meersbrook Primary School, 2018-19.

22 https://www.movementforlearningproject.co.uk/

23 Das Wort ›Disziplin‹ leitet sich vom lateinischen *disciplina* ab, das ursprünglich ›Unterweisung‹ oder ›Wissen‹ bedeutete.

24 N. Rowe, persönliche Mitteilung, 1996.

25 J. Middlemiss, persönliche Mitteilung, 1987.

26 J. Ten Hoopen persönliche Mitteilung, 1995.

27 K. Lorenz ziziert in https://www.premierhealth.com/your-health/articles/health-topics/ screen-addiction-affects-physical-and-mental-health#:~:text=Screen%20use%20 releases%20dopamine%20in,negative%20 impact%20of%20your%20life.

28 Quelle kann nicht zurückverfolgt werden.

29 https://www.apa.org/monitor/2020/04/cover-kids-screens#:~:text=AAP%20 calls%20 for%20no%20screen,of%20screen%20time%20per%20day.

30 E. Keeling, persönliche Mitteilung, 2001.

31 S. Dubin, persönliche Mitteilung, 2012.

32 T. Hansen-Lauff, persönliche Mitteilung, 2019.

33 Das Petö-Institut in Budapest ist ein Beispiel dafür. Es wurde 1945 von Dr. Andras Petö gegründet und bringt Kindern mit Zerebralparese, die ihren Körper nicht richtig kontrollieren können, bei, mithilfe der konduktiven Förderung ein unabhängigeres Leben zu führen.

34 https://www.inpp.org.uk/research-publications/research.

Literaturverzeichnis

Allen, MS/Walter, EE und Swann, C: Sedentary behaviour and risk of anxiety. A systematic review and meta-analysis. Journal of Affective Disorders 242 (2019): 5-13

Amen, D: Healing ADD. The Breakthrough Program That Allows You to See and Heal the 7 Types of ADD. New York (2013), GP Putman

American Psychiatric Association: Diagnostic and Statistical Manual of Mental Disorders (DSM IV). Washington (1994)

Ames, LB: Is Your Child in the Wrong Grade? New York (1967). Harper & Row

Anderson, DI/Campos, JJ et al.: The flip side of perception-action coupling. Locomotor experience and the ontogeny of visual postural coupling. Human Movement Science 20 (4-5), *(2001)*, 461-87

Andrich, P/Shihada, MB/Vinci, MK/Wrenhaven, SL und Goodman, GD: Statistical relationships between visual skill deficits and retained primitive reflexes in children. Optometry & Visual Performance 6 (3), (2018), 106-11

Arnheim, R: Visual Thinking. Berkeley. University of California Press (1969)

Ayres, AJ: Sensory Integration and the Child. Los Angeles. Western Psychological Services (1989)

Aziz Rahman, M/Hoque, N/Sheikh, M/Salehin, M/Beyene, G/Tadele, Z et al.: Factors associated with psychological distress, fear and coping strategies during the COVID-19 pandemic in Australia. Global Health 16 (2020), 1-15

Bachman, ML: Dalcroze Today – An Education Through and Into Music. Oxford. Clarendon Press (1991)

Bai, DL und Bertenthal, BI: Locomotor status and the development of spatial search skills. Child Dev. 63. (1992), 215-26

Bakker, DJ: Neurophysiological Treatment of Dyslexia. Oxford. Oxford University Press (1990)

Barsch, RH: Achieving motor perceptual efficiency. A space orientated approach to learning. Seattle. Special Child Publications (1968)

Begley, S.: Mapping the brain. Newsweek, 20 April *(1992)*,40-4

Bein-Wierzbinski, W: Persistent primitive reflexes in elementary school children. Effect on oculomotor and visual perception. Paper presented at 13th European Conference of Neuro-developmental Delay in Children with Specific Learning Difficulties. Chester, UK (2001)

Bein-Wierzbinski, W: Räumlich konstruktive Störungen bei Grundschulkindern. Eine Untersuchung über die Bedeutung des neuromotorischen Aufrichtungsprozesses für die Blickmotorik und räumlich-konstruktives Darstellen sowie Möglichkeiten der Entwicklungsförderung durch motorisches Training. Europäische Hochschulschriften. Reihe 11. Pädagogik, 910 *(2004)*

Bell, C und Magendie, F: On the nerves of the orbit. Philosophical Transactions of the Royal Society 11, *(1820)*, 289-307

Bender, L: Instructions for the use of the visual-motor gestalt test. New York. American Orthopsychiatric Association *(1946)*

Bender, ML: Bender-Purdue reflex test. San Rafael, CA. Academic Therapy (1976)

Benett, R: The Hidden Moro. Unpublished document (1988)

Berg, A und Fitzgerald, LS: Neurophysiological training in children with motor difficulties. Fysioterapeuten 5 (2013), 20-4

Berkow, R und Fletcher, AJ (eds): The Manual of Diagnosis and Therapy. 15th edn. Rahway, NJ/Merck, Sharp & Dohme Research Laboratories (1987)

Berkowitz, PH und Rothman, EP: The Disturbed Child. New York: New York University Press (1960)

Bernhardsson, K und Davidson, K: Ett annorlunda sätt att hjälpa barn med inlärningssvårigheter. Gothenburg. Educational Psychology Department (1982)

Bernhardsson, K und Davidson, K: A different way of helping children with learning difficulties. A final report from the Dala Clinic (in Swedish). The Educational Psychology Department. Gothenburg Education Authority, Sweden (1983)

Bertenthal, BI, Campos, JJ und Barrett, KC: Self-produced locomotion. An organiser of emotional, cognitive and social development in infancy. In Continuities and Discontinuities in Development. Ed. R Emde and R Harmony, 175-210. New York. Plenum (1984)

Berthoz, A: The Brain's Sense of Movement. Cambridge, MA. Harvard University Press (2000)

Beuret, L: The role of neuro-developmental delays in advanced academic failure. Paper presented at 4th European Conference of Neuro-developmental Delay in Children with Specific Learning Difficulties, Chester, UK, March (1992), 6-8

Beuret, L: The role of postural reflexes in learning, pt.2. Paper presented at 12th Conference of Neuro-developmental Delay in Children with Specific Learning Difficulties. Chester, UK (2000), 10-12 March

Beuret, LJ: The effects of neurodevelopmental delay in adults and in adolescents. In Attention, Balance and Coordination. The A B C of Learning Success, ed. SA Goddard Blythe. Chichester, UK. Wiley-Blackwell (2009)

Birnbaum, MH: Behavioral optometry: A historical perspective. Optometric Extension Programme 65 (4), (1994), 255-64

Bloedel, JR und Brachfa, V: Duality of cerebellar motor and cognitive function. International Review of Neurobiology 41 (1997), 613-34

Blythe, P: Hypnotism. Its Power and Practice. London. Arthur Barker (1971)

Blythe, P: Stress disease. The growing plague. London. Arthur Barker (1973)

Blythe, P: Drugless Medicine. London. Arthur Barker (1974)

Blythe, P: Self Hypnotism. London. Arthur Barker (1976)

Blythe, P: An organic basis for neurosis and the existence, detection and treatment of secondary neurosis. Gothenburg. Swedish Institute for Neurophysiological Psychology (1980)

Blythe, P: The evolution of a theory of neuro-developmental delay in children with specific learning difficulties and neurological dysfunction in adults suffering from emotional disorders, together with the emergence of neuro-developmental re-education. Chester, UK INPP (1990a)

Blythe, P: A physical basis for panic disorder. Lecture at 4th International Conference of Neurological Dysfunction in Children and Adults. Guernsey. September (1990b)

Blythe, P und Goddard Blythe, SA: Correcting clinical facts. Abnormal reflexes in behavioral optometry and vision therapy. Journal of Behavioral Optometry 23, (2012), (5-6). 138-42

Blythe, P und McGlown, DJ: An Organic Basis for Neuroses and Educational Difficulties. Chester, UK. Insight (1979)

Blythe, P und McGlown, DJ: The Clinician's Handbook for the Remediation of Organic Brain Dysfunction. Chester, UK. Insight (1980)

Bobath, B: Abnormal Postural Reflex Activity Caused by Brain Lesions. London. William Heineman (1975)

Bobath, K und Bobath, B: Tonic reflexes and righting reflexes in the diagnosis and assessment of cerebral palsy. Cerebral Palsy Bulletin. May 16th (1955), 3-10

Brunnström, S: Training the adult hemiplegic patient. Orientation of techniques to patients' motor behaviour. In Approaches to treatment of patients with neuromotor dysfunction. 3rd International Congress. World Federation of Occupational Therapists (1962)

Brunnström, S: Movement Therapy in Hemiplegia. A Neuro-Physiological Approach. New York. Harper & Row (1970)

Burt, C: Mental und Scholastic Tests. London. PS King (1921)

Butler Hall, B: Discovering the hidden treasures in the ear. Paper presented at 10th European Conference of Neuro-developmental Delay in Children with Specific Learning Difficulties. Chester, UK. 6-8 March (1998)

Campos, JJ/Anderson, DI/Barbu-Roth, MA/Hubbard, EM/Hertenstein, MJ und Witherington, D: Travel broadens the mind. Infancy 1 (2000), 149-219

Capute, AJ: Early neuromotor reflexes in infancy. Pediatric Annals. 15 March (1986), 217-26

Capute, AJ/Shapiro BK/ Palmer, FB/ Accardo, PJ und Wachtel, RC: Primitive reflexes. A factor in non-verbal language in early infancy, in Language Behaviour in Infancy and Early Childhood. Ed. RE Stark. Amsterdam. Elsevier (1981)

Chevalier, N/Kurth, S/Doucette, MR/Wiseheart, M/Deoni, SCL/Dean, DC/ O'Muircheartaigh, J/ Blackwell, KA/Munakata, Y und LeBourgeios, MK: Myelination is associated with processing speed in early childhood: Preliminary insights. PloS One 10 (10), (2015)

Cottrell, S: The Moro Revisited. Unpublished document (1987)

Cottrell, S: Aetiology, diagnosis and treatment of asthma through primitive reflex inhibition. Paper presented at 2nd International Conference of Neurological dysfunction. Stockholm. October (1988)

Courchesne, E/Townsend, J und Saitoh, O: The brain in infantile autism. Posterior fossa structures are abnormal. Neurology 44. (1994), 214-23

Cratty, BJ: Movement, Behavior and Motor Learning. London. Henry Kimpton (1973)

Cripe, C: The fab four in neurodevelopment. Presentation to INPP European Conference. Chester, UK 4-5 April (2009)

Crutchfield, CA und Barnes, MR: Motor Control and Motor Learning in Rehabilitation. Atlanta. Stokesville (1993)

Daniels, JC und Diack, H: The Standard Reading Tests. London. Chatto & Windus (1962)

De Kleyn, A und Magnus, R: Experimentelle Physiologie des Vestibulapparates bei Säugetieren mit Ausschluss des Menschen. Urban & Schwarzenberg (1923)

Delacato, CH: The Treatment and Prevention of Reading Problems. Springfield, IL. Charles C Thomas (1959)

Delacato, CH: The Ultimate Stranger. The Autistic Child. Novato, CA. Academic Therapy (1974)

DeMyer, W: Techniques of the Neurological Examination. New York. McGraw-Hill. Department of Education (2010). Investigating the role of children's early educational outcomes. Research Report 134 (1980)

Diamond, S/Balvin, R und Diamond, R: Inhibition and Choice. New York. Harper & Row (1963)

Doman, G/Le Winn, EB und Wilkinson, R: Temple Fay M.D revisited: ›The other side of a fit.‹ A bill of particulars on seizures and on discontinuing anti-convulsant drugs. In-Report 6 (1977)

Draper, LT: Lecture Notes on Neurology. Oxford. Blackwell Scientific (1993)

Emery, M: The social and neurophysiological effects of television and their implications for marketing practice. An investigation of adaptation to the cathode ray tube. PhD thesis. University of South Wales (1987)

Faulkner, P: The detection of neuro-physiological factors in children with reading problems. Paper presented at 2nd International Conference of Neurological Dysfunction. Stockholm. October (1988a)

Faulkner, P: Handwriting Difficulties and CNS Dysfunction in Children of High Intelligence. Unpublished document (1988b)

Field, J: Accommodating the Neuro-Developmentally Delayed Child within the Classroom. Worcester. Field (1992)

Field, J und Blythe, P: Towards Developmental Re-education. Worcester. Field (1988)

Finger, S: Minds Behind the Brain: A History of the Pioneers and Their Discoveries. New York. Oxford University Press (2000)

Fiorentino, MR: Reflex Testing Methods for Evaluating C.N.S. Development. Springfield. IL. Bannerstone House (1981)

Flourens, MJP: Recherches expérimentales sur les propriétés et les fonctions du système nerveux dans les animaux vertébrés. Crevot. Paris (1824)

Frostig, M: Movement Education. Theory and Practice. Chicago. Follett (1970)
Fukuda, T: Studies on human dynamic postures from the viewpoint of postural reflexes. Acta Otolaryngol. Suppl. 161. 1-52 (1961)
Gaddes, WH: Learning Disabilities and Brain Function. A Neurophysical Approach. New York. Springer Verlag (1980)
Galaburda, AM: Dyslexia and the brain. Paper presented at 5th British Dyslexia Association International Conference. York. April (2001)
Galaburda, AM/LeMay, M/Kemper, TL und Geschwind, N: Right/Left Asymmetries in the Brain. Cambridge, MA. Harvard University Press (1978)
Galant, S: Der Rückgratreflex. Ein neuer Reflex im Säuglingsalter mit besonderer Berücksichtigung der anderen Reflexvorgänge bei den Säuglingen. Inaugural Dissertation. Basler Druck- & Verlagsanstalt (1917)
Galley, PM und Forster, AL: Human Movement. Edinburgh. Churchill Livingstone (1987)
Ganong, F: Review of Medical Physiology. Stamford, CT. Appleton & Lange (1997)
Gazzaniga, S: Brain theory and minimal brain dysfunction. Annals of the New York Academy of Sciences 205 (1973)
Gershon, M: The Second Brain. New York. Harper Collins
Gesell, A: The First Five Years of Life. A Guide to the Study of Pre-School Children. Part 1. London. Methuen (1947)
Gesell, A und Ames, L: The development of handedness. Journal of Genetic Psychology 70 (1947), 155-75
Gibson, EJ: Exploratory behavior in the development of perceiving, acting, and the acquiring of knowledge. Annu. Rev. Psychol. 39. 1-41 (1988)
Gieysztor, EZ/Choińska, AM und Paprocka-Borowitz, M: Persistence of primitive reflexes and associated motor problems in healthy pre-school children. Archives of Medical Science 14 (1). (2018), 167-73
Gieysztor, EZ/Sadowska, L und Choińska, AM: The degree of primitive reflex integration as a diagnostic tool to assess the neurological maturity of healthy preschool and early school age children. Nursing and Public Health 7 (1). (2017), 5-11
Gieysztor, EZ/Choińska, A/Kowal, M/Pecuch, A/Borowicz, W und Paprocka-Borowicz, M: The level of primitive reflex integration in children who play a musical instrument. Polish Journal of Pediatrics 5 (94). (2019), 293-98
Goddard, SA: The Continued Presence of the Fear Paralysis Reflex and Its Effect Upon Subsequent Central Nervous System Development. Chester, UK. INPP (1989a)
Goddard, SA: The Fear Paralysis Response and its Interaction with the Primitive Reflexes. Chester UK. INPP (1989b)
Goddard, SA: A developmental basis for learning difficulties and language disorders. Paper presented at 2nd European Conference of Neuro-Developmental Delay in Children with Specific Learning Difficulties. Chester, UK März (1990), 2-4

Goddard, SA: Elective mutism – the unchosen silence. Paper presented at 3rd European Conference of Neuro-developmental Delay in Children with Specific Learning Difficulties. Chester, UK März (1991), 1-3

Goddard, SA: The role of primitive survival reflexes in the development of the visual system. Journal of Behavioral Optometry 6 (2). (1995), 31-35

Goddard, SA: A Teacher's Window into the Child's Mind. Eugene, OR. Fern Ridge Press (1996)

Goddard, SA: Reflexes learning and behavior. Eugene OR. Fern Ridge Press (2002)

Goddard Blythe, SA: The INPP screening test and developmental exercise programme for use in schools with children with special needs. Chester, UK. INPP (1996)

Goddard Blythe, SA: Neurological dysfunction as a significant factor in children diagnosed with dyslexia. Paper presented at 5th International British Dyslexia Association Conference. University of York April (2001), 18-21

Goddard Blythe, SA: The Well Balanced Child. Stroud, UK. Hawthorn Press (2004) Goddard Blythe, SA: Releasing educational potential through movement. A summary of individual studies carried out using the INPP test battery and developmental exercise programme for use in schools with children with special needs. Child Care in Practice 11 (4). (2005), 415-32

Goddard Blythe, SA: What Babies and Children Really Need. Stroud, UK. Hawthorn Press (2008)

Goddard Blythe, SA: Attention Balance and Coordination. The ABC of Learning Success. Chichester, UK. Wiley-Blackwell (2009)

Goddard Blythe, SA: The Genius of Natural Childhood. Stroud, UK. Hawthorn Press (2011a)

Goddard Blythe, SA: Neuromotor immaturity as an indicator of developmental readiness for education. In Movement, vision, hearing. The basis of learning. Ed. EM Kuleesza, 131-5. Warsaw. Wydawnictwo Akademii Pedagogiki Specjalnej im. Marii Grzegorzewskiej (2011b)

Goddard Blythe, SA: Assessing Neuromotor Readiness for Learning. The INPP Developmental Screening Test and School Intervention Programme. Chichester, UK. Wiley-Blackwell (2012)

Goddard Blythe, SA: Neuromotor Immaturity in Children and Adults. The INPP Screening Test for Clinicians and Health Practitioners. Chichester, UK. Wiley-Blackwell (2014)

Goddard Blythe, SA: Movement – Your Child's First Language. Stroud, UK. Hawthorn Press (2018)

Goddard Blythe, SA und Hyland, D: Screening for neurological dysfunction in the specific learning difficulty child. British Journal of Occupational Therapy 61 (10). (1998), 459-63

Goddard Blythe, SA/Duncombe, R/Preedy, P und Gorely, T: Neuromotor readiness for school. The primitive reflex status of young children at the start and end of their first year at school in the United Kingdom. Education 50 (5). (2021), 3-13

Gold, SJ: When Children Invite Child Abuse. Eugene, OR. Fern Ridge Press (1986)

Gold, SJ: If Kids Just Came With Instruction Sheets. Eugene, OR. Fern Ridge Press (1998)

González, SR/Kenneth, MS/Ciuffreda, KJ/Hernández, LC und Esaclante, JB: The correlation between primitive reflexes and saccadic eye movements in 5th grade children with teacher-reported problems. Optometry and Vision Development 39 (3). (2008), 140-5

Griffin, P: Is there a link between neuromotor immaturity and educational attainment? Open Doors Therapy (2013)

Guyton, AC: Basic Neuroscience – Anatomy and Physiology. Philadelphia. WB Saunders (1991)

Hallett, M und Grafman, J: Executive function and motor skill learning. International Review of Neurobiology 41. (1997), 297-323

Harte, S: Physical development and national curriculum levels – the incidence of neuromotor immaturity (NMI) in London primary schools and the relationship between NMI and national curriculum measures of achievement. Paper presented at Child Development in Education Conference. London. October (2015)

Hebb, DO: The Organisation of Behavior. New York. Wiley (1949)

Hepper, PG und Shahidullah, SB: Development of fetal hearing. Archives of Disease in Childhood 71. F 81-7 (1994)

Herbert, J/Gross, J und Hayne, H: Crawling is associated with more flexible memory retrieval by 9-month-old infants. Dev. Sci. 10. (2007), 183-189

Higgins, CI/Campos, JJ und Kermoian, R: Effect of self-produced locomotion on infant postural compensation to optic flow. Dev. Psychol. 32. (1996), 836-41

Hobson, Allan P: The Dreaming Brain. New York. Basic Books (1988)

Hocking, B: Little Boy Lost. London. Bloomsbury (1990)

Holt, KS: Child Development. London. Butterworth-Heinemann (1991)

Horobin, K und Acredolo, LP: The role of attentiveness, mobility history, and separation of hiding sites on Stage IV search behavior. J. Exp. Child Psychol. 41. (1986), 114-27

Hubbard, DG: The Skyjacker. His Flights of Fantasy. New York/London. Collier Macmillan (1971)

Hurst Vose, R: Agoraphobia. London. Faber & Faber (1981)

Hutton, JS/Dudley, J/Horowitz-Kraus ,T/de Witt ,T und Holland, SK: Associations between screen-based media use and brain white matter integrity in preschool-aged children. JAMA Pediatr. 174 (1) (2020)

Inspiring Partners: St Aidans School Sport Partnership. Learn to move, move to learn. Youth Sport Trust (2006)

Ivanović, L/Ilić-Stošovic, D/Nikolić, S und Medenica, V: Does neuromotor immaturity represent a risk for acquiring academic skills in school-age children? Military-Medical and Pharmaceutical Review 76 (10). (2018), 1062–70

Ivry, RB und Keele, SW: Timing functions of the cerebellum. Journal of Cognitive Neuroscience 1. (1989), 136-52

Johanneson-Alvegård, C: Application of neuro-psychological principles within the Swedish state school system. Presentation to 4th European Conference of Neurodevelopmental Delay in Children with Specific Learning Difficulties. Chester, UK. 6-8 März (1990)

Johansen, KV: Lyd, Hørelse og Sprogudvikling. Gudhjem, Denmark. Dyslexia Research Lab (1993)

Johansson, B/Wendenberg, E und Westin, B: Measurement of the tone response by the human fetus. Acta Otolaryngol 57. (1964), 188-92

Kaada, B: Sudden Infant Death Syndrome. The Possible Role of the Fear Paralysis Reflex. Oxford. Oxford University Press (1986)

Kandel, E/Schwartz, JH und Jessell, TM: Principles of Neural Science. 3rd edn. Norwalk, CT. Appleton & Lange (1991)

Kavale, K und Mattson, DP: One jumped off the balance beam. Journal of Learning Disabilities 16 (3). (1983), 165-73

Kephart, NC: The Slow Learner in the Classroom. Columbus, OH. Merrill (1960)

Kermoian, R und Campos, JJ: A facilitator of spatial cognitive development. Child Dev. 59. (1988), 908-17

King, LJ und Schrager, OL: A sensory and cognitive approach to the assessment and remediation of developmental learning and behavioral disorders. Paper presented at Symposium on a Sensory/Cognitive Approach to the Assessment and Remediation of Developmental Learning and Behavioral Disorders. Atlanta. März (1999), 19-20

Kiphard, EJ: Intervention program using the German psycho-motor approach with exceptional children. Paper presented at 13th European Conference of Neurodevelopmental Delay in Children with Specific Learning Difficulties. Chester, UK. März (2000), 10-12

Klein, DP: Anxiety reconceptualised. Compr. Psychiatry 21. (1980), 411-27 Kohen-Raz, R: Learning Disabilities and Postural Control. London. Freund (1986)

Kretch, KS/Franchak, JM und Adolph, KE: Crawling and walking infants see the world differently. Child Dev. 85 (4). (2014), 1503-18

Krugman, HE: Brain wave measures of media involvement. Journal of Advertising Research 11 (1). (1971), 3-9

Krugman, HE: Memory without recall, exposure without perception. Journal of Advertising Research 40 (6). (2000), 49-54

Kushima, M/Kojima, R/Shinohara, R/Horiuchi, S/Otawa, S/Ooka, T/Akiyama, Y/ Miyake, K/Yokomichi, H und Yamagata, Z: Japan environment and children's study group. Association between screen time exposure in children at 1 year of age and autism spectrum disorder at 3 years of age. The Japan environment and children study. JAMA Pediatr. 176 (4). (2022), 384-91

Kuss, DJ und Lopez-Fernandez, O: Internet addiction and problematic internet use. A systematic review of clinical research. World Journal of Psychiatry 6 (1). (2016), 143-76 Landsberg, PG: Bradycardia during human diving. South African Medical Journal 49 (15). (1975), 626-30

Lane, C: Self-Voice. A Major Rethink. London. ARROW Tuition (2012)

Large, M: Switch on the kid's telly, switch off their brains. Parliamentary Brief (London) 10/11. Dezember (2006)

Larsell, O: The cerebellum of myxinoids and petromyzonts including developmental stages in the lampreys. Journal of Comp. Neurology 86. (1947), 395-445

Law, J und Asmusson, K: Language as a child well-being indicator. Early Intervention Foundation. 27. September (2017)

Lecanuet, JP/Granier-Deferre, C und Busnel, MC: Fetal cardiac and motor responses to octave-band noises as a function of central frequency, intensity and heart rate variability. Early Hum Dev. 18. (1988), 81-93

Lefroy, R: Improving Literacy Through Motor Development. Palmyra, Australia. Dunsborough Enterprises (1990)

Leiner, HC/Leiner, AL und Dow, RS: Does the cerebellum contribute to mental skills? Behav. Neuroscience 100. (1986), 443-54

Leiner, HC/Leiner, AL und Dow, RS: Cognitive and language functions of the human cerebellum. Trends in Neuroscience 16. (1993), 444-7

Le Mée, K: Chant. London. Random House (1994)

Levinson, HL: A Solution to the Riddle Dyslexia. New York. Springer-Verlag (1981)

Levinson, HL: Smart But Feeling Dumb. New York. Warner Books (1984)

Levinson, HL: Phobia Free. New York. M Evans (1986)

Levinson, HL: A cerebellar-vestibular explanation for fears/phobias. Hypothesis and study. Perceptual and Motor Skills 68. (1989), 67-84

Levinson, HL: The Upside-Down Kids. New York. M Evans (1991)

Lloyd, B: Adapting and applying INPP exercises and sound therapy into school. Presentation at INPP Associate Supervision Days. Chester, UK (1994–95)

Lorente de Nó, R: Vestibular-ocular reflex. Archives of Neurology and Psychiatry 30. (1933), 245-91

Ludwig, AM: Sensory overload and psychopathology. Diseases of the Nervous System. Juli (1975), 357-60

Machover, K: Personality Projection Through the Drawing of a Human Figure. Springfield, IL. Charles C Thomas (1942)

MacLean, P: A Mind of Three Minds. Educating the Triune Brain. Chicago. National Society for the Study of Education (1978)

Madaule, P: When Listening Comes Alive. Norval, ON. Moulin (1993)

Madejewska, M/Choińska, AM/Gieysztor, EZ und Trafalska, A: Neuromotorical assessment of children aged 4-7 from the Kamienna Góra district based on Sally Goddard tests. Piel. Zdr. Publ. 6 (3). (2016), 179-86

Marlee, R: Neurological developmental delay research programme. Report prepared for Behaviour Support Service Schools and Family Support Division. Children's Services Directorate. Northumberland County Council. Morpeth, UK (2008)

Matuszkiewicz, M und Gałkowski, T: Developmental language disorder and uninhibited primitive reflexes in young children. Journal of speech, language, and hearing research 64 (3). (2021), 935-48

McGlown, DJ: The diagnosis of 'organic brain dysfunction' in children of educational age. Unpublished thesis (1971)

McGlown, DJ und Blythe, P: Developmental Check List and Evolution of Primitive and Postural Reflexes. Chester, UK. INPP (1980)

McPhillips, M und Sheehy, N: Prevalence of persistent primary reflex and motor problems in children with reading difficulties. Dyslexia 10. (2004), 316-38

McPhillips, M/Hepper, PG und Mulhern, G: Effects of replicating primary reflex movements on specific reading difficulties in children. A randomised, doubleblind, controlled trial. The Lancet 355(2) (2000)

Merzenich, MM/Jenkins, WM/Johnston, P und Tallal, P: Temporal processing deficits of language-learning impaired children ameliorated by training. Science. 5. Januar. (1996), 77-81

Micklethwaite, J: Study investigating the efficacy of the INPP developmental exercise programme for use in schools at Swanwick Primary School. Derbyshire. Report prepared for the Department for Education and Skills (DfES) Best Practice Research Scholarship (2004)

Ministry of Human Resource Development: The New Education Policy 2020. https://www.mhrd.gov.in/sites/upload_files/mhrd/files/NEP_Final_English_0.pdf. (2020)

Moro, E: Das erste Trimenon. Münchener Medizinische Wochenschrift 65. 1147-50 (1918)

NEELB: An evaluation of the pilot INPP movement programme in primary schools in the North-Eastern Education and Library Board (NEELB). Northern Ireland. Final Report. Compiled by Brainbox Research Ltd. Leeds 2004

Nicolson, RI und Fawcett, AJ: Comparison of deficits in cognitive and motor skills among children with dyslexia. Annals of Dyslexia 44 (1). (1994), 147-64

Nicolson, R/Fawcett, A und Dean, P: Impaired performance of children with dyslexia on a range of cerebellar tests. Annals of Dyslexia 46. (1994), 259-83

Noica, D: Sur les réflexes cutanés du dos. Revue Neurologique 23. (1912), 134-7

O'Dell, N und Cook, P: Stopping Hyperactivity. A New Solution. New York. Avery (1996)

Odent, M: Primal Health. London. Century Hutchinson (1986)

Odent, M: Early expression of the rooting reflex. Paper presented at 3rd European Conference of Neuro-developmental Delay. Chester, UK. 1-3 März (1991)

Oosterveldt, WJ: The development of the vestibular system. Presentation to 3rd European Conference of Neuro-developmental Delay in Children with Specific Learning Difficulties. Chester, UK. 1-3 März (1991)

Pandya, A und Lodha, P: Social connectedness, excessive screen time during COVID-19 and mental health. A review of current evidence. Front. Hum. Dyn., 22. Juli. https://doi.org/10.3389/fhumd.2021.684137 (2021)

Panksepp, J: Affective Neuroscience. The Foundations of Human and Animal Emotions. Oxford. Oxford University Press (1998)

Pavlides, O und Miles, T: Dyslexia Research and Its Applications to Education. Chichester, UK. Wiley (1987)

Pecuch, A/Gieysztor, E/Wolańska, E und Paprocka-Borowicz, M: Primitive reflex activity in relation to motor skills in healthy preschool children. Brain Sciences 11(8). (2021), 967

Peiper, A: Cerebral Function in Infancy and Early Childhood. New York. Consultants Bureau (1963)

Pérez del Pulgar y Marx, J: Revista Espanola de Pediatra 11. (1955), 317

Petr, B/Konicarova, J und Raboch, J: Disinhibition of primitive reflexes in attention deficit and hyperactivity disorder. Insight into specific mechanisms in girls and boys. Front. Psychiatry. 8. November (2021)

Pettman, H: The effects of developmental exercise movements on children's persistent primary reflexes and reading difficulties. A controlled trial. Mellor Primary School. Leicester. Final Report. Best Practice Research Scholarship Study. Department of Education and Skills (2001)

Piaget, J: The Construction of Reality in The Child. New York. Basic Books (1954)

Posner, MI und Raichle, ME: Images of Mind. New York. Freeman (1994)

Preedy, P/O'Donovon, C/Scott, J und Chapman, E: Exercises for learning. A beacon project between Knowle CE Primary School and Kingsley Preparatory School (2003)

Preedy, P/Duncombe, R und Gorely, T: Physical development in the early years. The impact of a daily movement programme on young children's physical development. Education 3-13 50. (2020), 289-303

Preedy, P/Sanderson, K und Ball, C (eds): Early Childhood Education Redefined. Reflections and Recommendations on The Impact of Start Right. Abingdon, UK. Routledge (2017)

Pyfer, J und Johnson, R: Factors affecting motor delays. In Adapted physical activity. *Ed. RL Eason, TL Smith und F Caron. Champaign, IL. Human Kinetics (1981)*

Restak, R: The Brain Has a Mind of Its Own. New York. Harmony Books (1991)

Rider, B: Relationship of postural reflexes to learning disabilities. American Journal of Occupational Therapy 26 (5). (1972), 239-43

Righarde, L und Frantz, K: Delivery Self-Attachment. Los Angeles. Geddes (2005)

Rorschach, H: Psychodiagnostik. Bern. Hans Huber (1964)

Savan, A: The effect of background music on learning. Psychology of Music 27 (2). (1999), 138-46

Schilder, P: The vestibular apparatus in neuroses and psychoses. Journal of Nervous and Mental Disease 78. 1-23, (1933), 137-64

Schore, AN: Affect Regulation and the Origin of the Self. Hove, UK. Laurence Erlbaum (1994)

Schrager, OL: Posture and balance. Important markers for children's learning development. Paper presented at 13th Conference of Neuro-developmental Delay in Children with Specific Learning Difficulties. Chester, UK. 10-11 März (2001)

Shaskan, DA und Roller, WL: Paul Schilder. Mind Explorer. New York. Human Sciences Press (1985)

Shaywitz, SE: Dyslexia. Scientific American. November (1996), 77-83

Shepherd, GM: Neurobiology. Oxford. Oxford University Press (1994)

Shepherd, R: Physiotherapy in Pediatrics. Oxford. Butterworth-Heinemann (1990)

Sherrington, C: The Integrative Action of the Nervous System. New Haven. Yale University Press (1906)

Silvester, E: Commentary in DVD. Learn to Move. Move to Learn. St Aidan's School Sport Partnership. Youth Sport Trust (2006)

Skeffington, AM: Visual rehabilitation. In Analytical Optometry. Santa Ana, CA. Optometric Extension Programme Foundation (1943)

Skeffington, AM/Lesser, SK und Barstow, R: Nearpoint optometry. Optom. Extension Prog. 3-5 (1947–50)

Snider, RS und Stowell, A: Receiving areas of the tactile, auditory, and visual systems in the cerebellum. Journal of Neurophysiol. 7. (1944), 331-57

Snowdon, D: Aging with Grace. London. Fourth Estate (2001)

Steffert, B: Sign minds and design minds. Paper presented at 9th European Conference of Neuro-developmental Delay in Children with Specific Learning Difficulties. Chester, UK. 15.-16. März (1997)

Stehli, A: The Sound of a Miracle. A Child's Triumph over Autism. London. Fourth Estate (1992)

Steinbach, I: How does sound therapy work? Paper presented at 6th European Conference of Neuro-developmental Delay in Children with Specific Learning Difficulties. Chester, UK. 11.-13. März (1994)

Storr, A: Music and the Mind. London. HarperCollins (1993)

Strauss, H: Journal of Psychology 38. 111 (1929)

Sugden, DA und Henderson, E: Movement Assessment Battery for Children. 2nd edn. (2007)

Suggate, S und Bruce, T: Reclaim Early Childhood. The Philosophy, Psychology and Practice of Steiner Waldorf Early Years Education. Stroud UK. Hawthorn Press (2019)

Tansley, AE: Reading and Remedial Reading. London. Routledge & Kegan Paul (1967)

Telléus, C: En komparativ studie av neurologisk skillnader hos barn med och utan läs och skrivsovårigheter. (Unpublished) Master's Thesis, Gothenburg University. (1980)

Thelan, E: Rhythmical stereotypes in normal human infants. Animal Behavior 27. (1979), 699-715

Thomas, A und Saint Anne Dargassies, S: Etudes Neurologigues sur le Nouveau-né et le Jeune Nourisson. Paris. Masson et Cie (1952)

Tomatis, AA: Audio-psycho-phonology. A new challenge. Lecture given at Potchefstroom University. South Africa. April (1980)

Torgerson, S: Genetic factors in anxiety disorders. Arch. Gen. Psychiatry 40. (1983), 1085-9

Trevor-Roper, P: The World Through Blunted Vision. London. Penguin (1987)

Uchiyama, I/Anderson, DI/Campos, JJ/Witherington, D/Frankel, CB/Lejeune, L et al: Locomotor experience affects self and emotion. Dev. Psychol. 44. (2008), 1225-31

Valenstein, E: The discovery of chemical neurotransmitters. Brain and Cognition 49 (1). (2002), 73-95

Veras, R: Children of Dreams, Children of Hope. Chicago. Henry Regnery (1975)

Virchow, R: Zur pathologischen Physiologie des Bluts. 4. Farblose, pigmentirte und geschwänzte, nicht specifische Zellen im Blut. Virchows Arch. Pathol. Anat. Physiol. Klin. Med. 2. (1849), 587-98

Waldfogel, J und Washbrook, E: Low Income and Early Cognitive Development in the U.K. London. Sutton Trust (2010)

Whitmore, K/Hart, H und Willems, G (eds): A Neurodevelopmental Approach to Specific Learning Disorders. London: Mac Keith Press (1999)

Whytt, R: An Essay on the Vital and Other Involuntary Motions of the Animal. Edinburgh. Hamilton, Balfour & Neil (1751)

Wilkinson, G: The relationship of primitive postural reflexes to learning difficulty and underachievement. MEd thesis. University of Newcastle upon Tyne (1994)

Wisbey, A: Sounding out dyslexia. World Medicine. Oktober (1977)

Zivan, M/Bar, S/Jing, X/Hutton, J/Farah, R und Horowitz-Kraus, T: Screenexposure and altered brain activation related to attention in preschool children. An EEG study. Trends Neurosci. Educ. 17. 100117 (2019)

Weiterführende Adressen

Das »Institute for Neurophysiological Psychology« ist für Forschung, Ausbildung und klinische Anwendung der vom INPP entwickelten Methoden verantwortlich. Eine Übersicht aller weltweit vorhandenen INPP-Standorte findet sich unter: www.inpp.cloud

Das Institut für Neurophysiologische Psychologie in Deutschland
INPP Deutschland
Johanna Lauff M.A.
Freeswinkel 4
29328 Müden/Örtze
lauff@inpp.de
www.inpp.de

Die »International School for Training and Research in Neurodevelopmental Delay (ISDN)« in Deutschland bietet den Jahreskurs für Professionelle an, die mit der INPP- Methode in der Einzelförderung arbeiten wollen. Zusätzlich gibt es den Jahreskurs für Pädagogen, die die neuromotorische Perspektive in ihre Einrichtungen integrieren wollen. Außerdem werden zweitägige Kurse für Pädagogen angeboten, die in ihren Einrichtungen mit dem entwicklungsbezogenen INPP-Bewegungsprogramm »Neuromotorische Schulreife – Testen und fördern mit der INPP-Methode« arbeiten wollen. Des Weiteren gibt es eine eintägige Fortbildung für Ärzte, die die Screening-Methode des INPP auf neuromotorische Unreife erlernen wollen. Weitere Informationen unter: www.inpp.de

Um pädagogische Einrichtungen intensiver darin zu begleiten, die neuromotorische Perspektive in ihr pädagogisches Konzept zu integrieren, gibt es innerhalb der ISDN die Abteilung INPP-Gruppenprogramm für pädagogische Einrichtungen:
Dipl. Psych. Marie Plag
Mühlenstraße 11 | plag@inpp.de
24582 Bordesholm | www.inpp.de

Für die Zusammenarbeit mit Ärzten und Psychotherapeuten: Ärztliches Zentrum zur Diagnostik und Therapie von neuromotorischen Entwicklungsstörungen
Dr. med. Dirk Häger
Freeswinkel 4 | drhaeger@posteo.de
29328 Müden/Örtze | www.zentrumfuerentwicklung.de

Kinder- und Jugendpsychiatrie und -psychotherapie in Osnabrück
Dr. med. Anne Bischoff
Email: bischoffINPP@posteo.de

Anbieter:innen INPP-Neuromotorischer Entwicklungsförderung: Es gibt eine Reihe von Organisationen, die verschiedene Arten von Entwicklungsförderung und Reflexintegration anbieten, worin Aspekte der Test- und Behandlungsmethoden enthalten sind, die ursprünglich vom INPP entwickelt wurden. Nur Personen und Organisationen, die als International Licentiates oder National Principals gelistet werden, bieten die INPP-Methode entsprechend den vom INPP vorgegebenen Qualitätsstandards für die Weiterbildung und professionelle Anwendungspraxis an.

Lizensierte und qualifizierte INPP-neuromotorische Entwicklungsförder:innen in Ihrer Nähe: https://www.inpp.de/adressen/

Weitere deutschsprachige INPP-Anbieter:innen
INPP Österreich und Schweiz
Anja van Velzen
https://www.inpp.info

Lizenzierte INPP-neuromotorische Entwicklungsförder:innen weltweit:
https://www.inpp.cloud/inpp-in-your-country/

Regelmäßige Kongresse rund um pädagogische, psychologische und medizinische Forschung und Praxis neuromotorischer Unreife, ihrer Ursachen und ihrer Behandlung:
www.heidekongress.de
info@heidekongress.de

Glossar

Abkürzungen (im Buch)

AIT
Auditives Integratives Training

ATNR
Asymmetrisch Tonischer Nackenreflex

ASS
Autismus-Spektrum-Störung

INPP
Institut für Neurophysiologische Psychologie

NMU
Neuromotorische Unreife

PMRT
Psycho-Muskuläre Entspannungstherapie

PTBS
Posttraumatische Belastungsstörung

STNR
Symmetrisch tonischer Nackenreflex

TLR
Tonischer Labyrinthreflex

Aberrant
Von der Regel abweichend, anomal.

Afferenz
Informationen, die zum Gehirn gelangen.

Akkommodation
Fähigkeit, schnell den Fokus vom Nahbereich auf den Fernbereich und umgekehrt zu richten.

Ambilateralität
Gleiche Leistung der beiden Hände, Füße, Ohren oder Augen.

Angst
... als sekundäre Folge einer vestibulär-visuellen Fehlanpassung
Die funktionelle Beziehung zwischen dem visuellen und dem vestibulären System wird auf vielfältige Weise erlebt. Wenn beispielsweise das vestibuläre System durch Rotation oder Schaukeln stimuliert wird, entsteht durch das Schwindelgefühl die vorübergehende Illusion, dass sich die visuelle Welt bewegt. Wenn man in einem Bahnhof in einem wartenden Zug sitzt und der Zug neben einem anfängt, sich zu entfernen, wird dem Gehirn durch den visuellen Reiz vorgegaukelt, dass sich der Körper bewegt. Die Diskrepanz zwischen dem, was gefühlt wird, und dem, was wirklich ist, führt zu Desorientierung, die sich als Angst äußern kann.

Apraxie
→ *Praxie*

Archicerebellum
Der entwicklungsgeschichtlich älteste Teil des Kleinhirns.

Axon
Fortsatz einer Nervenzelle, der elektrische Nervenimpulse vom Zellkörper wegleitet.

Babkin-Reflex
Der auslösende Stimulus für diesen Reflex besteht in einem tiefen Druck, der gleichzeitig auf die Handflächen beider Hände ausgeübt wird, während sich das Kind in einer geeigneten Position befindet, idealerweise in Rückenlage. Dieser Reiz bewirkt eine Beugung oder Vorwärtsneigung des

Kopfes, ein Öffnen des Mundes und ein Schließen der Augen. Der Reflex ist bei Neugeborenen nachweisbar, sollte aber nach dem vierten Lebensmonat gehemmt sein. Er zeigt eine neurologische Verbindung zwischen dem Mund und den Händen, die sich auch in den Handbewegungen des Kindes beim Stillen zeigt (Kätzchen tun dies, wenn sie gefüttert werden). Wie viele Reflexe kann er in beide Richtungen ausgelöst werden.

Basalganglien
Drei kleine Ansammlungen von Nervengewebe – der Nucleus caudatus, das Putamen und der Globus pallidus. Sie befinden sich an der Basis des Gehirns und sind an der unbewussten Steuerung von Bewegungen beteiligt.

Bradykardie
Verlangsamter Herzschlag.

Cephalo-kaudal
Der Entwicklungsverlauf des Säuglings vom Kopf bis zu den Zehen.

Corpus callosum
Ein breiter, dicker Nervenstrang, der aus einem Bündel von Kommissuralfasern besteht und unterhalb der Großhirnrinde verläuft. Es fungiert als Verbindungsbahn zwischen der linken und der rechten Gehirnhälfte und ermöglicht den Informationsaustausch zwischen beiden.

Hier zeigt sich einer der größten Unterschiede zwischen Männern und Frauen, denn das Corpus callosum entwickelt sich bei Frauen bis zu 40 Prozent größer als bei Männern. Dies könnte eine Erklärung dafür sein, dass Männer bei der Bewältigung von Problemen eher zielstrebig vorgehen, während Frauen eher in der Lage sind, mehrere Faktoren gleichzeitig zu berücksichtigen.

db
→ *Dezibel*

Demyelinisierung
Prozess, bei dem die schützende Myelinschicht um die Nervenfasern im Zentralnervensystem abgebaut wird.

Dendriten
Kurze Fasern, die vom Zellkörper abzweigen und eingehende Nachrichten aufnehmen.

Dermis
Oberste Hautschicht.

Desinhibition
...*Enthemmung*. Tritt nach einem Trauma oder bei degenerativen Erkrankungen wie der Alzheimer-Krankheit auf, wenn die Reflexe in umgekehrter zeitlicher Reihenfolge zu ihrer Hemmung im ersten Lebensjahr wieder auftreten.

Dezibel
Maß der Lautstärke des Schalls.

Dominanz
Vorrang einer Seite vor der anderen im Gehirn. Dies bezieht sich auf die beiden Gehirnhälften, kann aber auch auf andere Körperteile angewandt werden, bei denen es zwei gibt, z.B. Hände, Ohren, Augen und Füße. Die zerebrale Dominanz entsteht im Gehirn, aber die laterale Präferenz (bevorzugte Hand, bevorzugter Fuß, bevorzugtes Auge usw.) kann aus der zerebralen Dominanz hervorgehen, die sich durch Erfahrung auch verändern kann.

Dysdiadochokinese
Schwierigkeiten bei der Ausführung schneller, abwechselnder Bewegungen, z.B. bei feinen Muskelbewegungen in den Händen oder Füßen. Dies beeinträchtigt handwerkliche Tätigkeiten und kann auch mit Sprachstörungen verbunden sein.

Dyspraxie
... *oder Apraxie.* Die Unfähigkeit, Handlungen in einer angemessenen Reihenfolge zu planen und ordnungsgemäß auszuführen, auch wenn keine Lähmung vorliegt.

Efferenz
Nervenfaser einer Nervenzelle, die Nervenimpulse vom Zentralnervensystem (Gehirn und Rückenmark) zur Peripherie bzw. zu den Erfolgsorganen wie beispielsweise den Muskeln leitet.

Extension
... *Streckung.* Bewegung vom Körper weg.

Exterozeptiv
Bezieht sich auf Reize, die von außen auf den Körper einwirken.

Figur-Grund-Effekt
Unfähigkeit, widersprüchliche visuelle Informationen zu trennen und zu kategorisieren, z.B. beim Begehen einer offenen Treppe oder beim Überqueren einer Holzbrücke, bei der das Wasser durch die Bretter zu sehen ist.

Fixation
Fokussieren der Augen auf einen festen Punkt und Beibehaltung dieses Fokus.

Flexion
Beugung zur vorderen Körpermitte hin.

Frequenz
Die Anzahl der Schwingungen je Sekunde, die bei einem Ton vorhanden sind. Je schneller die Teilchen schwingen, desto höher wird die Frequenz. Die Maßeinheit der Frequenz ist Hertz (→ *Hz*), 1 Hz = 1/s). Schallereignisse mit einer hohen Frequenz werden vom menschlichen Ohr als hohe Töne, Schallereignisse mit niedriger Frequenz als tiefe Töne wahrgenommen.

Hirnstamm
Eine Reihe von Ausstülpungen, die den zentralen Kern des Gehirns bilden und vom oberen Ende des Rückenmarks bis in die Mitte des Gehirns reichen. Er umfasst die Medulla, den Pons und das Mittelhirn.

Homolateral
Gleichzeitige Bewegung der Glieder einer Seite des Körpers – z.B. Gehen, bei dem Arm und Bein auf derselben Seite schwingen. Bei Erwachsenen kann die Homolateralität dazu führen, dass ein Soldat nicht marschieren kann oder dass ein Tanzpartner den Eindruck erweckt, zwei linke Füße zu haben.

Homöostase
Der Zustand stabiler innerer, physikalischer und chemischer Bedingungen, der von lebenden Systemen aufrechterhalten wird.

Humorallehre
... *Viersäftelehre.* Hippokrates führte das Konzept der vier Körpersäfte als Teil eines Prozesses ein, der

naturwissenschaftliches Wissen, Philosophie und antike Wissenschaft miteinander verband, um zu einem ganzheitlichen Verständnis des menschlichen Körpers und seiner Beziehung zur Umwelt zu gelangen. Die vier Säfte standen in Beziehung zu den vier Elementen und den Jahreszeiten und sollten sich im Temperament widerspiegeln: Blut (sanguinisch), gelbe Galle (cholerisch), schwarze Galle (melancholisch) und Schleim (phlegmatisch). Man glaubte, dass die Gesundheit davon abhängt, dass die vier Körpersäfte in Menge und Stärke ausgeglichen sind.

Hyper
Überempfindlich, unzureichende Filterung externer Sinneseindrücke.

Hyperakusis
Überempfindlichkeit gegenüber bestimmten Geräuschen.

Hypertonus
Die Streckmuskeln üben einen größeren Einfluss aus als die Beugemuskeln.

Hypo
Unterempfindlich, unzureichende Wahrnehmung von Sinneseindrücken.

Hypotonus
Schwacher Muskeltonus.

Hz
… *Hertz*. Schwingungen pro Sekunde, ein Maß für die Tonhöhe eines gehörten Tons, z.B. werden 125 Hz als tiefer Ton, 8.000 Hz als hoher Ton wahrgenommen.

Infant
Vom lateinischen *infans*, was so viel wie *noch nicht sprechend* bedeutet.

Infraschall
Töne unter 20 Hz.

Inhibition
Hemmung einer Funktion durch die Entwicklung einer anderen. Die erste Funktion wird durch die zweite oder in die zweite integriert.

Interozeptiv
Wahrnehmung von Empfindungen aus dem Inneren des Körpers.

Intrauterin
In der Gebärmutter der Mutter.

Kleinhirnschädigung
Kann zu Lähmungen in den betroffenen Körperregionen führen. Kleinhirnfunktionsstörungen können zu Ungeschicklichkeit führen, die die visuelle Motorik und die manuelle Geschicklichkeit beeinträchtigt. Daher wurde das Kleinhirn früher auch als ›Schutzpatron des ungeschickten Kindes‹ bezeichnet (Restak 1991). Da das Kleinhirn für die Regulierung der posturalen Reaktionen zuständig ist, werden die vom Kleinhirn abhängigen Funktionen beeinträchtigt, wenn sich die posturalen Reaktionen nicht entwickeln. Umgekehrt kann eine Funktionsstörung des Kleinhirns wiederum die Entwicklung der posturalen Reaktionen beeinträchtigen. Das Kleinhirn spielt auch eine wichtige Rolle beim sequenziellen Lernen und Auswendiglernen sowie beim Kurzzeitgedächtnis. Dies könnte ein Grund dafür sein, dass Medikamente, die auf das Kleinhirn und den Vestibularapparat abzielen, laut Levinson (1984) das sequenzielle Gedächtnis dramatisch verbessern können.

Kinästhetik
→ *Propriozeption*

Kognition
Die Interpretation und das Verstehen von Informationen, die durch Wahrnehmung gewonnen werden.

Krabbeln
Vorwärtsbewegung auf Händen und Knien.

Kreuzlateralität
Hand-, Fuß-, Augen- oder Ohrdominanz befinden sich nicht einheitlich auf der rechten oder linken Seite

Kriechen
Vorwärtsbewegung mit Armen und Beinen, wobei Bauch und Brust auf dem Boden liegen.

Kutan
Die Haut betreffend.

Legasthenie
Leseschwierigkeiten. Wird im Allgemeinen nur in Fällen verwendet, in denen eine normale Intelligenz vorhanden ist, aber die üblichen Lehrmethoden versagt haben.

Limbisches System
Ein Teil der alten Hirnrinde und der mit ihr verbundenen Hauptnervenkerne. Es ist allen Säugetieren gemeinsam und steht in Verbindung mit dem Geruchssinn, autonomen Funktionen und bestimmten Aspekten von Emotionen und Verhalten.

Medulla
Spielt eine entscheidende Rolle bei der Übertragung von Signalen zwischen dem Rückenmark und den höheren Teilen des Gehirns und bei der Steuerung von vegetativen Aktivitäten wie Herzschlag und Atmung.

Mittelhirn
Der oberste Teil des Hirnstamms. Der Begriff wird manchmal verwendet, um alle Strukturen direkt unterhalb der Hirnrinde einzuschließen, manchmal auch das Kleinhirn.

Muskeltonus
Gleichgewicht zwischen Beuge- und Streckmuskulatur.

Myelin
Eine weiche fetthaltige Substanz, die eine Nervenfaser umgibt.

Myelinisierung
Der Prozess, durch den Axone mit Myelin überzogen werden.

Neocerebellum
Der phylogenetisch jüngste Teil des Kleinhirns.

Neurologische Entwicklungsverzögerung
Die Präsenz primitiver Reflexe über das normale Alter hinaus, in dem sie üblicherweise gehemmt werden, und/oder das Fehlen von posturalen Reaktionen.

Neuron
Eine einzelne Nervenzelle. Neuronen sind die kleinsten Einheiten des Nervensystems.

Neuronale Entwicklung
Im Säuglingsalter bestimmt die neuronale Entwicklung, wann die einzelnen

Reflexe auftreten und wann sie gehemmt werden. Daher kann das Vorhandensein oder Fehlen von Reflexen in wichtigen Entwicklungsstadien als diagnostischer Wegweiser für die Reife des Zentralen Nervensystems verwendet werden.

Neuronales Pruning
Ein natürlicher Prozess, der in verschiedenen Entwicklungsstadien auftritt und die Beseitigung von Neuronen beinhaltet, die nicht mehr gebraucht werden oder für das Gehirn nicht mehr nützlich sind.

Neurotransmitter
Eine chemische Substanz, die von Neuronen hergestellt, gespeichert und freigesetzt wird. Neurotransmitter sind chemische Botenstoffe zwischen Neuronen an Synapsen.

Okulo-motorische Funktion
Die Fähigkeit, die Augenposition bei Bewegungen anzupassen und zu koordinieren. Verschiedene Augenbewegungen helfen bei diesem Prozess: Sakkaden, gleichmäßige Folgebewegungen, Fixation, Akkommodation, vestibulo-okularer Reflex und optokinetischer Reflex. Die Steuerung der Augenbewegungen ist wichtig für eine präzise visuelle Wahrnehmung.

Okzipital
Auf den Hinterkopf bezogen.

Ontogenetisch
Bezieht sich auf die Entwicklungsgeschichte eines einzelnen Organismus.

Opisthotonus
Krampfhafte Überstreckung der Rumpf- und Nackenmuskulatur, die zu einer extremen vorgewölbten Körperhaltung mit ›Brückenbildung‹ führt.

Os sacrum
... *Kreuzbein.* Fünf Wirbel, die am unteren Ende der Wirbelsäule zu einem dreieckigen Knochen zusammengewachsen sind, der zwischen den Hüftknochen liegt und die Rückwand des Beckens bildet.

Otolithen
Winzige kristalline Partikel, die in einer gallertartigen Masse eingeschlossen sind, in die die Haarzellen des Utriculus und des Sacculus des Innenohrs hineinragen. Sie stehen unter dem Einfluss der Schwerkraft und üben bei Bewegungen des Kopfes und des Körpers einen Zug auf die Flimmerhärchen der Haarzellen aus.

Paläocerebellum
Zweitältester Teil des Kleinhirns.

Parasympathisches Nervensystem
Es erhöht die Speicheldrüsensekretion, senkt die Herzfrequenz, fördert die Verdauung und erweitert die Blutgefäße. Es ist der Gegenspieler des sympathischen Nervensystems.

Phylogenetisch
Bezieht sich auf die evolutionäre Entwicklung und Diversifizierung einer Art, eines Organismus oder einer Gruppe von Organismen.

Pons
... *Brücke.* Eine Gruppe von Nerven, die sich oberhalb der Medulla und unterhalb des Mittelhirns befindet und als Verbindung zwischen Groß- und Kleinhirn fungiert.

Praxie
Die Fähigkeit des Gehirns, Handlungsmuster auszuwählen, sie in eine geeignete Reihenfolge zu bringen und sie für die richtige Ausführung zu koordinieren.

Propriozeption
Aus der jeweiligen Spannung der Muskelspindeln und Gelenke abgeleitete Informationen über die Position von Körperteilen. Dies unterstützt das Bewusstsein dafür, wo sich die verschiedenen Körperteile befinden, und ermöglicht es, komplexe Manöver auszuführen, ohne sich dessen bewusst zu sein. Obwohl der Begriff ›Propriozeption‹ oft synonym mit ›Kinästhetik‹ verwendet wird, umfasst er alle Empfindungen in Bezug auf die Körperposition in Ruhe oder in Bewegung, während sich ›Kinästhesie‹ nur auf Empfindungen bezieht, die bei aktiver Muskelkontraktion auftreten.

Programm zur Reflexhemmung
Eine Reihe von Übungen, die auf fötalen und kindlichen Bewegungsmustern basieren. Ihr Ziel ist es, aberrante primitive Reflexe zu hemmen. Es wird speziell auf die Bedürfnisse des Einzelnen zugeschnitten.

Pupillenreaktion auf Licht
Bei schlechten Lichtverhältnissen weiten sich die Pupillen automatisch, um mehr Licht in das Auge zu lassen; umgekehrt sollten sich die Pupillen bei hellem Licht automatisch zusammenziehen, um den Lichteinfall zu verringern. Wenn sich die Pupillen bei zunehmender Lichtintensität nicht ausreichend zusammenziehen, kann dies zu Lichtempfindlichkeit führen.

Reflex
Unwillkürliche Bewegung als Reaktion auf einen Reiz und der gesamte physiologische Prozess, der diesen auslöst.

Retikuläres Aktivierungssystem
Ein komplexes Netz von Nervenfasern im zentralen Areal des Hirnstamms, das in Zuständen von Wachsein und Aufmerksamkeit funktioniert.

Sakkaden
Schnelle Augenbewegungen, die das Auge beim Lesen einer Textzeile präzise von Fixationspunkt zu Fixationspunkt führen. Sakkadische Augenbewegungen haben auch die Funktion, das vorherige visuelle Bild zu löschen.

Seitenlinienrezeptor
Ein sensorisches System, das bei vielen Fischarten und einigen Amphibien zu finden ist und das Tier über die Wasserbewegung im Verhältnis zur Körperoberfläche informiert.

Simian
Affenähnlich.

Skoliose
Abnorme Krümmung der Wirbelsäule.

Soft signs neurologischer Dysfunktionen
Geben Hinweise auf eine Unreife in der Funktionsweise des Zentralen Nervensystems, geben aber keine Auskunft über die Ätiologie/Lokalisation/Quelle der betroffenen Bereiche.

Stapediusreflex
Durch die Kontraktion des Stapedius werden die Gehörknöchelchen vom Trommelfell weggezogen, wodurch die

Wirkung von Schallvibrationen verringert wird. Der Nerv, der diesen Muskel steuert, kreuzt sich mit Fasern des Gesichtsnervs. Auf diese Weise interagiert er mit den Nerven, die die Mimik steuern, und denjenigen, die Informationen von der Haut der Ohrmuschel liefern. (Kandel et al. 1991)

Sympathisches Nervensystem
Netzwerk von Nervenfasern, die den Körper, insbesondere unter Stress, entweder auf Flucht oder auf Kampfbereitschaft vorbereiten. Dazu erhöht es den Herzschlag, beschleunigt die Atmung und verbessert die Sauerstoffzufuhr zu den Muskeln, indem es die Blutzufuhr von der Haut in die tiefe Muskulatur umleitet. Es arbeitet im Zusammenspiel mit dem → Parasympathisches Nervensystem, um den Körper in einem Zustand des metabolischen Gleichgewichts zu halten.

Synapse
Funktionelle Verbindungsstelle zwischen Neuronen. Kann entweder elektrischer oder chemischer Natur sein. Neurotransmitter wirken als chemische Botenstoffe an diesen Verbindungsstellen.

Taktile Defensivität
Verhaltensmuster und emotionale Reaktionen, die empfindlich, negativ, vermeidend und unverhältnismäßig auf bestimmte Arten von taktilen Reizen reagieren, die die meisten Menschen nicht als schmerzhaft empfinden würden.

Threshold
… *Schwelle.* Der Punkt, an dem ein Reiz stark genug ist, um eine Synapse zu überwinden.

Transversale Mittelebene
Teilt den Körper in einen kranialen und einen kaudalen Bereich (Kopf und Schwanz). Die Bewegung durch die Mittelebene beinhaltet die Beugung und Streckung des Kopfes.

Unilateralität
Dominanz einer Gehirnhälfte gegenüber der anderen.

Ventral
Bezieht sich auf die Bauchseite des Körpers.

Wahrnehmung
Die Registrierung von Sinnesinformationen im Gehirn. → Kognition ist die Interpretation und das Verstehen dieser Informationen.

White noise
… *weißes Rauschen.* Kontinuierliche Hintergrundempfindung, die fortwährend vorhanden ist und andere Empfindungen überlagert. Es kann sich um eine auditive, visuelle oder taktile Empfindung handeln.

Stichwortverzeichnis

A

B

I

J

K

L

O

P

R

T

U

V

Danksagungen

Catharina Johannesson Alvegård, die diese Arbeit als erste in Schweden entwickelte.

Dr. Kjeld Johansen für seine unermüdliche Arbeit zum Verständnis der Rolle des Hörens und der auditiven Verarbeitung bei Legasthenie und für die Entwicklung der Methode, die heute als Johansen Individualisierte Auditive Stimulation (JIAS) bekannt ist.

Professor Birger Kaada von der Universität in Stavanger, der mit seiner Arbeit über den Furcht-Lähmungsreflex einen wesentlichen Aspekt beitrug.

Ernest Keeling, der das INPP als erster auf den Furcht-Lähmungsreflex aufmerksam machte.

Den Kursabsolventinnen und -absolventen, die diese Methode im Laufe der Jahre praktiziert und weiterentwickelt haben.

Allen internationalen INPP-Direktorinnen und Direktoren, die über das internationale INPP-Weiterbildungsnetzwerk andere weiterbilden, unermüdlich Materialien übersetzen und weiterhin einen internationalen Schulungsstandard für die INPP-Methode gewährleisten.

Thake Hansen-Lauff, die in fast 30 Jahren erfolgreich den Boden für INPP in Deutschland bereitet hat und viele Jahre lang nicht nur die INPP-Weiterbildungskurse, sondern auch die Übersetzung aller meiner auf Deutsch erschienenen Titel übernommen hat.

Anja van Velzen, die INPP in Deutschland unterstützt und Schulungen in Österreich, der Schweiz und Liechtenstein durchführt.

Sigrid Hünewinkel und allen Mitarbeitern des VAK-Verlags dafür, dass sie als erster Verlag in Deutschland meine Bücher übersetzt und veröffentlicht haben, um die INPP-Methode den Lesern in deutscher Sprache zugänglich zu machen.

Den Lehrkräften, die das INPP-Bewegungsprogramm in Schulen eingeführt haben und Berichte und Daten über die Inzidenz neuromotorischer Unreife bei Kindern in Regelschulen und über die Wirksamkeit des Programms vorgelegt haben.

Den vielen, vielen anderen Menschen, deren Arbeit hinter den Kulissen, deren Diskussionsbeiträge, Argumente und Ideen zur Entwicklung der INPP-Methode beigetragen haben.

Meinen Kindern James, Thomas und Gabriella, die es mir ermöglicht haben, ein zweites Mal mit ihnen erwachsen zu werden.

Vor allem aber danke ich meinem geliebten verstorbenen Mann Peter, der mich in all das Wissen einführte, das in diesem Buch enthalten ist, der mich ermutigte, trotz Skepsis und Kritik dem zu folgen, was ich sah, und der immer glaubte, dass hinter jedem Misserfolg oder jeder emotionalen Störung eine Ursache steht.

Wir geben unserer aufrichtigen Hoffnung Ausdruck, dass als Ergebnis dessen, was hier erarbeitet wurde, viele Kinder und Erwachsene, die bisher nicht auf pädagogische und medizinische Hilfsangebote ansprachen, nun die Möglichkeit haben werden, aus dem Schatten herauszutreten, in dem sie überlebt haben. (Peter Blythe und David McGlown, 1979)

Über die Autorin

Sally Goddard Blythe leitet das Institut für Neurophysiologische Psychologie. Sie erforscht die Lernschwierigkeiten von Kindern und ist eine Autorität in Bezug auf Förderprogramme. Zu ihren vielfach übersetzten Büchern gehören: ›The Well Balanced Child‹, ›The Genius of Natural Childhood‹, ›Raising Happy Healthy Children‹, ›Movement: Your Child's First Language‹, ›Attention Balance and Coordination‹, sowie zwei professionelle Handbücher für Lehrer und Ärzte. Sie ist eine anerkannte Autorität auf dem Gebiet des Lernens, der Bewegung und der primitiven Reflexe. Ihre Arbeit wurde in vielen Ländern erfolgreich weiterentwickelt.

Stimmen zum Buch

Ich bin begeistert von diesem neuen Buch von Sally Goddard, einer Autorität und unermüdlichen Verfechterin der grundlegenden Rolle der frühen Reflexe beim Lernen. Ihre klaren und prägnanten Erklärungen tragen dazu bei, viele der Verhaltensweisen und Schwierigkeiten, die Kinder während ihrer Entwicklung zeigen, zu entmystifizieren. Leser, die auf der Suche nach Möglichkeiten sind, die Fähigkeiten eines Kindes zu stärken und seine Schulreife zu fördern, werden von Sallys Kenntnissen und ihrer langjährigen Erfahrung sehr profitieren.
Dieses Buch ist ein Muss für Eltern, Lehrer und Erzieher, die an einem ›Bottom-up‹-Ansatz für das Lernen interessiert sind und das Wohlbefinden von Kindern als Schlüssel zur Optimierung ihrer Leistungsfähigkeit betrachten.

PAUL MADAULE
Gründer von The Listening Centre, Toronto
Autor von ›When Listening Comes Alive‹ (1993, aktualisierte E-Book-Version 2015)

Dieses Buch bietet einen gut lesbaren und dennoch umfassenden Überblick über primitive und neonatale Reflexe und Haltungskontrolle. Diese werden ganzheitlich in Beschreibungen der menschlichen Sinne, der neuronalen Strukturen und Systeme sowie deren Bedeutung für Lernverzögerungen, Störungen und psychische Erkrankungen eingebettet. Ihre Ausführungen und Empfehlungen stützt die Autorin auf empirisch-wissenschaftliche Analysen, langjährige therapeutische Erfahrungen und eine phänomenologisch-symptomatische Betrachtungsweise. Auf diese Weise eröffnet sie Lesern mit unterschiedlichem Hintergrund ihre einzigartigen theoretischen und therapeutische Einblicke in Reflexe und Lernen.

PROFESSOR SEBASTIAN SUGGATE
Universität von York

Wenn man einen Schüler nur als Gehirn betrachtet, das von einem Körper herumgetragen wird, ist das ungefähr so, als würde man einen Automotor warten, ohne die Bremsen und Reifen zu überprüfen. Das mag in Ordnung sein, aber oft verschwendet man dabei Treibstoff, und gelegentlich hat man einen Unfall. Sally ist eine der führenden Expertinnen, wenn es darum geht, zu verstehen, wie Körper und Geist zusammenarbeiten, wie man erkennt, wo es ein Problem gibt und was man dann dagegen tun kann. Diese Themen sind nicht einfach, aber sie sind für Tausende von Kindern wichtig. Reflexe, Bewegung, Lernen und Verhalten gibt ihnen ein umfassendes Hilfsmittel für Ihre Arbeit an die Hand.

DAVID MORGAN
Schöpfer des Easyread Systems und von All Aboard Phonics

In einer Zeit, in der Eltern und Fachleute die Schulreife und das Lernen betonen und analysieren, die Kinder aber die größten Bewegungsmuffel aller Zeiten sind, hat Sally Goddard Blythe den Spieß umgedreht. Körperliche Bildung und Bewegung waren schon immer die Stiefkinder des geistigen Lernens – bis jetzt. Dieses Buch bietet einen ausgezeichneten, umfassenden Überblick über diesen zukunftsweisenden Bereich.

DR. ARIC SIGMAN
Dozent für Kindergesundheitserziehung,
Autor von ›Getting Physical‹
Ausgezeichnet mit dem Educational Supplement's
Information Book Award von The Times

Sally Goddard Blythes Leidenschaft und ihr Engagement für die Analyse und Behandlung neuro-motorischer Unreife sind in diesem Buch in vollem Umfang eingefangen. Es ist eine unverzichtbare Lektüre für jeden, der sich ein umfassendes Bild von diesem wichtigen Gebiet machen möchte.

MIKE BOULTON
Emeritierter Professor für Kinderpsychologie
an der Universität von Chester